普通高等教育"十一五"国家级规划教材

中国轻工业"十三五"规划教材

高等职业教育食品类专业教材

食品营养与健康

（第二版）

杨 君　刘旭光　万 俊 ▶ 主编
孙远明 ▶ 主审

Food Nutrition
and
Health
(Second Edition)

中国轻工业出版社

图书在版编目（CIP）数据

食品营养与健康 / 杨君，刘旭光，万俊主编.
2版. -- 北京：中国轻工业出版社，2025.8. -- ISBN 978-7-5184-5255-2
Ⅰ．R151.4
中国国家版本馆CIP数据核字第2025B9Q269号

责任编辑：巩孟悦

策划编辑：马　妍　　　责任终审：滕炎福　　　封面设计：锋尚设计
版式设计：砚祥志远　　　责任校对：朱　慧　朱燕春　　责任监印：张京华

出版发行：中国轻工业出版社（北京鲁谷东街5号，邮编：100040）
印　　刷：三河市万龙印装有限公司
经　　销：各地新华书店
版　　次：2025年8月第2版第1次印刷
开　　本：787×1092　1/16　印张：17.5
字　　数：438千字
书　　号：ISBN 978-7-5184-5255-2　定价：45.00元
邮购电话：010-85119873
发行电话：010-85119832　010-85119912
网　　址：http://www.chlip.com.cn
Email：club@chlip.com.cn
版权所有　侵权必究
如发现图书残缺请与我社邮购联系调换
130234J2X101ZBW

本书编审人员

主　　编　杨　君　广东农工商职业技术学院
　　　　　　　刘旭光　广东农工商职业技术学院
　　　　　　　万　俊　广东农工商职业技术学院
副 主 编　刘后伟　广东农工商职业技术学院
　　　　　　　赵　炫　广东农工商职业技术学院
　　　　　　　姚小华　广东农工商职业技术学院
参编人员　（按姓氏笔画排列）
　　　　　　　刘　波　广东农工商职业技术学院
　　　　　　　刘勇斌　广州王老吉大健康产业有限公司
　　　　　　　李　苹　广东省农业科学院
　　　　　　　李宝玉　广东农工商职业技术学院
　　　　　　　吴建聪　广州市六合食品有限公司
　　　　　　　林志立　广东星河药业有限公司
主　　审　孙远明　华南农业大学

前言（第二版）

习近平总书记在中国共产党第二十次全国代表大会报告第九项增进民生福祉，提高人民生活品质的第四条推进健康中国建设中指出："人民健康是民族昌盛和国家强盛的重要标志。把保障人民健康放在优先发展的战略位置，完善人民健康促进政策……"由此可见，党和政府对人民健康高度重视，加之近些年营养科学的蓬勃发展，以及高职教育的改革创新，我们有必要对上一版高等教育"十一五"国家级规划教材《食品营养》进行修订。在修订过程中，更加突出高等职业教育的特色，以课程思政为切入点，以学生的就业为导向，以社会需求为目标、岗位技术要求为主线，以培养学生的技术应用能力为核心，以"必须""够用"为度，尽可能满足食品类各专业及相关专业的需要，成为实用性强的教材。

本教材在编写过程中与食品营养及大健康相关企业共同探讨，采用校企合作的方式编写。由于我国还存在营养不良现象，加之近些年来营养过剩现象比较突出，本书从营养学基础知识入手，介绍各类食物的营养及餐饮营养，并为人们提供膳食方面的指导，要求学生掌握营养食谱的设计及特定人群的营养，学会营养调查与评价方法，了解营养与安全、营养与健康的关系；现代人更加注重生活质量，本书在介绍特殊人群营养及膳食的基础上，专门介绍了保健食品与营养强化食品，最后介绍了社区营养管理和营养干预。

本教材学习目标明确，既包含知识目标、能力与职业素养目标，还在每章学习目标的前面增加了思政映射与融入点，契合了课程思政的要求。在每章的导入案例中紧跟前沿营养政策及目标，此外，各章节还穿插了相应的知识链接，以突出对营养知识及技能的应用。

本书由广东农工商职业技术学院杨君教授、公共营养师高级考评员刘旭光老师、万俊副教授共同主编，华南农业大学食品学院孙远明教授主审。绪论、模块四和模块五由广东农工商职业技术学院杨君教授、刘波副教授、万俊副教授和广州市六合食品有限公司管理中心吴建聪总经理共同编写；模块一和模块七由公共营养师高级考评员、广东农工商职业技术学院刘旭光老师，广东星河药业有限公司、高级公共营养师、职业药师林志立和高级实验师、广东省农业科学院李苹共同编写；模块二和模块九由广东农工商职业技术学院高级工程师李宝玉和赵炫老师共同编写；模块三、模块六和模块八由广东农工商职业技术学院刘后伟副教授、杨君教授和制药高级工程师、执业中药师、广东农工商职业技术学院姚小华老师，以及广州王老吉大健康产业有限公司信息部刘勇斌副总监共同编写。全书由杨君教授统稿及校正，刘旭光、刘后伟、赵炫等老师对本书进行了校对及修改。在本书的编写过程中还得到了华南农业大学雷红涛教授，广东农工商职业技术学院袁利鹏教授的大力支持和帮助，在此一并致谢。

  本书在编写过程中时间较为仓促，在内容上难免有不当之处，还请各位读者批评指正。

编　者

2025 年 4 月

目 录

绪论 ······ 1
    知识点一　食品、营养、食品卫生、健康的概念及相互关系 ······ 2
    知识点二　食品营养发展概况 ······ 5
    知识点三　世界营养问题及中国居民营养与健康状况 ······ 6
    知识点四　合理营养与健康的关系 ······ 9

模块一　营养学基础知识 ······ 13
    知识点一　营养与能量平衡 ······ 14
    知识点二　蛋白质与氨基酸 ······ 18
    知识点三　脂类 ······ 28
    知识点四　碳水化合物 ······ 33
    知识点五　维生素 ······ 37
    知识点六　水 ······ 48
    知识点七　矿物质 ······ 51
    知识点八　膳食纤维 ······ 65

模块二　各类食物的营养与餐饮营养 ······ 69
    知识点一　食物营养价值的评价 ······ 70
    知识点二　各类食物的营养 ······ 75
    知识点三　餐饮营养基本知识 ······ 84

模块三　营养与安全 ······ 89
    知识点一　食品安全概述 ······ 90
    知识点二　食品污染 ······ 91
    知识点三　食物中毒及其预防 ······ 93
    知识点四　农产品"三品一标" ······ 95
    知识点五　转基因食品 ······ 97
    知识点六　食品标签与食品营养标签 ······ 97

模块四　膳食指导与食谱编制 ... 101
知识点一　平衡营养与合理膳食 ... 102
知识点二　我国的膳食指南——中国居民平衡膳食宝塔 ... 107
知识点三　营养食谱的制定 ... 118

模块五　营养调查与评价 ... 127
知识点一　营养调查与评价概述 ... 128
知识点二　膳食调查与评价 ... 130
知识点三　体格测量指标与评价 ... 140

模块六　特殊人群的营养和膳食 ... 149
知识点一　特定人群的营养与膳食 ... 150
知识点二　特殊环境人群的营养与膳食 ... 167
知识点三　特殊行业人群的营养与膳食 ... 171

模块七　营养与健康 ... 175
知识点一　营养与肥胖 ... 176
知识点二　营养与高血压 ... 179
知识点三　营养与糖尿病 ... 181
知识点四　营养与骨质疏松症 ... 185
知识点五　营养与肿瘤 ... 187

模块八　营养强化食品和保健食品 ... 191
知识点一　营养强化食品 ... 192
知识点二　保健食品 ... 195
知识点三　特殊医学用途配方食品、特殊膳食食品、婴幼儿配方食品 ... 208
知识点四　保健食品、特医食品、特膳食品预包装标签要求 ... 210

模块九　社区营养管理和营养干预 ... 213
知识点一　社区营养概述 ... 214
知识点二　社区营养需求的评估 ... 215
知识点三　社区营养干预 ... 217
知识点四　社区营养健康档案的建立与管理 ... 222
知识点五　改善社区营养的宏观措施 ... 224

附录 ··· 227
    附录一 中国居民膳食营养素参考摄入量（2023版）·················· 227
    附录二 食物等值交换表 ··· 241
    附录三 食物成分表——200余种食物一般营养成分 ················· 244

参考文献 ··· 270

绪 论

思政映射与融入点

通过学习我国营养健康发展历史、基本国情和行业最新动态,了解国内外社会健康现状与未来需求,激发读者对我国食品营养和食品专业的兴趣;通过推广营养健康理念,具备良好的职业道德,强化个人健康责任;以团队合作完成实际任务,培养团队合作精神,并养成持之以恒的学习习惯。

学习目标

【知识目标】

1. 掌握食品、营养、食品卫生、健康的概念及其相互关系。
2. 掌握合理营养的基本要求、食品营养与健康的关系。
3. 了解食品营养的发展概况及其研究内容。

【能力与职业素养目标】

1. 会查阅资料了解更多食品营养的现状及存在的问题,提升营养专业素养及营养健康理念。
2. 能应用营养知识及健康管理技能解决实际问题,具备社区人群健康管理的能力。

导入案例

2022年10月16日，习近平总书记在中国共产党第二十次全国代表大会上的报告中指出：推进健康中国建设。人民健康是民族昌盛和国家强盛的重要标志。把保障人民健康放在优先发展的战略位置，完善人民健康促进政策。优化人口发展战略，建立生育支持政策体系，降低生育、养育、教育成本。实施积极应对人口老龄化国家战略，发展养老事业和养老产业，优化孤寡老人服务，推动实现全体老年人享有基本养老服务。深化医药卫生体制改革，促进医保、医疗、医药协同发展和治理。促进优质医疗资源扩容和区域均衡布局，坚持预防为主，加强重大慢性病健康管理，提高基层防病治病和健康管理能力。深化以公益性为导向的公立医院改革，规范民营医院发展。发展壮大医疗卫生队伍，把工作重点放在农村和社区。重视心理健康和精神卫生。促进中医药传承创新发展。创新医防协同、医防融合机制，健全公共卫生体系，提高重大疫情早发现能力，加强重大疫情防控救治体系和应急能力建设，有效遏制重大传染性疾病传播。深入开展健康中国行动和爱国卫生运动，倡导文明健康生活方式。

民以食为天，膳食是人类生存的基本条件，它不但为人体生长发育和维持健康提供所需的能量和营养物质，而且在预防人体的疾病方面起着重要作用，甚至会对人的思想方法和行为举止产生一定的影响。膳食的本质是营养，营养科学与国计民生的关系密切，它对于居民改善营养、预防疾病、增强体质、提高健康水平等方面有重要意义。越来越多的国家和地区政府意识到，营养健康状况好坏，直接关系到国家社会经济的发展，关系到全民素质的高低。国务院办公厅最新发布的《国民营养计划》中指出：坚持以人民健康为中心，以普及营养健康知识、优化营养健康服务、完善营养健康制度、建设营养健康环境、发展营养健康产业为重点，立足现状，着眼长远，关注国民生命全周期、健康全过程的营养健康，将营养融入所有健康政策，不断满足人民群众营养健康需求，提高全民健康水平，为建设健康中国奠定坚实基础。

知识点一　食品、营养、食品卫生、健康的概念及相互关系

（一）食品

根据我国《中华人民共和国食品安全法》的定义，食品是指各种供人食用或者饮用的成品和原料，以及按照传统既是食品又是中药材的物品，但是不包括以治疗为目的的物品。

按此定义，食品既包括食物原料，也包括由原料加工后的成品。通常人们将食物原料称为食料，而将经过加工后的食物称为食品，但也可统称为食物或食品。从上述定义可以看出，食物与食品没有严格的区分。此外，食品还包括传统上既是食品又是中药材的物品，如红枣、党参、当归等，当用于食品生产时按食品原料要求管理，但当作为保健食品原料使用时，应当按保健食品有关规定管理，作为中药材使用时，按中药材有关规定管理。

（二）营养

（1）营养（nutrition）　营养是人类从外界获取食物满足自身生理需要的过程，其中包括摄取、消化、吸收和体内利用等。这里所说的生理需要包括维持生长发育、代谢、修补

组织等生命活动的需要。

（2）营养素（nutrient）　营养素是人体生长、发育、繁育和维持健康生活所需要的物质，也称为营养成分。目前，已知有40多种人体必需的营养素，分为七大类，即蛋白质、脂类、碳水化合物、矿物质、维生素、水及膳食纤维。其功能有三种：一是供给能量，二是构成机体组织，三是调节生理功能（图0-1）。

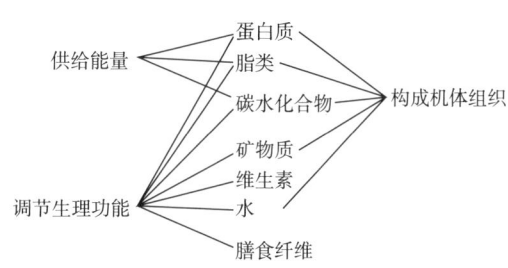

图0-1　营养素类别及其主要功能

如图0-1所示，同一营养素可以有几种功能，如蛋白质既可构成机体组织，也可提供能量；同一种生理功能可以为几类营养素所具有，如产生能量的营养素有蛋白质、脂类和碳水化合物。

（3）营养学（nutrition or nutriology）　营养学是研究营养的一门学科，即研究人体营养规律及其改善措施的一门学科。随着营养科学的发展，出现了许多营养学分支学科。

①人类（基础）营养学（human nutrition）：人类（基础）营养学主要研究各种营养素以及人体在不同生理状态和特殊环境条件下的营养过程及对营养素的需要。

②临床（医学）营养学（clinical nutrition）：临床（医学）营养学主要研究营养与疾病的关系，人体在病理条件下对营养素的需要及满足这种需要的措施。通过这些措施，对疾病有辅助疗效，促进身体康复。

③食品营养学（food nutrition）：食品营养学主要研究食物、营养与人体生长发育和健康的关系，以及提高食品营养价值的措施。通俗地讲，是研究"吃"的学科，人们应"吃什么？如何吃？吃多少？"才能更好地保证机体健康，保证机体正常的生长、发育、繁殖以及其他各种机体活动和劳动。

（4）营养价值（nutritional value）　营养价值通常是指食品中营养素的质量与数量，即食品中营养素满足人体需要的程度，包括营养素种类是否齐全？数量是否充足？比例是否恰当？是否易被消化、吸收和利用？

食品的营养价值具有相对性。能列为全营养价值的食品品种较少，如适用于婴儿食用的母乳或配方乳等。大多数食品都只是某些营养素含量高，而另一些营养素含量低，如谷类食品富含碳水化合物、B族维生素，但蛋白质含量少且质量差，脂类含量也低。即使同一种食品，营养成分由于品系、部位、产地、成熟度不同而有较大差异。此外，食品的营养价值还应考虑到食品中存在着某些抗营养因素，如草酸含量高的蔬菜影响钙的吸收，鞣酸含量高的茶叶影响铁的吸收，生大豆中有抗胰蛋白酶因子影响蛋白质消化、吸收。食品烹调加工由于清除了抗营养因子而使营养价值提高，但也会因预处理、加工时高温条件等损失营养素而使营养价值降低。

（5）合理营养（adequate nutrition）　合理营养指全面平衡的营养，或者说全面提供达到营养素供给量的平衡膳食。

各种食品中所含营养素种类和数量有较大差别，这就告诉我们，只有合理地搭配各种食品，机体才能获得所需的各种营养素。合理营养有以下基本要求。

①应满足机体对热能和各种营养素摄入量的要求：摄入量长期过低，将产生营养缺乏病，过高也会发生营养过剩性疾病。

②机体通过进食达到营养素摄入量比例适当：包括三大产能营养素比例，能量摄入量与代谢密切相关的维生素 B_1、维生素 B_2 和烟酸的比例，必需氨基酸之间的比例，不饱和脂肪酸的比例，各种矿物质的比例等。

③减少烹调加工和贮藏中营养素的损失：要提高技术水平，提高营养素保存率，从而提高食品营养价值。

④建立合理的饮食制度：有规律的进食可以提高食欲，增加吸收，对健康极为有利。

⑤摄入的食品对人体无害：食品不能有腐败变质，受农药和有害化学物质污染程度极低，加入的食品添加剂的量应符合规定要求等。

（6）营养不良（malnutrition）　营养不良指由于一种或一种以上营养素的缺乏或过剩所造成的机体健康异常或疾病状态，包括营养缺乏和营养过剩两大类。

（7）膳食营养素参考摄入量（dietary reference intakes，DRIs）　膳食营养素参考摄入量指一组每日平均膳食营养素摄入量的参考值，包括 4 项内容指标：平均需要量、推荐摄入量、适宜摄入量和可耐受最高摄入量。

①平均需要量（estimated average requirements，EAR）：指满足某一特定性别、年龄及生理状况群体中 50% 个体需要量的摄入水平。EAR 是指一个特定人群的平均需要量，主要用于计划和评价群体的膳食。可以根据某一年龄、性别组中摄入量低于 EAR 个体的百分比来评估群体中摄入不足的发生率，评价其营养素摄入情况是否适宜。

②推荐摄入量（recommended nutrient intakes，RNI）：相当于推荐膳食供给量（recommended dietary allowances，RDA），指满足某一特定性别、年龄及生理状况群体中 97%～98% 个体需要量的摄入水平。长期摄入 RNI 水平可满足身体对该营养素的需要，保持健康和维持组织中有适当的储备。RNI 是根据某一特定人群中体重在正常范围内个体的需要量设定的。对个别身高、体重超过此参考范围较多的个体，可能需按每千克体重的需要量调整其 RNI。

③适宜摄入量（adequate intakes，AI）：指通过观察或实验获得的健康人群对某种营养素的摄入量。一般大于 EAR，也可能大于 RNI，但小于可耐受最高摄入量。AI 不一定是一个理想摄入量。在个体需要量的研究资料不足，不能计算 EAR，也不能求得 RNI 时，可设定 AI 来代替 RNI。AI 主要用于个体营养素摄入量的目标，当健康个体摄入量达到 AI 时，出现营养缺乏的危险小。

④可耐受最高摄入量（tolerable upper intake levels，UL）：指某一生理阶段和性别人群，几乎对所有个体健康都无任何副作用和危险的平均每日营养素最高摄入量。在大多数情况下，UL 包括膳食、强化食品和添加剂等各种来源的营养素之和。UL 主要用途是检查个体摄入量过高的可能，避免发生中毒。目的是限制膳食和来自强化食物及膳食补充剂的某一营养素的总摄入量，以防止该营养素引起的不良作用。

（三）食品卫生

根据世界卫生组织（WHO）的定义，食品卫生是指从食品的生产、制造到最后消费环节，为确保食品的安全、卫生、完好而采取的所有必要措施。

食品的安全与卫生关系到食用者的健康和生命。由于生物圈遭到破坏，大量的工业"三废"污染、农药污染等，造成了严重的水污染和食品污染，种类繁多的污染物通过食物链的生物富集作用，导致对人体的急性、慢性毒害和致癌、致畸、致突变，使人的健康和生命遭到威胁。目前，已发现由于饮用水不符合卫生要求而导致的疾病有50多种，与环境因子及食品污染有关的死亡占死亡率的90%，致癌因素中与饮食有关的占35%。

无公害食品、绿色食品等的兴起充分说明了人们对食品安全性的重视。绿色食品是指安全、营养、优质、无污染的食品。世界各国都在推广无公害食品、绿色食品，乃至有机食品。

（四）健康

健康（health）是指不但不生病，而且机体与环境之间在生理上、心理上、社会上保持相对平衡，有适应社会生活的能力。营养是维持人体生命的先决条件，是保证身心健康的物质基础，也是人体康复的重要条件。

> **【知识链接】什么是亚健康？**
>
> 中华中医药学会发布的《亚健康中医临床指南》指出：亚健康是指人体处于健康和疾病之间的一种状态。处于亚健康状态者，不能达到健康的标准，表现为一定时间内的活力降低、功能和适应能力减退等症状，但不符合现代医学有关疾病的临床或亚临床诊断标准。故亚健康又有"次健康""第三状态""中间状态""游移状态""灰色状态"等称谓。世界卫生组织将机体无器质性病变，但是有一些功能改变的状态称为"第三状态"，我国称为"亚健康状态"。

知识点二　食品营养发展概况

食品营养学的发展历史可追溯到五千年以前，人类从外界获取一定的食物用于维持自己的生命和从事各种活动，并进一步选取某些食物作为药方用以维护自己的身体健康。在古代，埃及长老曾把某些食物作为药方利用，后来希腊、罗马学者强调食品在维持健康中的作用。我国古代的"药食同源"之说，认为药物与食品在养生保健作用上是相辅相成的，两千多年前《黄帝内经·素问》中提出的"五谷为养、五果为助、五畜为益、五菜为充"的食物和养生的记载，即以谷物为主食，配以动物性食品增进其营养价值，有益于健康，再加上果品的辅助、蔬菜的补充，这与现代营养学的膳食模式很相似。这无疑是人们从长期实践中所总结的古代朴素的食品营养学说。

现代食品营养学据说是由安托万·洛朗·拉瓦锡（Antoine Laurent Lavoisier）（1743—1794年）开创的，在他之前是令人难懂并最终被推翻的"燃素"理论。而他则开创了了解氧化过程即呼吸过程的性质和设计量热器的道路。然而，真正的现代营养学作为一门学科来说，主要是20世纪的产物。在整个19世纪和20世纪初是发现和研究各种营养素的鼎盛时期。当时正值生化学科从生理学科中分离出来不久，而营养研究又是当时生化研究的重要部分（主要分析食物的组成成分）。可以说真正的现代食品营养学的创立是随着生物化学、生理学、化学、农学以及食品科学等学科的发展，并通过医学家、营养学家和食品科学家等共同努力的结果。今天的食品营养学研究，随着与之相关的其他各门学科的发展则有了更进一步的发展，特别是随着生物化学和分子生物学等的发展已经推进到了分子水平，从而把营养功能直接与物质代谢等联系起来。

现代食品营养学的发展在经历了对能量问题的研究和认识之后，继而进一步研究并认识到碳水化合物、脂类、蛋白质、维生素、矿物质的作用。而在20世纪60年代进一步对蛋白质进行了扩大研究，并认为蛋白质缺乏是世界上最严重和普遍的营养问题。此后则从多方面研究、干预，并且突出与营养不良做斗争。近年来，人们对上述某些营养素的研究不断有更深入的认识。例如，对多不饱和脂肪酸特别是 $n-3$ 系列的 α-亚麻酸及其在体内形成的二十碳五烯酸（EPA）和二十二碳六烯酸（DHA）的研究颇受重视，而 α-亚麻酸已被认为是人体必需脂肪酸。维生素 E、维生素 C 和 β-胡萝卜素以及微量元素硒等在体内的抗氧化作用及其作用机制的研究也十分引人注目，更重要的是对膳食纤维以及某些植物化学物质（phytochemicals）如有机硫化物、异硫氰酸盐、多酚、黄酮和异黄酮等非传统营养素进行研究，并认识到它们对人体有益，特别是对人体某些慢性和非传染性疾病，如心血管疾病和某些癌症等有防护和保健作用，从而将食品营养学对了解某些营养素在预防营养缺乏中所起的作用发展为既防止营养缺乏病又防护某些慢性和非传染性疾病的发生。

值得一提的是，由于食品科学特别是食品加工业的迅速发展，以及人们对营养、健康的日益重视，许多食品生产加工中的营养、安全问题不断涌现。例如，某些食品加工方法可以降低食品的营养价值，甚至加工不当可产生某些有害物质等。然而，对于食品生产加工中的营养问题却直到20世纪80年代才开始重视，1985年，在第十三届国际营养学会议上曾有报告称，"工业上对于食品加工期间如何保存和改善食品的营养价值还很少注意"。实际上，随着食品工业的迅速发展和人们生活节奏的加快，加工食品或方便食品已大量呈现在人们面前。这些食品的营养和营养价值也已成为人们十分关注的问题。但是食品加工对食品营养素和营养价值的影响究竟如何，尤其是不同的加工方法，以及加工时食品中各营养素、非营养素和所添加的食品成分（包括食品添加剂）之间，它们的分子内和分子间的反应如何？对这些问题进行研究了解，可以使食品加工在杀灭有害微生物、钝化酶和去除食品的不利因素，以及将食品加工过程中出现的安全、卫生问题减到最少的同时，对食品的有益作用（如生物利用率、食品的感官和营养质量等）最佳化，进一步改善人类健康。目前，食品营养学的发展正在由传统的研究"营养足够"向"营养最佳"方面发展，即通过食品获取足够营养的同时，正在向强调食品可能具有的促进健康（包括心理和生理健康）和防病（尤其是防止慢性非传染性疾病）、保健方面发展。

知识点三 世界营养问题及中国居民营养与健康状况

（一）当今世界性的营养问题

现代食品营养学，除研究食物中营养素和非营养素的结构、性质、生理功能等内容外，还大量研究了各类食物的营养价值、各营养成分在食品加工贮藏中的变化及防止损失的措施、食品的营养强化以及食品新资源的开发，尤其是对食品的营养强化，许多国家十分重视。美国食品与药物管理局（FDA）于1941年底提出了第一个强化面粉的标准，后来强化食品层出不穷。美国92%以上的早餐谷类食物进行了强化。日本的强化食品种类繁多，分别有适用于普通人、病人和一些特殊人群食用的强化食品，并有严格的标准。欧洲各国在20世纪50年代，先后对食品强化建立了政府的监督、管理体制。有些国家还对某些主食品强制添加一定的营养素，如英国规定面粉中至少应加入维生素B_1（2.4mg/kg）和烟酸（16.5mg/kg），人造奶油中必须添加维生素A和维生素D。

此外，营养与健康、营养与保健的关系已成为现代食品营养学的一项重要内容。越来越多的研究表明，一些重要慢性病（癌症、心脑血管病、糖尿病等）与膳食营养关系十分密切，膳食营养因素是这些疾病的重要成因或者是预防和治疗这些疾病的重要手段。如高盐可引起高血压；蔬菜和水果中的一些成分对多种癌症有预防作用；叶酸、维生素B_6和维生素B_{12}、同型半胱氨酸（homocysteine）与冠心病有重要关系等。另外一些研究表明，癌症、高血压、冠心病、糖尿病，乃至骨质疏松症等的发生和发展都与一些共同的膳食因素有关，尤其是由于营养不平衡而导致的肥胖，则是大多数慢性病的共同危险因素。所以，WHO强调在社区中用改善膳食和适当体力活动为主的干预策略来防治多种慢性病。这些方面的研究还在不断发展。

然而，当今世界仍然存在严重的营养问题，按照不同地区的经济和社会发展状况，全球营养极不均衡。

2024年《世界粮食安全和营养状况》报告表明，2023年，全球约有23.3亿人面临中度或重度粮食不安全，甚至有人多日忍饥挨饿。因经济拮据而无力负担健康膳食，是全球1/3人口面临的严峻问题。

此外，虽然在提高婴儿纯母乳喂养率方面有所进展（48%），但就实现全球营养目标而言，仍然挑战重重。低出生体重发生率徘徊在15%左右，5岁以下儿童发育迟缓率虽已降至22.3%，但仍未达标。儿童消瘦发生率没有显著改善，15~49岁女性贫血发生率则出现上升。

同样，在过去10年中，成年人肥胖率稳步攀升，已从2012年的12.1%升至2022年的15.8%。预测表明，到2030年，全世界将有超过12亿成年人面临肥胖问题。此外，营养不良的双重负担，即营养不足与超重和肥胖并存的现象，在全球所有年龄组中急剧增加。在过去20年中，瘦弱和体重不足人数有所减少，但肥胖人数却急剧增加。

（二）中国居民营养与健康状况

居民营养与慢性病状况是反映国家经济社会发展、卫生保健水平和人口健康素质的重要指标。2015—2019年，国家卫生健康委员会组织中国疾病预防控制中心、国家癌症中心、国家心血管病中心开展了新一轮的中国居民慢性病与营养监测，覆盖全国31个省（区、市）的近6亿人口，现场调查人数超过60万，完成《中国居民营养与慢性病状况报告（2020年）》，国务院新闻办公室于2020年12月23日正式发布。

1. 取得的成效

报告显示，近年来，随着健康中国建设和健康扶贫等民生工程的深入推进，我国营养改善和慢性病防控工作取得积极进展和明显成效，主要体现在以下三个方面。

（1）居民体格发育与营养不足问题持续改善，城乡差异逐步缩小。居民膳食能量和宏量营养素摄入充足，优质蛋白质摄入不断增加。成人平均身高继续增长，儿童青少年生长发育水平持续改善。我国18~44岁男性和女性的平均身高分别为169.7cm和158.0cm，与2015年发布的结果相比分别增加1.2cm和0.8cm，6~17岁男孩和女孩各年龄组身高平均分别增加了1.6cm和1.0cm。6岁以下儿童生长迟缓率降至7%以下，低体重率降至5%以下，均已实现2020年国家规划目标。尤其是我国农村儿童的生长迟缓问题得到了根本改善，农村6岁以下儿童生长迟缓率由2015年的11.3%降至5.8%；6～17岁儿童青少年生长迟缓率从4.7%降至2.2%。我国18岁及以上居民贫血率为8.7%，6～17岁儿童青少年贫血率为6.1%，孕妇贫血率为13.6%，与2015年发布的结果相比均有显著下降，居民贫血问题持续改善。

（2）居民健康意识逐步增强，部分慢性病行为危险因素流行水平呈现下降趋势。近年来，居民吸烟率、二手烟暴露率、经常饮酒率均有所下降。家庭减盐取得成效，人均每日烹调用盐9.3 g，与2015年相比下降了1.2 g。居民对自身健康的关注程度也在不断提高，定期测量体重、血压、血糖、血脂等健康指标的人群比例显著增加。

（3）重大慢性病过早死亡率逐年下降，因慢性病导致的劳动力损失明显减少。2019年，我国居民因心脑血管疾病、癌症、慢性呼吸系统疾病和糖尿病四类重大慢性病导致的过早死亡率为16.5%，与2015年的18.5%相比下降了2个百分点，降幅达10.8%，提前实现了2020年国家规划目标。

2. 存在的主要问题

随着我国经济社会发展和卫生健康服务水平的不断提高，居民人均预期寿命不断增长，随着慢性病患者生存期的不断延长，加之人口老龄化、城镇化、工业化进程加快和行为危险因素流行对慢性病发病的影响，我国慢性病患者基数仍将不断扩大。同时因慢性病死亡的比例也会持续增加，2019年，我国因慢性病导致的死亡人数占总死亡人数的88.5%，其中，心脑血管疾病、癌症、慢性呼吸系统疾病死亡比例为80.7%，我国居民面临突出的营养问题主要体现在以下三个方面。

（1）居民不健康生活方式仍然普遍存在。膳食脂肪供能比持续上升，农村首次突破30%推荐上限，家庭人均每日烹调用盐和用油量仍远高于推荐值，而蔬菜、水果、豆及豆制品、乳类消费量不足。同时，居民在外就餐比例不断上升，食堂、餐馆、加工食品中的油、盐应引起关注。儿童青少年经常饮用含糖饮料问题已经凸显，15岁以上人群吸烟率、成人30d内饮酒率超过1/4，身体活动不足问题普遍存在。

（2）居民超重肥胖问题不断凸显，慢性病患病（发病）率仍呈上升趋势。城乡各年龄组居民超重肥胖率继续上升，有超过一半的成年居民超重或肥胖，6～17岁、6岁以下儿童青少年超重肥胖率分别达到19%和10.4%。高血压、糖尿病、高胆固醇血症、慢性阻塞性肺疾病患病率和癌症发病率与2015年比有所上升。

（3）部分重点地区、重点人群，如婴幼儿、育龄妇女和高龄老年人面临重要微量营养素缺乏等问题，需要引起关注。

3. 进一步改善的措施

面对当前仍然严峻的慢性病防控形势，党中央、国务院高度重视，将实施慢性病综合防控战略纳入《"健康中国2030"规划纲要》，将合理膳食和重大慢性病防治纳入健康中国行动，进一步聚焦当前国民面临的主要营养和慢性病问题，从政府、社会、个人（家庭）三个层面协同推进，通过普及健康知识、参与健康行动、提供健康服务等措施，积极有效应对当前挑战，推进实现全民健康。

知识点四　合理营养与健康的关系

一个人生命的整个过程都离不开营养，人在胚胎阶段时必须从母体中吸取自己所需要的物质，孕妇的营养不仅影响胎儿的正常发育，也为孩子一生的健康打下重要的基础。婴幼儿和青少年的合理营养，对他们的身体和智力发育都起着决定性的作用。而合理营养对中老年人来说，可以保持生命的持久活力，延缓机体的衰老过程，达到延年益寿的目的。对于患者来说，合理营养可以增强机体对疾病的抵抗力，从而促进身体早日康复。具体如下。

1. 促进生长发育

生长是细胞的繁殖、增大及细胞间质的增加，表现为全身各部分、各器官、各组织的大小、长短和质量的增加；发育指身体各系统、各器官、各组织功能的完善。

影响生长发育的主要因素有营养、运动、疾病、气候、社会环境和遗传因素等，其中营养占有重要地位。人体细胞的主要成分是蛋白质，此外，碳水化合物、脂类、矿物质和维生素等营养素都是影响其生长发育的重要物质基础。

2. 防治疾病

衡量营养状况的另一个标准是看压力对人的影响。当一个人与疾病斗争，从事繁重的工作，或受到精神上的痛苦时，即可看出压力的影响。营养充足的人通常都能承受这些压力，这是因为营养过程可以帮助机体处于最佳状态。

合理营养可以增进健康，保持人的精力旺盛，而营养不足或营养过剩都可引起疾病。由营养不足引起的疾病称为营养缺乏病，如缺铁性贫血、佝偻病、夜盲症等；由营养过剩引起的疾病称为"富贵病"，如高脂血症、高血糖等。目前，我国营养缺乏病和过剩性疾病同时存在，在边远欠发达地区，儿童的缺铁性贫血和佝偻病发病率还很高，而在经济发达地区，由营养过剩导致的富贵病正在增加，如体重超出标准的肥胖儿童不断增加，与膳食营养因素有关的疾病如高脂血症、高血压、冠心病、癌症等的发病率也在不断上升。营养不足和营养过剩，一方面与营养摄入不当有关，另一方面也与缺乏营养知识有关。因此，普及营养知识，合理摄取营养，对于防治疾病具有重要意义。

3. 增进智力

营养状况对早期儿童的智力影响极大，到晚期就小多了。儿童时期是大脑发育最快的时期，需要有足够的营养物质，如二十二碳六烯酸（DHA）、二十碳五烯酸（EPA）、卵磷脂、蛋白质等，特别是蛋白质的供应，如果蛋白质摄入不足，就会影响大脑的发育，阻碍大脑的智力开发。

4. 促进优生

优生是计划生育的一项重要内容，影响优生的因素有遗传方面的，但营养也是一个不容忽视的因素。怀孕初期，孕妇就应注意到先天营养对婴儿体质的重要性，如果孕妇每天摄入适量的营养物质，就能使胎儿正常生长，后天发育良好。

5. 增强机体免疫能力

免疫是机体的一种保护反应，是维护机体生理平衡和稳定的一种功能，营养与机体免疫系统的功能状态有密切的关系。营养不良者的免疫功能常低于正常人，从而导致人体特别容易受各种疾病的侵犯，因为营养不良患者的吞噬细胞及对细菌攻击的应答能力降低。营养素缺乏或过多都会对机体的免疫功能产生影响，故要注意营养素全面均衡地摄取。

6. 促进健康长寿

人体的衰老是自然界的必然过程，长生不老的妙方是没有的，只有注意摄取均衡营养，才能延缓衰老，达到健康长寿的目的。人到了60岁，机体逐渐衰老，生理上发生很多变化，需要有针对地补充营养，避免热量和动物脂肪的过多摄入，防止高血压、脑血管病、冠心病、糖尿病等疾病的产生和复发。多吃蔬菜、水果等清淡食物，注意营养的合理搭配。

营养不仅与人类生长发育、智力、延寿、康复以及下一代的成长有关，而且对民族的兴旺、国家的强盛都具有重要的意义。

【知识链接】亚健康调理

① 保证合理的膳食和均衡的营养。养成有规律的生活习惯，合理安排膳食结构。食物选择多样化，谷类为主，多吃蔬菜、水果、薯类、豆类及其制品，饮酒限量，饮食与体力活动要平衡，保持适宜的体重。这样做有助于新陈代谢，有助于各生理机能的最佳发挥，是提高效率，增强信心的有效途径。

② 调整心理状态并保持积极、乐观。乐观向上的良好心态和健康的情绪会促进血液循环，有利于肺部气体交换，有利于脑部轻松。

③ 及时调整生活规律，劳逸结合，保证充足睡眠；顺应生物钟的运转规律作息，进食、工作与休息时间相对稳定。

④ 增加户外体育锻炼活动，每天保证一定的运动量；充分利用工作中的零碎时间。可以找一种简单的锻炼方式，如打球、慢跑、做操，也可以找一种怡情的放松形式，如听音乐、画画、练字，循序渐进，持之以恒，这样做收获的不仅是身心放松，还有积累而成的崭新成就感。

【知识链接】健康管理师职业简介及职业道德

（一）健康管理师职业简介

健康管理师是从事健康的监测、分析、评估以及健康咨询、指导和健康干预等工作的专业人员。健康管理师职业是国家劳动和社会保障部2005年向社会正式发布的第四批新职业之一，为了适应全面建设小康社会的需要，提高全民族的健康意识和身体素质，培养和造就健康管理人才。健康管理师职业技能是对医疗机构、疾病预防机构、社区健康管理、健康监测、健康评估与干预、健康促进等相关工作人员技术水平的认证，是具有相应专业水平的证明。

健康管理师主要从事的工作内容包括采集和管理个人或群体的健康信息；评估个人或群体的健康和疾病危险性；进行个人或群体的健康咨询与指导；制定个人或群体的健康促进计划；对个人或群体进行健康维护；对个人或群体进行健康教育和推广；进行健康管理技术的研究与开发；进行健康管理技术应用的成效评估。

（二）健康管理师职业道德

1. 职业道德一般知识

（1）职业道德的概念　所谓职业道德，就是人们在进行职业活动过程中，一切符合职业要求的心理意识、行为准则和行为规范的总和。

（2）职业道德的本质

①职业道德是生产发展和社会分工的产物；②职业道德是人们在职业实践活动中形成的规范；③职业道德是职业活动的客观要求，它集中地体现着社会关系的三大要素——责、权、利。其一，每种职业都意味着承担一定的社会责任，即职责。其二，每种职业都意味着享有一定的社会权力，即职权。其三，每种职业都体现和处理着一定的利益关系；④职业道德是社会经济关系决定的特殊社会意识形态。

2. 健康管理师职业守则

（1）健康管理师不得在性别、年龄、职业、民族、国籍、宗教信仰、价值观等方面歧视个体或群体。

（2）健康管理师首先应该让个体或群体了解健康管理工作的性质、特点以及个体或群体自身的权利和义务。

（3）健康管理师在对个体或群体进行健康管理工作时，应与个体或群体对工作的重点进行讨论并达成一致意见，必要时（如采用某些干预措施时）应与个体或群体签订书面协议。

（4）健康管理师应始终严格遵守保密原则，具体措施如下。

①健康管理师有责任向个人或群体说明健康管理工作的相关保密原则，以及应用这一原则时的限度；

②在健康管理工作中，一旦发现个人或群体有危害自身或他人的情况，必须采取必要的措施，防止意外事件发生（必要时应通知有关部门或家属），应将有关保密的信息暴露限制在最低范围之内；

③健康管理工作中的有关信息，包括个案记录、检查资料、信件、录音、录像和其他资料，均属专业信息，应在严格保密的情况下进行保存，不得泄露；

④健康管理师只有在个体同意的情况下才能对工作或危险因素干预过程进行录音、录像。在因专业需要进行案例讨论，或采用案例进行教学、科研、写作等工作时，应隐去可能会据此辨认出个体的有关信息。

思考探究题

1. 什么是食品、营养、营养素、营养学、营养价值、合理营养及食品卫生？
2. 什么是健康？试述合理营养与健康的关系。
3. 膳食营养素参考摄入量主要包括哪几项内容指标？它们之间有何关系？
4. 简述当今世界性的营养问题及我国的食物与营养状况。

技能操作题

对自己的膳食营养状况进行调查。具体要求如下。

（1）准确记录每天所摄入的食物，记录一周（7d），包括摄入食物的时间、食物的种类、摄入食物的数量。

（2）自行设计每日食物摄入情况表，计算并分析食物摄入量及摄入状况，每天的情况包含在一张表格中。

（3）每日食物摄入情况表中包括以下内容。

①早餐、中餐、晚餐三餐食物的种类和重量；

②计算每种食物中碳水化合物、脂肪和蛋白质三大能源物质的量，以及它们各自产生的能量；

③计算早餐、中餐、晚餐中能量的摄入，早餐、中餐、晚餐三餐摄入的能量分别占一日总能量的比例；

④一天中，三大能源物质分别产生的能量，三大能源物质产生能量在一天中所占的比例。

模块一

营养学基础知识

思政映射与融入点

2022年，中国营养学会颁发了《中国居民膳食指南》《中国学龄儿童膳食指南》《中国婴幼儿喂养指南》《中国老年人膳食指南》《中国孕妇、乳母膳食指南》等膳食指南。膳食指南为公众提供所需的营养保障，培养健康的饮食习惯和生活方式，以促进人群整体健康和预防慢性疾病。从膳食指南的更新频率，说明膳食营养对健康的重要性，体现了国家对国民膳食营养的重视。

通过观察、讨论家人、朋友营养素缺乏症状，开展膳食调查、做出营养素评价、开展膳食指导等系列膳食营养宣教活动，搭建学以致用实践平台，培养公共营养师和健康管理师的职业素养，激发服务自我、服务家人、服务社会的热情。

学习目标

【知识目标】

1. 掌握营养与能量平衡关系、各类营养素的基本概念及其生理功能。
2. 熟悉各类营养素的缺乏症状及各营养素的食物来源。
3. 了解各类营养素与人体健康之间的关系。

【能力与职业素养目标】

1. 熟悉不同营养素的种类、功能及缺乏症状；识别不同营养素对人体健康的影响。为考取公共营养师资格证书奠定基础，养成尊重科学、精益求精的品格。
2. 能根据不同人群营养素检测指标，分析营养素缺乏症状，通过能量需求调查，为不同人群缺乏营养素提供食品补给意见；培养科学意识和规范意识。
3. 会查阅《中国居民膳食营养素参考摄入量》，为不同人群提供营养素摄入量建议，树立服务家人、服务民众、服务社会的意识，厚植家国情怀，练就服务人民的本领。

> **导入案例**
>
> 每年5月第三周为我国全民营养周。全民营养周旨在通过以科学界为主导，全社会、多渠道、集中力量、传播核心营养知识和实践，使民众了解食物、提高健康素养、建立营养新生活，让营养意识和健康行为代代传递，提升国民素质，实现中国"营养梦，健康梦"。

知识点一 营养与能量平衡

一切生物都需要能量来维持生命活动。人体对能量的需求因劳动强度、年龄、性别、生理状况、气候和体型而异。人体所需要的能量来源于食物中的碳水化合物、脂肪和蛋白质（即三大产能营养素），根据人们的饮食习惯和生理需要，我国合理的膳食要求产能营养素之间比例为：碳水化合物提供的能量应占总能量的50%~65%，脂肪占20%~30%，蛋白质占10%~20%。食物产生能量的高低取决于它的能量密度（即每克食物所含的能量）：脂肪>蛋白质和碳水化合物。根据合理的膳食对产能营养素之间的比例要求，以及产能营养素能量密度的不同，人们应按实际需要合理地选择食物，使人体所需的能量和各种营养素之间保持一定的平衡关系。

（一）能量的作用与意义

1. 能量的作用与来源

（1）能量的作用 人类为了维持生命、生长、发育、繁育后代和从事各种活动，每天必须从外界摄取一定的食物来补充能量。人体不仅在活动（劳动或运动）时需要能量，就连机体处于安静状态时也需要消耗能量，以维持人体正常的体温和体内器官的正常生理活动，如心脏跳动、血液循环、肺的呼吸、肌肉收缩、腺体分泌，以及各种生物活性物质的合成等。一般情况下，健康人从食物中摄取的能量和所消耗的能量经常保持平衡状态，否则就引起体重的减轻或增加，但并非任何人在任何时候摄入的和消耗的能量总是相等，一般在5~7d内可达到平衡即可。

（2）能量的来源 食物能量的最终来源是太阳能。植物利用太阳能，通过光合作用把CO_2、H_2O和其他无机物转变成碳水化合物、脂肪和蛋白质等有机物，供给机体生命活动能量所需，并将其生命过程的化学能直接或间接保持在腺苷三磷酸（ATP）的高能磷酸键中。动物和人则将植物的贮能（如淀粉等）变成自己的潜能，以维持其生命活动。这本身又是通过动物和人的代谢活动将其转变成可利用的形式（ATP）来进行。此外，人类也可食用动物作为能量来源。一般来说，这些食物中的产能营养素在体内氧化分解产生CO_2和H_2O，同时伴随能量的释放和转移，其中大约一半的能量为维持体温而散发体外，另一半能量则转移至ATP和磷酸肌酸等含高能键的物质中，储存于体内待用，最终大部分变为热能而散发掉。

2. 能量单位

在人体能量代谢研究中，传统能量单位为千卡（kcal）。把1L水从15℃加热至16℃所需要的能（热）量称为1kcal。现在国际上通用的单位是焦耳（J），1J是指1牛顿（N）的力作用在一质点上，使它在力的方向上移动1米（m）的距离所作的功。1J的千倍为1千焦（kJ），1kJ的1千倍为1兆焦（MJ）。在营养学上热能的需要量较大，故在文献上多使用"kJ""MJ"。WHO建议在食物成分表里平行列出卡和焦耳的数值。两种能量单位换算公式如下：

$$1kcal = 4.184kJ \qquad 1000kcal = 4184kJ = 4.184MJ$$
$$1kJ = 0.239kcal \qquad 1000kJ = 239kcal \ （1MJ = 239kcal）$$

（二）食物能值与生理能值

1. 食物能值

食物能值是食物彻底燃烧时所测定的能值，也称"物理燃烧值"或"总能值"。食物中能产生能量的营养素为蛋白质、脂肪、碳水化合物。

2. 生理能值

生理能值是蛋白质、脂肪、碳水化合物等产能营养在体内通过消化、吸收、代谢后所产生的能值，理论上产能营养素在人体内完全氧化产生的能值应等于其食物能值，但是由于在体内消化吸收的影响及其最终产物的不同，所以能值是不完全相同的。实际上，它们在体内可被吸收利用的能值均低于其食物能值，即生理能值<食物能值，其原因有以下两点：①由于食物在消化吸收过程中不能完全被消化吸收，碳水化合物、脂肪、蛋白质的消化吸收率分别是98%、95%、92%；②由于碳水化合物、脂肪在体内与体外氧化的最终产物都是CO_2和H_2O，而蛋白质在体内的氧化并不完全，其最终产物不完全是CO_2和H_2O，还有一些含氮化合物，这些含氮化合物含有部分能值，平均为5.2kJ/g。详见表1-1。

表 1-1 三大产能营养素的食物能值和生理能值

名称	食物能值		尿中损失		生理能值		吸收率/%	生理系数
	kcal/g	kJ/g	kcal/g	kJ/g	kcal/g	kJ/g		
蛋白质	5.65	23.6	1.25	5.2	4.0	17	92	4
脂肪	9.45	39.5	—	—	9.0	38	95	9
碳水化合物	4.1	17.2	—	—	4.0	17	98	4

（三）人体的能量需求与平衡

人体能量的摄入和消耗要平衡，使二者大致相等，才有利于人体健康。进食量与体力活动是控制体重的两个主要因素。食物为人体提供能量，体力活动消耗能量。如果进食过多而活动量不足，多余的能量就会在体内以脂肪的形式积存，使体重增加、发胖；相反，若进食量不足或运动量过大，能量摄入不足导致人体消瘦，导致劳动能力下降。

人体从食物中摄取能量以满足人体需要，人体每日的能量消耗主要受四个方面的影响：基础代谢的能量消耗、食物特殊动力作用的能量消耗、身体活动水平能量消耗和生长发育所需要的能量消耗。

1. 基础代谢的能量消耗

基础代谢的能量消耗是指人体维持生命最基本活动所必需的能量需要，如维持正常体温、血液循环、呼吸运动、骨骼肌张力及腺体分泌和细胞代谢活动等。基础代谢能量测量一般在清晨进行，机体处于清醒、空腹（进食后12~16h），无消化活动，静卧状态，室温在18~25℃。测量前静卧30min以上，测量时采用平卧姿势，全身肌肉、精神放松，环境安静。通常从事轻体力劳动的成年人基础代谢消耗的能量占人体总能量消耗的60%~70%。基础代谢的水平用基础代谢率来表示。

（1）基础代谢率（basic metabolic rate，BMR） 基础代谢率是指人体处于基础代谢的状态下,单位时间内人体每平方米体表面积所消耗的基础代谢能量,单位是$kJ/(m^2 \cdot h)$。

(2) 影响基础代谢能量消耗的因素 主要有以下6个方面。

①年龄:生长期儿童基础代谢率较高,随年龄的增长基础代谢率逐渐减小,老年人基础代谢率较低。

②性别:同年龄组男性的基础代谢率高于女性5%~10%;妊娠期妇女的基础代谢率随胎儿生长相应增高。

③体表面积与体型:体表面积大,向环境中散热较快,基础代谢也较强。瘦体型者基础代谢率高于胖体型者,这是因为瘦高的人较矮胖的人相对体表面积较大,故基础代谢率高。

④环境温度:在舒适环境20~25℃,基础代谢率最低,在低温或高温环境中,基础代谢率均会升高。

⑤种族:相同身高、体重,不同种族,基础代谢率不同。因纽特人和印第安人的基础代谢率最高,欧美人次之,亚洲人较低。

⑥其他:人体激素分泌(甲状腺素:甲状腺功能亢进者,基础代谢率可比正常平均值增加40%~80%;甲状腺功能低下者,基础代谢率可比正常值低40%~50%)、精神状态、营养状况、疾病、药物及交感神经活动等都会影响基础代谢能量消耗。

2. 食物特殊动力作用的能量消耗

食物特殊动力作用,也称食物的代谢反应,是指人体在摄食过程中,对食物中营养素进行消化、吸收、代谢转化等,需要额外消耗能量,同时引起体温升高和散发热量。

实验证明,摄入不同的营养素,特殊动力作用不同。蛋白质的特殊动力作用最显著,消耗相当于该蛋白质所产生能量的30%,碳水化合物为5%~6%,脂肪为4%~5%,正常人摄入混合食物而产生的特殊动力作用能量每日约627kJ,相当于基础代谢能量消耗的10%。

3. 身体活动水平能量消耗

除基础代谢外,身体活动消耗的能量是影响人体总能量消耗最重要的一部分,一般占总能量消耗的25%~50%。身体活动主要分为职业活动、交通活动、家务活动和休闲活动等。人体能量需要量的不同主要由身体活动水平的不同所致,如静态或低强度身体活动者,其身体活动的能量消耗约为基础代谢的1/3,而高强度身体活动者如运动员,其总能量消耗可达到基础代谢的2倍或以上。

身体活动水平(physical activity level,PAL)数值的获取是通过代表人群双标记水法(doubly labelled water,DLW)测定的总能量消耗量及基础代谢量来进行评估,PAL为总能量消耗量(total energy expenditure,TEE)与基础代谢率的比值,公式如下:

$$身体活动水平(PAL) = \frac{总能量消耗量(TEE)}{基础代谢率(BMR)} \quad (1-1)$$

联合国粮农组织(FAO)/WHO/联合国大学(UNU)提出,成年人可长期维持的身体活动水平在1.40~2.40,身体活动水平达到1.40才维持基本的自由生活,包括吃饭、个人护理、短距离的行走等,而身体活动水平>2.40的高身体活动水平,实际上是不可能长期维持的。这个观点被相关国际组织和多数国家认可,在制定身体活动水平时基本在这个范围内。身体活动水平一般推荐分为低强度(1.40~1.69)、中等强度(1.70~1.99)和高强度(2.00~2.40)三个等级,日本针对老年人群制定身体活动水平值,对75岁以上老年人不推荐高强度身体活动。下面是根据人群双标记水法测定结果估值的生活方式或职业的身体活动水平值。

①低强度：静态生活方式/坐位工作，有时需要走动或站立，但很少有高强度的活动，如办公室职员、精密仪器机械师、教师、实验室助理、商店售货员、酒店服务员等。

②中等强度：主要是站着或走着工作，如日常活动的学生、机动车驾驶员、家庭主妇、销售人员、机械师、交易员等。

③高强度：高强度职业工作或高强度休闲活动方式，如建筑工人、非机械化的农业劳动者、林业工人、矿工、舞蹈工作者、体育运动员等。

人们在工作上消耗能量是个人整体能量消耗的重要组成部分，但工作外的活动不能忽略。不同人群能量消耗有较大的差别，如参加体育运动、家务、娱乐，能量消耗差别很大。每周增加 1h 中等强度身体活动可增加 0.025PAL 值，每周增加 1h 高等强度身体活动可增加 0.05PAL 值；轻体力劳动者，每日进行 50~100min 中等强度到高强度身体活动，即可以达到中等强度。

【知识链接】 人体活动水平测定

双标记水法（doubly labelled water, DLW）是 20 世纪 80 年代出现的一种人体能量消耗测量技术，以稳定的同位素标记的 H_2O 作为示踪物，通过稳定性核素氘（^2H）标记水中的 H，用重氧（^{18}O）标记水中和二氧化碳中的 O，通过分析尿液中标记物的峰度值变化，了解机体的能量代谢情况。

4. 生长发育所需要的能量消耗

未成年人和孕妇消耗的能量还包括生长发育所需要的能量。例如，新生儿按千克体重与成年人比较，能量消耗多 2~3 倍；3~6 个月的婴儿，每日用于生长发育的能量占摄入能量的 15%~23%，体内每增加 18g 新组织约需 20kJ 能量；孕妇除了供给胎儿生长发育所需的能量外，还有自身生殖系统发育的特殊需要；乳母则应补偿分泌乳汁所需的能量。成年人每天更新细胞、修补组织也需要能量。

因此，人体所需能量应等于基础代谢的能量消耗，食物特殊动力作用的能量消耗，身体活动水平能量消耗以及生长发育所需要的能量消耗之和。

【知识链接】 研究不同人群能量需求的三种方法

（1）生活观察法 对被观察者 24h 内的各种活动进行观察，记录其持续的时间，归纳同类活动的总时间，然后根据各种活动的能量消耗率计算每种活动的能量消耗量，最后计算出全天能量的消耗量。具体方法是用记录表按时间先后顺序记录每个动作的起始时间；此外，进行观察期内的膳食调查，计算能量摄取量。根据观察和调查的结果，比较能量消耗和摄取在量方面的平衡情况和质量方面的分配情况，最后做出评价。进行生活观察法时应注意两点：一是根据研究目的，挑选具有代表性的观察对象；二是不能干扰被观察者的日常活动内容。

（2）体重观察法（适合正常成年人）　在一较长的时期内，如果能量消耗量与摄取量能达到平衡，人体的体重即能保持稳定。选择一定数量（15人左右）且有代表性的人员作为观察对象，在观察期内进行个体膳食调查，并规定统一和严格的标准称量体重。至少应持续两周以上，两周内的生活内容应符合研究目的的要求。在此期间内，如果观察对象的体重保持稳定，那么能量摄取量即是他们的需要量。如果体重不能保持稳定，不管是增加还是减少，都应对能量消耗量和摄取量以及膳食质量作进一步的研究。这一方法与上述生活观察法可以合并应用。

（3）人体成分分析仪检测　人体成分分析仪是一种用测量生物电阻抗（BIA）的方法确定人体成分的仪器。它采用微弱的（人体感觉不到）恒定交流电流，通过人体手、足与电极连接，测量人体各部分的电阻抗。人体内脂肪为非导电体，而肌肉水分含量较多，为易导电体。如脂肪含量多，肌肉少，电流通过时生化电阻值相对较高；反之生化电阻值相对较低。通过以上信息，根据不同年龄、性别的数字模型定量分析人体成分。人体成分分析仪测得的人体成分有细胞内液、细胞外液、体内总水分、体脂肪、体蛋白、肌肉、瘦体重（去脂体重）、矿物质8种成分，并推算出脂肪百分比、肥胖度、体质指数、基础代谢率、标准肌肉、标准体重、体重控制、脂肪控制、肌肉控制、目标体重以及水肿系数11项指标。为了使测试者体态匀称，身体健康，仪器可向测试者提出营养措施和运动建议。

知识点二　蛋白质与氨基酸

蛋白质主要由碳（50%~55%）、氢（5%~7%）、氧（19%~24%）、氮（14%~19%）4种元素构成，部分蛋白质含有硫、磷、铁和铜等元素。氮元素在各种蛋白质中含量是最稳定的，平均含量为16%。蛋白质的基本组成单位是氨基酸，氨基酸之间以肽键相连接。

（一）蛋白质的类型

蛋白质是复杂大分子，种类繁多。因氨基酸的种类、数目、排列的不同而形成不同结构、不同特性和不同功能的蛋白质，人体内的蛋白质可达到10万种以上。常见分类方式有以下几种。

1. 根据蛋白质的食物来源分类

根据蛋白质的食物来源，分为植物性食物蛋白质、动物性食物蛋白质和菌体（微生物）蛋白质。植物性食物蛋白质如玉米蛋白质、大豆蛋白质等；动物性食物蛋白质如乳蛋白、鱼蛋白；菌体（微生物）蛋白质如酵母蛋白质。

2. 根据蛋白质的结构分类

根据蛋白质的结构，分为单纯蛋白质和结合蛋白质。

（1）单纯蛋白质　单纯蛋白质是指基本上只有氨基酸组成的蛋白质，此类蛋白质水解后只产生氨基酸。单纯蛋白质按照溶解度、热凝性质、盐析理化性质，可分为清蛋白、球蛋白、谷蛋白、醇谷蛋白、硬蛋白、组蛋白、精蛋白7类，其中清蛋白与球蛋白在自然界中分布最广。

（2）结合蛋白质　结合蛋白质是由单纯蛋白质与非蛋白质成分结合而成，其非蛋白质部分称为辅基。根据不同的辅基可分为磷蛋白、金属蛋白、脂蛋白、糖蛋白、色蛋白、核蛋白等。例如，磷蛋白是以磷酸为辅基，金属蛋白则是以金属离子为辅基。

3. 根据蛋白质的营养价值分类

在营养学上，根据各种食物蛋白质所含必需氨基酸的种类、数量及比例，可将蛋白质分为完全蛋白质、半完全蛋白质和不完全蛋白质。

（1）完全蛋白质　完全蛋白质是一种质量优良的蛋白质，所含的必需氨基酸种类齐全，数量充足，比例合理，不但能维持人体的生命和健康，还能促进儿童的生长和发育。完全蛋白质主要是动物蛋白以及少数植物蛋白。例如，乳类中的酪蛋白、乳清蛋白，蛋类中的卵清蛋白、卵黄蛋白，肉类中的清蛋白，大豆中的球蛋白，玉米中的谷蛋白，小麦中的麦谷蛋白等。

（2）半完全蛋白质　半完全蛋白质中的必需氨基酸种类齐全，但含量不均匀，相互之间的比例不合理，若在膳食中作为唯一的蛋白质来源，可以维持生命，但不能够促进儿童生长发育。常见的半完全蛋白质有米、马铃薯和干果中的蛋白质以及小麦、大麦中的麦胶蛋白质等。

（3）不完全蛋白质　不完全蛋白质所含必需氨基酸种类不全，若在膳食中作为唯一的蛋白质来源，既不能维持生命，也不能促进儿童生长发育。大多数不完全蛋白质是来自植物的蛋白质，如玉米胶蛋白，豌豆中的豆球蛋白，以及动物结缔组织和肉皮中的胶质蛋白等。

一般来说，动物性食物比植物性食物中所含的完全蛋白质较多，所以动物性食物蛋白质的营养价值一般高于植物性食物蛋白质。

（二）蛋白质的生理功能

蛋白质是具有许多重要生理作用的物质，是生命存在的形式，也是生命的物质基础，机体所有重要组成部分都需要蛋白质参与，并具有各种生理功能。

1. 构成机体，修补组织

蛋白质占人体总质量的16%~18%，是人体所有组织和细胞的主要成分。人体的每一组织从皮肤、毛发、肌肉、骨骼到内脏、大脑、血液，无一不是以蛋白质为主要构成成分。人体蛋白质始终处于合成与分解的动态平衡过程中，每天平均约有3%的蛋白质参与更新。细胞的原生质是由蛋白质参与的胶体系统，如果缺乏蛋白质，就会影响组织细胞的正常生命活动，机体也就无法进行正常的生长发育，尤其对处于生长发育阶段的青少年具有重要意义。

2. 促进脑细胞活动

蛋白质约占人脑干重的一半，脑在代谢过程中需要大量蛋白质自我更新。婴幼儿大脑发育时期尤其不可缺少蛋白质，蛋白质摄取不足，就会影响大脑发育。蛋白质代谢与人的学习、记忆能力有密切关系，蛋白质还控制着遗传物质的传递等。此外，某些氨基酸在神经传导中起着介质作用。

3. 增强对疾病的抵抗力

人体能抵抗疾病主要是因为人体内能产生抗体，抵抗外界抗原的危害。抗体都是由蛋白质组成的。若蛋白质摄入量不足，则抵抗力下降，易患感冒等疾病。

4. 参与调节和维持身体各种功能

（1）构成酶和激素的成分　机体的新陈代谢是通过无数化学反应来实现的，人体能保持正常代谢必须有酶和激素的参与,而酶和激素则必须有蛋白质才能被合成。酶从化学本质上来说是活细胞产生的具有催化作用的蛋白质,其催化效率极高,是一般催化剂的几亿倍。激素是人体调节生理功能的必需物,它能协调机体内各部分之间的相互关系,例如,甲状腺激素能促进蛋白质的合成和骨的钙化,胰岛素能调节糖代谢的速度,生长激素能刺激肌肉和骨骼的生长等。

(2) 调节体液的渗透压平衡　正常人血浆和组织液之间不断地进行水分交换,却能经常保持平衡,这是由于人体血浆中蛋白质的胶体渗透压在起作用。如果蛋白质摄入量不足,血浆蛋白质浓度过低,就会破坏体液平衡,导致营养不良性水肿,机体功能紊乱而患病。

(3) 调节酸碱平衡　日常食品分为碱性食品和酸性食品两大类。蛋白质从化学结构上来说属于两性化合物,起到缓冲剂作用,能够调节酸碱平衡,避免过酸或过碱对人体代谢的干扰。

5. 运输各种物质

蛋白质被称为人体的"运输大队长",机体生物氧化过程中需要 O_2 和生成的 CO_2 是以血液中的血红蛋白(球蛋白与血色素的复合物)为载体输送完成的。细胞代谢过程中的产物,也以蛋白质为载体,如血液中的脂肪、脂肪酸、胆固醇、磷脂、铁、甲状腺素等。

6. 提供能量

蛋白质的生理能值是 16.7kJ/g,但主要作用不是供能。食物提供的蛋白质不符合人体需要或碳水化合物和脂肪供给量不足时,蛋白质氧化分解释放能量,用于促进机体的生物合成、维持体温和进行各种生理活动。如果蛋白质供能,就不能有效发挥其提供氮源维持平衡的功效,也会产生对人体有害的副产物。

7. 维护皮肤的弹性和韧性

胶原蛋白是人体结缔组织的组成成分,能主动参与细胞的迁移、分化和增殖代谢,既有联结与营养功能,又有支撑和保护作用。在人体的皮肤中,胶原蛋白含量高达 71.9%,维护着人类皮肤的弹性和韧性。长期缺乏蛋白质会导致皮肤的生理功能减退,使皮肤弹性降低,失去光泽,出现皱纹。

蛋白质不仅具有重要的生理功能,而且对食品的色、香、味、形、加工特性起着重要作用,它是影响食品感官功能特性的重要因素,如蛋白质的持水性、乳化特性、胶体特性及起泡特性等。例如,利用蛋白质的持水性可以增加产品的出品率,利用乳化特性增加产品的可口性和鲜嫩性,在西式面点制作中利用胶体特性使产品成型,利用起泡特性生产蛋糕,使产品显得体积丰满等。

(三) 氨基酸

氨基酸是组成蛋白质的基本单位。天然氨基酸有许多种,构成蛋白质的氨基酸主要是其中的 20 种。按其化学性质可分为中性氨基酸、酸性氨基酸和碱性氨基酸;按其营养功能可分为必需氨基酸、半必需氨基酸和非必需氨基酸;按其体内代谢途径可分为生酮氨基酸和生糖氨基酸。下面按照营养学的分类介绍必需氨基酸、半必需氨基酸和非必需氨基酸。

1. 氨基酸分类

必需氨基酸是在人体内不能用其他氮源合成,或者合成速度不能满足机体需要,必须由食物蛋白质供给的氨基酸。人体内必需氨基酸有 8 种,即亮氨酸、异亮氨酸、赖氨酸、甲硫氨酸、苯丙氨酸、苏氨酸、色氨酸和缬氨酸。对婴儿来说，组氨酸也是必需氨基酸。

半必需氨基酸又称为条件必需氨基酸，主要指半胱氨酸和酪氨酸，它们在体内分别由甲硫氨酸和苯丙氨酸转变而成，如果膳食中能够直接提供这两种氨基酸，则人体对甲硫氨酸和苯丙氨酸的需要可减少。摄入足量的半胱氨酸和酪氨酸，可分别代替30%甲硫氨酸和50%苯丙氨酸，从而达到节省这两种必需氨基酸的作用。研究发现，牛磺酸（氨基乙磺酸）也是人体的条件必需氨基酸，它对婴儿的智力发育有非常重要的意义。

非必需氨基酸在人体内能够合成，或者可由其他氨基酸转变而成，不必由食物蛋白质供给。非必需氨基酸有甘氨酸、丙氨酸、丝氨酸、胱氨酸、天冬氨酸、谷氨酸等。

从营养学观点来看，上述氨基酸均是机体蛋白质的构成材料，而必需氨基酸则是食物蛋白质营养价值的关键成分。几种常见食物蛋白质中必需氨基酸含量见表1-2。

表1-2　　　　　　　　几种常见食物蛋白质中必需氨基酸含量　　　　　　　单位：%

必需氨基酸	鸡蛋	黄豆	稻米	面粉	花生
色氨酸	1.5	1.4	1.3	0.8	1.0
苯丙氨酸	6.3	5.3	5.0	5.5	5.1
赖氨酸	7.0	6.8	3.2	1.9	3.0
苏氨酸	4.3	3.9	3.8	2.7	1.6
甲硫氨酸	4.0	1.7	3.0	2.0	1.0
亮氨酸	9.2	8.0	8.2	7.0	6.7
异亮氨酸	7.7	6.0	5.2	4.2	4.6
缬氨酸	7.2	5.3	6.2	4.1	4.4

2. 必需氨基酸的需要量及模式

人体对必需氨基酸的需要量随年龄的增长而不断下降，成年人比婴儿有显著下降，婴儿和儿童对必需氨基酸的需求量比成年人高，主要满足其生长、发育的需要。

人体各组织蛋白质由不同比例的氨基酸组成，为了人体高效合成机体蛋白质，每日膳食中蛋白质提供的各种氨基酸比例跟人体需求基本一致。各种必需氨基酸需要量之间相互搭配的比例，称为氨基酸构成比例或相互比值，又称为必需氨基酸需要量模式。膳食蛋白质中必需氨基酸的模式越接近人体蛋白质的组成，被人体消化吸收后，就越易被机体利用，能满足人体合成蛋白质的需要，其营养价值就越高。如某一种氨基酸过多或过少，都会影响另外一些氨基酸的利用，所以当必需氨基酸供给不足或不平衡时，蛋白质合成均会受到影响。

3. 各种必需氨基酸的生理功能

氨基酸的生理功能基本上与蛋白质相同。氨基酸合成蛋白质，维持氮平衡，构成体内各种酶、抗体及某些激素的原料，并且能调节生理机能，供给热能，促进生长发育，补充代谢消耗，维持毛细血管的正常渗透压等。现将各种必需氨基酸的生理功能分别介绍如下。

（1）赖氨酸　赖氨酸是合成人体组织蛋白质最基础的碱性必需氨基酸，是儿童生长发育所必需的氨基酸。赖氨酸可以调节人体氮代谢平衡；赖氨酸为合成肉碱提供结构组分从而促进细胞中脂肪酸的合成。在食物中添加少量的赖氨酸，可刺激胃蛋白酶和胃酸的分泌，提高胃液分泌功效，增进食欲、促进幼儿生长发育。赖氨酸还能提高钙的吸收及其在体内的积累，加速骨骼生长。

（2）色氨酸　色氨酸与维生素 B_6、烟酸及镁一起在大脑中作用，制造血液中的复合胺，作为大脑与一种睡眠生化机制之间信息往来的神经传导。有助于促进睡眠，降低对疼痛的敏感度，缓解偏头痛，减轻因酒精而引起的人体中化学反应失调的症状，并有助于控制酒精中毒。医药上常将色氨酸用作抗痉挛剂、胃分泌调节剂、胃黏膜保护剂和强抗昏迷剂等。缺乏色氨酸时，体内的氮平衡也会受到影响，血液中的血浆蛋白和血红蛋白含量会降低，从而产生秃发病、腹泻、贫血、脂肪肝及食欲减退等症状。

（3）苯丙氨酸　苯丙氨酸可供给机体合成甲状腺素（组成甲状腺蛋白质的主要物质）。苯丙氨酸在控制疼痛方面，尤其是关节炎痛效果显著。能够增加心理上的警觉性，抑制食欲，有助于帕金森病的治疗。人体缺乏苯丙氨酸容易产生食欲减退、精神不振、易疲劳等症状。

（4）甲硫氨酸　甲硫氨酸是一种含硫的必需氨基酸，又称蛋氨酸。在人体代谢过程中，甲硫氨酸有转甲基作用和用来结合胆碱及肌酸。甲硫氨酸是合成表皮中的蛋白质以及合成某些激素（胰岛素）所必需的氨基酸。缺乏甲硫氨酸时，会影响氮平衡，尿氮增加，血液中非蛋白氮的含量也增加，易产生脂肪肝，所以膳食中不可缺乏甲硫氨酸。

（5）苏氨酸　苏氨酸是生糖氨基酸，脱去氨基后，再经氧化脱羧成丙酸。苏氨酸参与脂肪代谢，缺乏时会出现肝脂肪病变；也会使人们食欲减退、疲劳、神经兴奋，有时引起血尿和破坏体内氮平衡。

（6）亮氨酸　亮氨酸又称白氨酸，属于支链氨基酸，用于诊断和治疗小儿的突发性高血糖症，用作头晕治疗剂及营养滋补剂。

（7）异亮氨酸　异亮氨酸属于支链氨基酸，又称异白氨酸，能够治疗神经障碍、食欲减退和贫血。

（8）缬氨酸　缺乏缬氨酸时，人体体重失去平衡，行动失调，脊髓退化。医药上常用缬氨酸等支链氨基酸的注射液治疗肝功能衰竭等疾病，作为加快创伤愈合的治疗剂。

（9）组氨酸　组氨酸是婴幼儿正常生长的一种必需氨基酸，在体内组氨酸脱羧基后即转变成组胺，对人体有过敏反应。缺乏组氨酸时，幼儿会产生贫血，成年人则会出现食欲减退、疲倦、神经兴奋、血尿异常等症状。

（四）人体对蛋白质和氨基酸的需求

1. 人体对蛋白质的需求与氮平衡

人体每天必须从食物中摄取一定数量的蛋白质，用以维持正常的生命活动和生长等需求。在正常情况下，成年人体中的蛋白质含量维持动态平衡。每天人体内约有3%的蛋白质进行更新。通常以测定人体摄入氮和排出氮的量来衡量蛋白质的平衡状态。

氮平衡是指人体每日摄入的氮量与排出的氮量相等的状态，又称零平衡状态或总氮平衡。氮平衡说明组织蛋白质的分解与合成处于动态平衡状态，蛋白质摄入量处于最低需要量的成年人都应处于这种状态，氮平衡状态可用下式表示：

$$摄入氮 = 尿氮 + 粪氮 + 其他氮损失（通过皮肤及其他途径排出的氮） \tag{1-2}$$

对于正在生长发育的婴幼儿和青少年、孕妇、乳母以及恢复期的病人，为了满足新增组织细胞合成的需要，有一部分蛋白质将在体内储留，即摄入蛋白质的数量大于排出量，摄入氮量大于排出氮量,称为正氮平衡。

如果机体内蛋白质的分解量多于合成量就会出现负氮平衡,即摄入的氮量少于排出的氮量时的平衡状态。一般在慢性消耗性病变和组织损伤时,可能由于大量组织细胞破坏分解,会出现负氮平衡;当蛋白质日常摄入量过少时,也会出现这种状态。

在机体正常生长发育的情况下,保持总氮平衡或正氮平衡,防止负氮平衡状态出现的最有效办法,就是摄食足够量的优质蛋白质。

2. 影响氮平衡的因素

(1) 能量　能量低于机体需要时,摄入的蛋白质将不可避免地被用作能量而消耗,影响氮平衡的结果。故在氮平衡实验中,应供给充足的能量。

(2) 膳食蛋白与氨基酸摄入量　摄入高氮(低氮)膳食,氮的排出量不会发生立即的应答反应。故氮平衡实验时间不能太短,特别是膳食氮含量变动较大时更是如此。

(3) 参与代谢的激素　各种激素如生长素、皮质类激素、甲状腺素等,都从不同的方面影响氮的代谢。

(4) 各种应激状态　各种应激状态包括精神紧张、焦虑、思想负担以及疾病状态,对氮的排出都有一定的影响,在进行氮平衡实验时应加以考虑。

3. 限制性氨基酸

膳食中蛋白质的氨基酸构成比例与机体需求不相符合时,某种氨基酸不足,则影响其他氨基酸的利用。被吸收到人体内的必需氨基酸中,能够限制其他氨基酸利用程度的氨基酸称为限制性氨基酸,即食物蛋白质中,按照人体的需要及其比例关系相对不足的氨基酸。限制性氨基酸中缺乏最多的称为第一限制性氨基酸,其次缺乏的称为第二限制性氨基酸。

不同食物的限制性氨基酸不同,人们通过将不同种类的食物互相搭配,在膳食中添加限制性氨基酸,以提高限制性氨基酸的比值,从而改进必需氨基酸的平衡和提高蛋白质的利用率。一般膳食中添加30%~40%的动物性蛋白质即能达到氨基酸平衡。常见植物性食物的限制性氨基酸见表1-3。

表1-3　　　　常见植物性食物的限制性氨基酸

食物名称	第一限制性氨基酸	第二限制性氨基酸	第三限制性氨基酸
小麦	赖氨酸	苏氨酸	缬氨酸
大麦	赖氨酸	苏氨酸	甲硫氨酸
燕麦	赖氨酸	苏氨酸	甲硫氨酸
大米	赖氨酸	苏氨酸	—
玉米	赖氨酸	色氨酸	苏氨酸
花生	甲硫氨酸	—	—
大豆	甲硫氨酸	—	—
棉籽	赖氨酸	—	—

(五) 食物蛋白质营养价值的评价

食物蛋白质的营养价值相当于它满足机体氮源和氨基酸需求,以及保证良好的生长和生活的能力。评价一种食物蛋白质的营养价值,一方面要从"量"的角度,即食物中蛋白质含量的多少；另一方面则要从"质"的角度，即根据其必需氨基酸的含量及模式来考虑。此外，还应考虑机体对食物蛋白质的消化、利用程度。

1. 影响食物蛋白质营养价值的因素

（1）食物中蛋白质的含量　食物中蛋白质的含量是影响食物蛋白质营养价值高低的基本因素。即使营养价值高，但如果含量低，无法满足机体氮平衡，也不能发挥优良蛋白质应有的作用。一般来说，食物中蛋白质平均含氮量16%，由氮计算蛋白质的换算系数即是6.25。各种食物中蛋白质含量以大豆类为最高（30%~40%），肉类次之（12%~20%），粮谷类较低（<10%）。

（2）食物中蛋白质的质量　食物中蛋白质的质量是影响其营养价值的主要因素，也是人体利用蛋白质效率的指标。食物蛋白质的质量取决于它所含必需氨基酸的种类和数量，高质量的蛋白质所含必需氨基酸的模式与人体的需求相当。从各种食物蛋白质的必需氨基酸需要量模式可以看出，蛋、乳、鱼、肉等动物性蛋白质和大豆蛋白质的质量优于一般植物性蛋白质。

（3）蛋白质的消化率　蛋白质的消化率是指食物蛋白质经消化酶水解后被人体吸收的程度，用吸收氮量和摄入总氮量的比值来表示，它反映蛋白质在消化道内被分解的程度和消化后的氨基酸和短肽被吸收的程度。分表观消化率和真消化率两种。

$$表观消化率 = \frac{摄入氮 - 粪氮}{摄入氮} \times 100\% \qquad (1-3)$$

$$真消化率 = \frac{摄入氮 - (粪氮 - 粪代谢氮)}{摄入氮} \times 100\% \qquad (1-4)$$

粪氮绝大部分来自未消化吸收的食物氮，也包括消化道脱落的肠黏膜细胞和肠道微生物及肠黏膜分泌的消化液氮。粪代谢氮是在人体进食足够热量但完全不摄入蛋白质的情况下在粪便中测得的氮，成年人24h内粪代谢氮，一般为0.9~1.2g。如果不计粪代谢氮，所得结果为表观消化率。反之称真消化率。表观消化率值比真消化率值低，对蛋白质的消化吸收作了较低的估计，具有更大的安全性。且表观消化率测定方法简便，故一般多测定蛋白质的表观消化率。

蛋白质的消化率越高，被机体吸收利用的可能性越大，营养价值也就越高。食物的属性、抗营养因子的存在和烹调加工条件等均会影响食物中蛋白质的消化率。一般来说，植物性食物中蛋白质由于被纤维素包围，与消化酶接触程度较低，因此其消化吸收率通常要比动物性食物蛋白质的低。

在一般烹调加工条件下，动物性蛋白质消化率一般高于植物性蛋白质。乳类蛋白质的消化率为97%~98%，肉类蛋白质为92%~94%，蛋类蛋白质为98%，米饭和面食蛋白质为80%左右，马铃薯蛋白质为74%。不同的加工方式，消化率也不相同，例如，大豆整粒进食时蛋白质的消化率约60%，加工为豆浆后提高到85%，加工为豆腐时，则可提高至90%。

（4）蛋白质的互补作用　不同食物蛋白质中氨基酸的含量和比例不同，其营养价值也不一样，若将不同的食物适当混合食用，使它们之间相对不足的氨基酸互相补偿，从而接近人体所需的氨基酸模式，提高蛋白质的营养价值，即蛋白质的互补作用。蛋白质的互补作用在饮食调配、烹饪原料的选择配料和提高蛋白质的生物价方面有重要的实际意义。一一般来说，常见的蛋白质互补形式有两种：一种是两种以上非优质蛋白质混合，即"非优质蛋白质+非优质蛋白质"，如粮、豆混食；另一种是在非优质蛋白质中加入少量的完全蛋白质，即"非优质蛋白质+优质蛋白质"，如动植物食品混食。

2. 蛋白质营养价值的评价

（1）蛋白质的生物学价值　蛋白质的生物学价值简称生物价，是测定食物蛋白质利用率的一种方法，也是衡量食物蛋白质营养价值最常用的指标。食物蛋白质生物价越高，表明其被机体利用程度越高，营养价值也越高。它是以食物蛋白质在机体内吸收后被储留的氮与被吸收氮的数量比值来表示：

$$蛋白质生物价 = \frac{氮储留量}{氮吸收量} \times 100\% \tag{1-5}$$

$$氮吸收量 = 食物氮 - (粪氮 - 粪代谢氮) \tag{1-6}$$

$$氮储留量 = 氮吸收量 - (尿氮 - 尿内源氮) \tag{1-7}$$

尿氮和尿内源氮的检测原理和方法与粪氮、粪代谢氮一样。蛋白质生物价对指导蛋白质互补很有意义。几种常见食物蛋白质及其互补后的生物价见表1-4。

表1-4　　　　　　　几种常见食物蛋白质及其互补后的生物价

食物名称	不同食物蛋白质的配合比/%	生物价 单独进食	生物价 混合进食
豆腐	42	65	77
面筋	58	67	
小麦	67	67	77
大豆	33	64	
大豆	70	64	77
鸡蛋	30	94	
玉米	40	60	73
小米	40	57	
大豆	20	64	

（2）蛋白质的净利用率　食物蛋白质在消化过程中可能受各种因素作用而影响其消化率，测定蛋白质生物学价值时，未考虑蛋白质的消化率，因而对蛋白质的质量估计略偏高。所以，人们采用蛋白质净利用率作为评价指标用以表示蛋白质实际被利用的程度。蛋白质净利用率是指体内储留氮量与摄入氮量的比值。事实上，蛋白质净利用率是将蛋白质的生物价与消化率结合起来评定蛋白质的营养价值，它把食物蛋白质的消化和利用两个方面都包括了，因此更为全面。用公式表示为：

$$蛋白质净利用率 = 生物价 \times 消化率$$
$$= \left(\frac{氮储留量}{氮吸收量}\right) \times \left(\frac{氮吸收量}{氮摄入量}\right) \times 100\%$$
$$= \left(\frac{氮储留量}{氮摄入量}\right) \times 100\% \tag{1-8}$$

（3）蛋白质的功效比值　蛋白质的功效比值是测定蛋白质利用率的另一种简便方法，是用测定生长发育中的幼小动物每摄入1g蛋白质所增加体重来表示蛋白质在体内被利用的程度，用公式表示为：

$$\text{蛋白质的功效比值} = \frac{\text{动物体重增加质量（g）}}{\text{摄入蛋白质总质量（g）}} \qquad (1-9)$$

摄入同等质量的不同食物蛋白质，凡能使幼小物体重增加较多者，蛋白质的营养价值也就高。在实际工作当中，是将初断奶的大鼠用含10%的蛋白质饲料喂养28d，然后计算出相当于1g蛋白质所增加体重的质量（g）来作为该种蛋白质的功效比值。

（4）氨基酸评分　通常将鸡蛋蛋白质或人乳蛋白质中所含氨基酸比例作为参考标准，它们的生物价接近100。根据鸡蛋蛋白质所含必需氨基酸的构成比例提出暂定参考（标准）蛋白质中各种氨基酸的相互比例，在评定一种蛋白质的营养价值时，可将其必需氨基酸含量逐一与此参考氨基酸构成比例相比较，依据下式算出氨基酸评分：

$$\text{氨基酸评分（AAS）} = \frac{1g \text{ 待测蛋白质中某种必需氨基酸的质量（mg）}}{1g \text{ 标准蛋白质中某种必需氨基酸的质量（mg）}} \times 100\% \qquad (1-10)$$

可见，一种食物蛋白质的AAS越接近100，则越接近人体需要，营养价值也越高。但由于婴儿、儿童和成年人的必需氨基酸需要量不同，因此，某种蛋白质对婴儿来说氨基酸评分较低，但对成年人而言其蛋白质质量并不一定很低。

（六）蛋白质的供给及食物来源

1. 蛋白质的供给

蛋白质供给应遵循满足人体的需要量且所含氨基酸比例合适的总体原则，即适量且平衡。从提供能量的角度来说，蛋白质的供给量占总能量来源的10%~20%。人体对蛋白质的需要量具有个体差异性，应根据年龄、性别、体重、劳动强度、健康状况以及特殊生理情况来决定。对营养不良、贫血、消耗性病症或久病初愈的患者，需要补充较多的蛋白质，以供组织生长和修补之用。蛋白质的供给量还应考虑食品中蛋白质的质量，提供优质的完全蛋白质，可适当减少供应量；提供不完全或半完全蛋白质，则应适当增加供应量。依照我国的饮食习惯和膳食构成以及各年龄阶段人群的蛋白质代谢特点，中国居民膳食蛋白质摄入量按中国居民膳食营养素参考摄入量（DRIs）摄入。

2. 蛋白质的食物来源

人体蛋白质的食物来源有动物性食物（各种肉、禽、鱼、贝类、乳和蛋类）和植物性食物（大豆、谷类和花生）。动物性食物蛋白质中各种必需氨基酸种类齐全，且组成比例适合人体的需要，因此利用率很高，通常可达85%~90%，但色氨酸含量普遍稍低。植物性食物所含蛋白质质量尽管整体上不如动物性蛋白质高，但仍是人类膳食蛋白质的重要来源。大豆中蛋白质含量高达30%~40%，且蛋白质的生物价较高。因此动物性食物蛋白质和大豆蛋白质是人类膳食中优质蛋白质的良好来源。我国许多地区居民膳食蛋白质的来源主要为粮谷类蛋白质，动物性蛋白质还较少，因此应增加优质蛋白质的摄入量。

（七）蛋白质、氨基酸与人体健康

蛋白质和氨基酸与生命本质有着密切关系，从生命的诞生、存在和消亡无不与之有关。新陈代谢过程之所以能迅速且正常地进行，是因为有酶的催化作用，而酶的化学本质是蛋白质；又如人的生长、繁殖、遗传和变异都与蛋白质有密切关系。

1. 蛋白质、氨基酸摄入不足的影响

（1）蛋白质-能量缺乏症　因缺乏蛋白质或蛋白质和能量同时缺乏而引起的营养缺乏病，血浆蛋白质含量低于 3.5g/100mL，蛋白质缺乏在成年人和儿童中都有发生，特别对处于生长阶段的儿童更为敏感。它是人体多种营养不良症中最严重的一种营养性疾病。蛋白质-能量营养不良有两种：一种是能量摄入量能维持最低需要水平而蛋白质严重不足的儿童营养性疾病，称为水肿型营养不良，主要表现为精神萎靡，反应冷淡，哭声低弱无力，食欲减退，体重不增或减轻，下肢呈凹陷性浮肿，皮肤干燥，色素沉着，毛发稀少无光泽，肝脾肿大等。另一种是蛋白质和能量摄入量均严重不足的婴幼儿营养性疾病，称为消瘦型营养不良，由于长期进食太少，机体处于饥饿或半饥饿状态，能量不足，只能靠消耗自身的组织来供给能量，以维持最低生命活动的需要。该型营养不良多见于母乳不足、喂养不当、饥饿、疾病及先天性营养不良等。表现为生长发育缓慢或停止，明显消瘦，体重减轻（重者仅为同龄儿童平均体重的 60%），皮下脂肪减少或消失，肌肉萎缩，皮肤干燥，毛发细黄无光泽，常有腹泻、脱水，全身抵抗力低下，易感染，但无浮肿，该病患儿消瘦无力，因易感染其他疾病而死亡。也有人认为这两种营养不良症是蛋白质-能量营养不良的两种不同阶段。对成年人来说，蛋白质摄入不足，也可引起体力下降、浮肿、抗病力减弱等副作用。

（2）蛋白质-能量缺乏症产生原因　引起蛋白质-能量缺乏症产生的原因主要有以下 4 个方面。

①膳食中蛋白质和能量供给不足：膳食中摄入的蛋白质中各种必需氨基酸和非必需氨基酸数量不足且比例不当或膳食中摄入的能量不足，一部分蛋白质还必须转变为葡萄糖，以供给能量，从而造成蛋白质的缺乏。不良饮食习惯如偏食、挑食等，导致能量与蛋白质长期供应不足，使营养失去平衡，导致营养不良。

②消化吸收不良：由于肠道疾病，影响食物的摄入及蛋白质的消化吸收，如慢性痢疾、肠结核、溃疡性结肠炎等肠道疾病，不但食欲降低，且肠蠕动加速，阻碍养料吸收，造成蛋白质缺乏。卡那霉素、多黏菌素等药物可致肠道吸收不良而发生腹泻，影响蛋白质的消化吸收与合成等代谢。

③蛋白质合成障碍：肝脏是合成蛋白质的重要器官，肝硬化、肝癌、肝炎等疾病会使肝脏合成蛋白质的能力降低，出现负氮平衡及低蛋白血症，成为腹水和浮肿的原因之一。此外，四环素、肾上腺素等药物会抑制肝脏合成蛋白质的功能。

④蛋白质损失过多：肝脏疾病形成腹水时，会使蛋白质损失严重；创伤、手术、甲状腺功能亢进等能加速组织蛋白质的分解、破坏，造成负氮平衡。

2. 蛋白质、氨基酸摄入过多的影响

蛋白质摄入过少会严重影响人体健康，但并不意味着蛋白质摄入越多越好。蛋白质摄入过多对人体健康的不良影响主要体现在以下几个方面。

正常人体不储存蛋白质，过多的蛋白质通过脱氨分解随尿排出体外。过多地摄入蛋白质导致含硫氨基酸摄入过多，该物质可加速骨骼中钙的丢失，易发生骨质疏松，影响骨骼的钙盐沉着，增加骨质的脆性。蛋白质的酸性代谢产物会导致机体形成酸性体质，增加肝、肾的负担，造成肝和肾的肥大，并容易疲劳。高蛋白质膳食影响水和无机盐代谢，可引起泌尿系统结石和便秘。

◦ 知识点三　脂类

（一）脂类的类型及相关性质

脂类是脂肪和类脂及其衍生物的总称。脂类一般不溶于水，常浮于水面，经胆汁酸的乳化作用可变成细小的微粒，与水混合成乳状混合液，易溶于有机溶剂，也可溶解其他脂溶性物质。脂类是人体需要的重要营养素之一，供给机体所需的能量，提供机体所需的必需脂肪酸，是人体细胞组织的组成成分。

脂类可分为中性脂肪和类脂两大类。人体90%的脂肪、食物98%的脂肪，都是由中性脂肪构成，中性脂肪简称脂肪或油脂，是由一分子甘油和三分子脂肪酸组成的甘油三酯。在酸、碱或酶的作用下可发生水解生成甘油和脂肪酸。类脂则是一类在某些理化性质上与脂肪类似的物质，包括磷脂、胆固醇、脂蛋白等，它们是构成细胞膜的重要成分，也是合成人体内固醇激素的原料。

（二）脂类的生理功能

1. 提供和储存能量

脂类是体内储能和主要供能物质。体内氧化1g脂肪可产生9kcal的能量，所释放的热量高于蛋白质和碳水化合物两种产能营养素，因此被誉为"含热能最高的浓缩燃料"。为了满足合理膳食的要求，食物中脂肪供给的能量在总能量供给中的比例应达到20%~30%。脂肪具有可储存性，当能量消耗大于摄入时，可随时补充机体所需能量。

2. 构成机体组织

脂类占人体体重的10%~14%，是构成机体组织细胞的重要组成成分。脂类中的磷脂、胆固醇与蛋白质结合成的脂蛋白构成细胞的各种膜，如细胞膜、核膜、线粒体膜、内质网等。胆固醇是合成类固醇激素和胆汁酸的必需物质。脂肪是构成脑组织和神经组织的主要成分。

3. 保护器官，维持体温

机体内所含的脂肪称为体脂。体脂在各器官周围像软垫一样，有缓冲机械冲击的作用，从而对各种内脏器官及组织、关节起保护和固定作用。体脂是热的不良导体，能起到隔热作用，对维持人体正常和恒定的体温具有重要意义。

4. 调节生理功能

脂肪为机体提供必需脂肪酸和其他具有特殊营养功能的多不饱和脂肪酸，以满足机体正常生理功能的需要。如脂肪可以维持胆固醇的正常代谢及降低血胆固醇水平；脂肪能够增加乳汁分泌，促进机体的生长发育；脂肪对X射线引起的皮肤损伤有促进修复作用，能够增进微血管壁的健全并阻止其脆性增加。

5. 促进脂溶性维生素的吸收和利用

机体重要的营养成分维生素A、维生素D、维生素E、维生素K等是脂溶性维生素，其消化吸收受到脂肪消化吸收的影响。如在膳食中脂肪含量低时，蔬菜中胡萝卜素的吸收将受到影响。患肝、胆系统疾病时，因食物中脂类消化吸收功能障碍而发生脂溶性维生素吸收障碍，从而导致缺乏症。因此，每日膳食中适量脂肪的摄入是保证脂溶性维生素不缺乏的前提条件。

6. 其他

磷脂与胆固醇等类脂与人体神经冲动的传导有密切关系。脂肪在胃内停留时间较长且所含热量高,故能增加饱腹感,使人不易感到饥饿。脂类还能够改善食品的感官性状,增加食品的风味,促进食欲。

(三) 必需脂肪酸、磷脂和固醇

1. 必需脂肪酸及其生理功能

必需脂肪酸是指机体不能合成,但又是人体生命活动所必需,一定要由食物供给的脂肪酸。亚油酸是最重要的必需脂肪酸。必需脂肪酸在人体内具有重要的生理功能。

(1) 组织细胞的组成成分　必需脂肪酸是组织细胞的组成成分,在体内参与磷脂的合成,并以磷脂的形式出现在线粒体和细胞膜中。

(2) 参与脂质代谢　必需脂肪酸对胆固醇的代谢非常重要,胆固醇只有和必需脂肪酸结合后才能在体内转运,进行正常代谢,若缺乏必需脂肪酸,胆固醇将与饱和脂肪酸结合,不能在体内正常转运、代谢,并且有可能在体内沉积;亚油酸还能降低血中胆固醇,在临床上用于防止动脉粥样硬化和治疗心血管疾病。

(3) 合成前列腺素的前体　必需脂肪酸是机体前列腺素在体内合成的原料。

(4) 修复皮肤组织　新组织的生长和受损组织的修复需要亚油酸,同时必需脂肪酸能保护皮肤免受射线损伤。

成年人不易缺乏必需脂肪酸,婴儿易缺乏必需脂肪酸,表现为生长缓慢,并可能出现皮肤湿疹或皮肤干燥、脱皮屑等症状,此症状可通过食用含丰富亚油酸的油脂而得到改善。必需脂肪酸在植物油中含量较多,动物脂肪中含量较少。一些常见食物中亚油酸的含量见表1-5。

表1-5　　　　常见食物中亚油酸的含量(占脂肪酸总量的百分数)　　　　单位:%

食物名称	亚油酸	食物名称	亚油酸	食物名称	亚油酸
猪油	8.3	花生油	37.6	牛乳	4.4
牛油	3.9	芝麻油	43.7	鸡肉	24.2
羊油	2.0	菜籽油	14.2	鸡蛋黄	11.6
鸡油	24.7	米糠油	34.0	鲤鱼	16.4
奶油	3.6	猪肉(瘦)	13.6	鲫鱼	6.9
豆油	52.2	猪肝	15.0	带鱼	2.0
茶油	7.4	牛肉	5.8	大黄鱼	1.9
玉米油	47.8	羊肉	9.2	干酪	3.7

2. 磷脂及其生理功能

磷脂是各种含磷的脂,在脑、神经、肝中含量特别高,根据其化学组成大体分为甘油磷脂和神经磷脂。卵磷脂是甘油三酯中一个脂肪酸被一个磷酸胆碱基团取代而成,具有亲水、亲油的双重性质。磷脂是生命的基础物质之一,具有重要的生理功能。

(1) 磷脂是维持人体机能不可缺少的必需成分　磷脂是细胞膜和血液中的结构物质;磷脂具有极性基团和非极性基团,可帮助脂溶性物质顺利地通过细胞膜,促进细胞内外物质的交换；磷脂有保护和修复细胞膜的作用，抵抗自由基的伤害，具有抗衰老作用。

（2）磷脂是一种优良的乳化剂　磷脂存在于胆汁中，作为乳化剂，可以使体液中的脂肪悬浮在体液中，有利于其吸收、转运和代谢，可以防止动脉硬化及心血管疾病的发生。

（3）磷脂能促进神经系统的发育　磷脂是神经髓鞘的主要成分，这与神经纤维传递兴奋有关系；卵磷脂经消化吸收后释放的胆碱与乙酰结合形成的乙酰胆碱是一种神经递质，可加快大脑细胞之间的信息传递，增强学习记忆力及思维功能。

（4）磷脂是血浆脂蛋白的重要组成成分，保证不溶于水的脂类能在血浆中正常运输，具有稳定脂蛋白的作用。

3. 固醇及其生理功能

固醇是含醇基的环戊烷多氢菲类化合物，以游离或同脂肪酸结合成酯的状态存在于生物体内，可分为动物固醇和植物固醇两大类。

（1）动物固醇　胆固醇是动物固醇最常见的代表，是高等动物细胞的重要组分，参与构成细胞膜，并在体内参与胆固醇酯的形成，是血浆脂蛋白及脂类运输的重要组成部分。胆固醇广泛存在于动物性食物中，以动物内脏，尤其脑中含量丰富，人体自身能合成胆固醇，一般不易缺乏。体内胆固醇水平的升高主要是内源性的，因此，在限制摄入胆固醇时，要注意能量摄入平衡，预防内源胆固醇水平的升高。动物固醇具有重要的生理功能。

①细胞膜和细胞器膜的重要结构成分：胆固醇关系到膜的通透性，也是某些酶在细胞内有规律分布的重要条件，保证物质代谢的酶促反应顺利进行。胆固醇也是血浆脂蛋白的组成成分，可携带大量甘油三酯和胆固醇酯，在血液中运输。

②体内许多活性物质的合成原料：胆固醇能够合成维生素D_3、胆汁酸；胆固醇在体内可转变成各种肾上腺皮质激素，如影响蛋白质、碳水化合物和脂类代谢的皮质醇，能促进水和电解质在体内保留醛固酮；胆固醇是性激素睾酮、雌二醇的前体。

③抗癌功能：血液中的胆固醇是维持"噬异变细胞白细胞"生存必不可少的物质，这种白细胞能辨别异变细胞和癌细胞。当它识别出这些细胞时，就分泌出一种"抗异变素"来杀伤和吞噬异变癌细胞，从而使癌细胞失去活力。如果血液中胆固醇含量过低，这种白细胞对癌细胞的辨别力和吞噬力都显著下降。

④神经纤维间的重要绝缘体：神经髓鞘中含有大量的胆固醇和磷脂，它们是神经纤维间的重要绝缘体。防止神经冲动从一条神经纤维向其他神经纤维扩散，为神经冲动迅速定向传递创造条件。

（2）植物固醇　植物固醇可促进饱和脂肪酸和胆固醇代谢，具有降低血中胆固醇的作用。植物固醇能够干扰食物中胆固醇被肠道吸收（外源性）和干扰胆汁所分泌的胆固醇的重吸收（内源性），促进胆固醇排泄，具有降低人体血清胆固醇，预防心、脑血管疾病的功能。也可在人体内转变成胆汁酸和性激素，参与人体的新陈代谢。植物固醇主要存在于麦胚油、大豆油、菜籽油等植物油中。

（四）脂类营养价值的评价

食物脂肪的营养价值主要取决于脂肪酸的种类与含量，脂肪的消化率，脂溶性维生素的含量及油脂稳定性，所以应选择消化率高、必需脂肪酸及脂溶性维生素含量丰富，又不易变质的油脂。

1. 脂肪酸的种类、含量及比例

一般来说，油脂中不饱和脂肪酸含量越高，其营养价值相对也越高。对于正常人体来说，最理想的膳食脂肪构成能量比例是多不饱和脂肪酸∶饱和脂肪酸∶单不饱和脂肪酸＝1∶1∶1。

2. 消化率

食物脂肪的消化率与其熔点有密切关系，一般认为熔点50℃以上，消化率较低，仅为80%~90%，而熔点接近或低于人体体温的脂肪，消化率则高，可达97%~98%。含不饱和脂肪酸和短链脂肪酸越多，其熔点越低，越容易消化。一般来说，植物油脂熔点较低，易消化；而动物油脂则相反，通常消化率较低。黄油和奶油虽含不饱和脂肪酸不多，但是属于乳融性脂肪，消化率也较高。常见食用油脂的熔点和消化率见表1-6。

表1-6　　　　　　　　　　常见食用油脂的熔点和消化率

油脂名称	熔点/℃	消化率/%	油脂名称	熔点/℃	消化率/%
羊油	44~55	81	花生油	室温下液体	98
牛油	42~50	89	菜籽油	室温下液体	99
猪油	36~50	94	棉籽油	室温下液体	98
奶油	28~36	98	豆油	室温下液体	98
椰子油	28~33	98	向日葵油	室温下液体	96.5
芝麻油	室温下液体	98	橄榄油	室温下液体	98

3. 脂溶性维生素含量

脂溶性维生素都能溶解在油脂中，且随同油脂被消化吸收。饮食中如果缺少油脂，这些维生素（包括维生素A、维生素D、维生素E、维生素K）的吸收则要受到很大的影响。维生素A、维生素E在动物脂肪中含量极少，肝脏中含有丰富的维生素A、维生素D，植物油富含维生素E、维生素K。肝油、乳、蛋黄的脂肪中维生素A、维生素D含量极多，加上其脂肪呈分散细小微粒状，很容易消化吸收，营养价值较高。以鲨鱼肝油的含量为最多，奶油次之，猪油内不含维生素A和维生素D。

4. 油脂的稳定性

影响油脂稳定性的因素主要与油脂本身所含的脂肪酸、天然抗氧化剂以及油脂的储存条件和加工方法等有关。一般来说，油脂中所含不饱和脂肪酸的双键越多，越易发生氧化酸败。油脂受阳光直射或储存温度过高、湿度过大均可促使油脂氧化变质。植物油中含有丰富的天然抗氧化剂维生素E，它有助于提高植物油脂的稳定性。

植物油含人体内不能合成的必需脂肪酸量较高，熔点低，容易被消化吸收，含有维生素E、维生素K等，所以营养价值很高；动物性脂肪中的奶油、肝油、蛋黄油等营养价值也较高；而动物性脂肪中的牛油、羊油、猪油含饱和脂肪酸多，熔点高，不易消化吸收，且必需脂肪酸含量少，所以营养价值相对较低。

（五）脂类的供给及食物来源

1. 脂类的供给

不同地区之间由于经济发展水平和饮食习惯的不同，脂肪的实际摄入量有很大差异。推荐成年人脂肪供能占总能量20%～30%，儿童、青少年脂肪供能占总能量25%～30%。必需脂肪酸则占总能量2%，饱和脂肪酸、单不饱和脂肪酸和多不饱和脂肪酸之间的比例以1∶1∶1为宜。成人每日摄取脂肪量约为50g就能满足机体的需要，身体肥胖者适当减少。胆固醇的含量应在300mg以下，同时应供给适量的维生素E和磷脂。

2. 脂类的食物来源

人体所需要的脂类主要来源于各种植物油和动物脂肪。动物脂肪含饱和脂肪酸较多，而植物油含不饱和脂肪酸多，是人体必需脂肪酸的良好来源。大豆油、花生油、芝麻油、玉米油、米糠油等植物油营养价值高；奶油、蛋黄油、鱼脂、鱼肝油等动物脂肪营养价值较高。动物性食物以肉类含脂肪较高，禽类次之，鱼类较少。肉类中猪肉、羊肉含脂肪量较多，牛肉次之。含磷脂较多的食物为蛋黄、肝脏、大豆、花生、麦胚；动物内脏、蛋类富含胆固醇。

（六）脂类与人体健康

1. 脂肪与心血管疾病

饱和脂肪酸摄入量过高，是导致血胆固醇、甘油三酯和低密度脂蛋白胆固醇升高的主要原因。动脉粥样硬化的形成，主要是由于血浆中胆固醇过多，沉积在大、中动脉内膜上所致。如同时伴有动脉壁损伤或胆固醇运转障碍，则易在动脉内膜生成脂斑层，继续发展即可使动脉管腔狭窄，形成动脉粥样硬化，增加患冠心病的危险性。

2. 脂肪与癌症

通过流行病学调查和动物试验，得出脂肪的摄入量与乳腺癌和结肠癌、直肠癌生成有关。据了解，高脂肪膳食的北美洲、西欧等结肠癌的发病率明显高于脂肪摄入低的亚洲、非洲。橄榄油、棕榈油因含有丰富的维生素E，其危险性则比较小。

3. 脂肪与免疫应答

脂肪摄入过多或过少均会影响正常的免疫应答。亚油酸摄入量过高对免疫功能有抑制作用；作为维生素A来源的β-胡萝卜素摄入过少，易造成维生素A缺乏导致免疫功能下降，从而增加呼吸道的感染和腹泻。

4. 脂肪与肥胖

人体摄入能量超过了消耗所需的能量时，多余的能量转化为脂肪储存在体内。脂肪是一种高能营养素，其在肥胖中所起的作用不可忽视，而肥胖则是导致一些慢性病的重要危险因素，例如，肥胖者糖尿病的患病率要比体重正常者高3～5倍。

5. 脂肪与老年性耳聋

高脂肪膳食与老年性耳聋有关，因内耳血管是脑血管中椎基底动脉系统的一个终末分支（非常细小），如果长期进食高脂肪膳食，血液中过多的脂肪就会沉积在血管壁上，发生动脉粥样硬化，使内耳血管更加狭窄，同时内耳过氧化物质增多，造成内耳缺血、缺氧，久而久之，就会发生耳聋。

6. 脂肪摄入过少的影响

为了维持人体的基本健康，机体对体脂含量有一定的要求，当体脂含量低于17%时会影响健康；女性要求更高，不能低于22%。胆固醇水平过低更易诱发导致死亡的各种疾病。如长期低胆固醇膳食，红细胞脆性明显增加，极易破损，存活时间也较短，易患贫血症；而血压一旦升高，更易发生血管壁破裂，引起脑卒中。胆固醇是维持这种吞噬功能不可缺少的物质，可及时清除掉衰老的、损坏的细胞以及癌细胞，如果长期低胆固醇膳食会增加癌症发生的概率。

7. 动、植物油对人体健康的影响

（1）植物油　植物油根据其所含双键可分成三大类：第一类是饱和油脂，如椰子油、可可油等，它们会使胆固醇水平增加；第二类是单价不饱和油脂，又称中性油脂，如花生油、橄榄油等，它们不改变胆固醇水平；第三类是多价不饱和油脂，如大豆油、葵花子油、菜籽油、芝麻油、玉米油、米糠油等，它们对人体健康是有益的，能够降低胆固醇水平。

植物油整体来说营养价值相对较高。植物油中的必需脂肪酸能促使胆固醇变成胆汁酸盐，阻止胆固醇在血管壁上沉积，为血管清除障碍，故有血管"清洁工"之称。植物油有助于预防动脉粥样硬化、高血压、冠心病。植物油易被氧化，在体内发生脂质过氧化反应会影响细胞正常功能，促进衰老。因此不可过多食用植物油。

（2）动物油　动物油整体上营养价值相对较低，但是它也有对人体健康有益的方面。猪肉经过较长时间的炖煮，其饱和脂肪酸可减少30%~50%，胆固醇可降低50%以上，而对人体有益的不饱和脂肪酸却大量增加。猪油中含有一种只来自动物的必需脂肪酸，即花生四烯酸，具有降低血脂水平、合成前列腺素等生理功能。猪油中含有能延长寿命的α-脂蛋白，植物油没有，α-脂蛋白可预防冠心病和心血管等疾病。由此可知，适量食用动物油是必要并有益人体健康的。

膳食中脂肪摄入应以植物油为主，动物油为辅，为了防止单一、偏食，最好食用植物油：动物油为2:1的混合油。

【知识链接】科学认识胆固醇食物

胆固醇的摄入量以每天<300mg为宜（相当于一个鸡蛋黄中含的胆固醇量）。过分忌食含胆固醇的食物，易造成贫血，降低人体的抵抗力。胆固醇含量低的食物有植物性食物、禽蛋的蛋清、禽肉、乳品、鱼等；胆固醇含量高的食物有蛋黄、动物脑、墨斗鱼（乌贼）、蟹黄、蟹膏、肝肾等。具有降低胆固醇作用的食物有洋葱、香菇、木耳、金针菜、大豆等。

知识点四　碳水化合物

碳水化合物是由碳、氢、氧三种元素组成的一类多羟基醛（酮）类化合物，是糖类的总称，是自然界最丰富的有机物，也是人体能量的主要来源。

（一）碳水化合物的分类

依据碳水化合物结构特点和性质的不同，通常将其分为单糖、双糖、低聚糖和多糖4类。

1. 单糖

单糖是构成各种糖分子的基本单位，天然存在的单糖一般都是D型。单糖一般是含有3~6个碳原子的多羟基醛或多羟基酮。单糖易溶于水，有甜味，不经消化就可以被人体吸收利用。最简单的单糖是三碳糖，称为甘油醛，常见的有四碳糖赤藓糖，五碳糖阿拉伯糖、核糖、木糖、来苏糖，六碳糖葡萄糖、果糖、半乳糖等。食品中常见的单糖以六碳糖为主。

（1）葡萄糖　葡萄糖主要存在于各种植物性食物中，葡萄中含量高达20%，故名葡萄糖。人体中利用的葡萄糖主要由淀粉水解而来，少部分来自蔗糖、乳糖的水解。葡萄糖不需经消化就能直接被人体小肠壁吸收，是人体主要供能糖。葡萄糖是糖类在人体消化道内水解的最终产物，可进入血液，对血液中的葡萄糖即血糖浓度保持恒定具有极其重要的生理意义。

（2）果糖　果糖是天然化合物中甜味最高的一种糖，主要存在于蜂蜜和水果中，为白色晶体。果糖代谢不受胰岛素制约，故糖尿病人可食用果糖。但大量摄入果糖，容易出现恶心、呕吐、上腹部疼痛以及不同血管区的血管扩张现象。

（3）半乳糖　半乳糖是己醛糖。半乳糖与葡萄糖结合成乳糖，存在于哺乳动物的乳汁中。人体内的半乳糖是食物中乳糖的水解产物，在酶的催化下半乳糖能转变为葡萄糖。

（4）糖醇　糖醇是单糖的重要衍生物，存在于天然水果、蔬菜中，常见的有山梨醇、甘露醇、木糖醇、麦芽糖醇等。糖醇在人体内代谢不需要胰岛素，可供糖尿病患者食用。糖醇类因不被人体口腔中引起龋齿的微生物所利用，具有防龋齿效果。在小肠中因其分子结构和糖的分子结构不同，故吸收时间比葡萄糖慢，有一定润肠通便作用。有一部分糖醇进入大肠，被细菌利用、因产生气体而出现腹胀、肠鸣，甚至腹泻，有些国家将糖醇作缓泻剂使用。对含糖醇和低聚糖的保健品进行食品营养标签标注，日本要求注明"过多食用会导致腹泻"。

2. 双糖

双糖是由两个单糖分子缩合失去一分子水而形成的化合物，双糖为结晶体，溶于水，但不能直接被人体所吸收，必须经过酸或酶的水解作用生成单糖后方能为人体所吸收。食品中常见的双糖有蔗糖、麦芽糖和乳糖。

（1）蔗糖　蔗糖是广泛分布于植物界的一种双糖，在甘蔗和甜菜中含量最高，它们是制糖工业的重要原料，也是广泛应用的调味品和营养品。常食用的蔗糖有绵白糖、砂糖、红糖。大量食用蔗糖容易引起龋齿，可能引起肥胖症、糖尿病、动脉硬化、冠心病等疾病。

（2）麦芽糖　麦芽糖是由两分子葡萄糖缩合而成，在麦芽中含量最高，高粱饴、玉米糖浆中也大量存在。用大麦芽作为酶的来源作用于淀粉得到糊精和麦芽糖的混合物，即饴糖。

（3）乳糖　乳糖存在于动物乳汁中，甜味只是蔗糖的1/6。乳糖是婴儿主要食用的碳水化合物。乳糖较难溶于水，在消化道中吸收较慢，有利于保持肠道中合适的肠菌丛数，并能促进钙的吸收，故对婴儿具有重要的营养意义。

3. 低聚糖

低聚糖又称寡糖，可分为两类，即麦芽低聚糖和杂低聚糖。水解产生的单糖都是葡萄糖的低聚糖称为麦芽低聚糖，由3个葡萄糖分子组成的称为麦芽三糖，由4个葡萄糖分子组成的称为麦芽四糖，这一类低聚糖分解后变成单糖，被吸收后产生能量。水解产生的单糖不止一种的低聚糖称为杂低聚糖，也称为功能性低聚糖，如大豆中的杂低聚糖水解产生棉籽糖和水苏糖等，这类低聚糖甜度低，人体不易消化，在胃和小肠不能利用。但是，某些低聚糖（如低聚果糖）可在结肠被细菌发酵分解成短链脂肪酸，短链脂肪酸使得肠道变成酸性环境以及作为能量物质被细菌利用，促使双歧杆菌、乳酸菌等益生菌群增殖，从而抑制有害菌的生长，调节肠道菌群平衡。另外，肠道的酸性环境可以减少有害物质吸收，以及低聚糖促进肠蠕动的作用，可以预防便秘和肠道肿瘤的发生。对肝硬化晚期患者，低聚果糖可以减少氨的吸收，预防肝昏迷的发生。

4. 多糖

多糖又称复杂碳水化合物，是由 10 个以上单糖分子脱水后以糖苷键组合而成的大分子化合物，一般不溶于水，无甜味，无还原性。重要的多糖有淀粉、糖原、非淀粉多糖（包括纤维素、半纤维素等）以及活性多糖类，均由葡萄糖分子构成。

（1）淀粉　淀粉是人类膳食中最丰富的碳水化合物，分直链淀粉和支链淀粉两类。普通淀粉由 25% 的直链淀粉和 75% 的支链淀粉构成。淀粉在消化道内经过消化分解成葡萄糖供人体吸收利用。淀粉不溶于冷水，与水共煮时会形成浆糊状（称为淀粉的糊化），具有胶黏性，冷却后能产生凝胶作用。淀粉经酸或酶适当处理后，其物理性质发生改变，称为变性淀粉。淀粉在谷类、豆类和薯类中含量丰富，是食品工业的主要原料。

（2）糖原　糖原又称动物淀粉，由葡萄糖组成，是存在于动物肝脏和肌肉组织中类似于植物淀粉的一类物质。糖原是人体储存碳水化合物的主要形式，起到维持人体能量平衡的作用。肝脏中储存的糖原维持正常的血糖浓度，肌肉中的糖原可提供机体运动所需要的能量，尤其是高强度和持久运动时的能量需要。

（3）非淀粉多糖　非淀粉多糖是植物细胞壁的重要组成成分，主要包括纤维素、半纤维素和果胶等，人体不能消化吸收。

（4）活性多糖　人类已在自然界中发现了几百种的活性多糖。不同的活性多糖具有不同的生理活性，如降低血糖、降低血脂、降低血清过氧化脂质、抗凝血等，部分多糖还具有抗癌活性。糖在保健食品中作为一类非特异性免疫增强剂，用于增强体质、抗缺氧、抗疲劳、延缓衰老等，其研究主要来自体外细胞培养和动物实验的结果。目前，尚无循证医学的证据证实活性多糖的功能。在保健食品中常见到的多糖主要有虫草多糖、银耳多糖、灵芝多糖、香菇多糖、枸杞多糖、螺旋藻糖、茯苓多糖、党参多糖等。

（二）碳水化合物的生理功能

1. 提供并储存能量

人体所需总能量的 50%～65% 由碳水化合物提供，碳水化合物是产能营养素中最经济的一种。1g 葡萄糖彻底氧化可供能 17kJ。碳水化合物是生命的燃料，肌肉的肌糖原是肌肉活动最有效的能量来源，心脏与脑的活动主要靠磷酸葡萄糖和糖原氧化供给能量。

2. 构成机体组织

碳水化合物是构成机体组织的重要物质，并参与细胞的许多生命活动。所有神经组织和细胞为 2%～10% 碳水化合物，主要以糖脂、精蛋白和蛋白多糖的形式存在。分布在细胞膜、细胞器膜、细胞质以及细胞间基质中。机体中许多抗体、酶和激素由碳水化合物组成；核糖与脱氧核糖参与核酸遗传的物质基础的构成。

3. 维持神经系统的功能

碳水化合物是维持中枢神经系统功能的必需物质。葡萄糖是脑、神经和肺组织所必需的能源物质。大脑没有能量储备，必须依靠血液中的葡萄糖即血糖来供能。血糖降低，脑功能立即受影响，长期低血糖性休克可造成大脑不可逆性损害。糖类对维持心脏、神经系统的正常功能，增强耐力，提高工作效率和机体抵抗力都具有重要意义。

4. 辅助脂肪和蛋白质代谢的作用

脂肪在体内不能完全氧化燃烧，会产生大量的中间产物"酮"堆积，从而产生严重的酸中毒。碳水化合物充分代谢则能使脂肪的中间产物"酮"完全被代谢，消除酸中毒现象。所以说碳水化合物有抗生酮的作用。

蛋白质被摄入体内后分解为氨基酸，氨基酸在体内重新合成蛋白质或进一步代谢都需要较多的能量，所以摄入蛋白质时摄入碳水化合物，可增加 ATP 形成，有利于氨基酸的活化以及蛋白质的合成，使氨基酸在体内的储存量增加。此过程为碳水化合物节约蛋白质作用。

5. 保护肝脏以及解毒作用

糖与蛋白质结合成糖蛋白，保持蛋白质在肝脏的储存量，摄入足量碳水化合物可增加肝糖原的储存，从而增强肝细胞再生，促进肝脏的代谢和解毒作用。若体内肝糖原不足，则其对四氯化碳、酒精、砷等有害物质的解毒作用明显下降。故肝炎病患者适宜采用高糖膳食。

此外，糖是食品工业重要的原辅材料，如蔗糖等可用作糖果、饮料、罐头、乳品、糕点生产的甜味剂，增进食欲，促进消化；淀粉质的谷类是制作焙烤食品的主要原料。

（三）碳水化合物的供给及食物来源

1. 供给

碳水化合物是人类最容易获得、最经济、最合理的能源物质。碳水化合物的供给量根据人们的饮食习惯、生活水平和劳动强度而各有差异。许多国家把碳水化合物作为膳食的主体，对于 1 岁以上的人群，膳食中碳水化合物提供能量占全日摄入总能量的适宜百分比为 50%~65%。

2. 食物来源

膳食中可消化利用碳水化合物是淀粉类多糖，主要存在于植物性食物中，其中粮谷类（70%~75%）、薯类（20%~25%）、根茎类、豆类（20%~25%），坚果类（栗子等）含淀粉也较高，一般蔬菜、水果含有单糖、双糖及纤维素和果胶类物质。

食用糖或纯糖制品是纯碳水化合物，被摄取后迅速吸收，但其营养密度低，易以脂肪形式储存，摄入过多会影响食欲和降低其他营养素的摄取量，建议添加糖摄入不超过 50g/d，最好低于 25g/d。乳中的乳糖是婴儿最重要的碳水化合物。

（四）碳水化合物与人体健康

摄入过多糖易产生饱腹感，影响食欲，导致食物摄入量减少，从而易引起营养素缺乏。世界卫生组织调查发现，糖摄入过多会导致心脏病、高血压、血管硬化、脑出血、糖尿病等疾病。儿童长期高糖饮食，会影响儿童骨骼的生长发育，导致佝偻病。

1. 摄入过多的糖会降低人体免疫力

糖属酸性物质，糖摄入过多会改变血液的酸碱度，使机体呈酸性体质，从而使机体内环境失调。糖摄入过多，会减弱人体白细胞对外界病毒的抵御能力，使人易患各种疾病。例如，人体白细胞的平均吞噬病菌能力正常情况下为 14，吃了一个糖馒头后降低到 10。吃了一块糖点心后降低到 5，吃了一块浓奶油巧克力后降低到 2，喝一杯香蕉甜羹则会使人体白细胞的平均吞噬病菌能力从正常情况下的 14 变为 1。

2. 摄入过多的糖会影响钙质代谢

糖摄入过多会加快葡萄糖代谢，产生乳酸、丙酮酸等酸性物质，干扰大脑神经中枢功能，引起头昏头痛、乏力失眠、食欲不振、精神萎靡等症状。机体钙、镁、钠等碱性物质参与中和糖产生的酸性物质，导致钙、镁、钠含量下降，长期摄入高糖，易导致骨质疏松、骨折。

3. 摄入过多的糖会导致各种营养素缺乏

食糖过多会导致饱腹感、食欲不佳，影响食物的总摄入量，从而导致各种营养素的缺乏。

4. 糖与动脉粥样硬化、冠心病的关系

正常人高糖膳食 3 周，机体中血清甘油三酯的含量从 80mg 上升到 173mg，这种现象被称为糖致高脂血症。血液中 4 种脂肪的增加会引起血管硬化，胆固醇和甘油三酯是主要危险因子。甘油三酯来源于糖，高甘油三酯血症病人必须限制含糖食品的摄入量。

5. 糖与糖尿病的关系

糖尿病是一种多因素引起的以高血糖为主要特征的内分泌代谢失调的疾病。合理控制糖的摄入量是糖尿病饮食治疗的关键。糖尿病患者应尽量避免摄食单糖和双糖，鼓励摄入多糖，因为多糖类分子质量大，产热能少，在肠道吸收慢，要逐渐消化才能变成葡萄糖，能延缓血糖升高的作用，适合糖尿病人食用。

知识点五 维生素

维生素是人和动物为维持正常的生理功能而必须从食物中获得的一类微量有机化合物，在人体生长、代谢、发育过程中常以辅酶或辅基的形式参与酶的功能发挥着重要的作用。维生素既不参与构成人体细胞，也不为人体提供能量。维生素量用国际单位（IU）表示。

人体维生素的缺乏包括原发性和继发性：原发性缺乏主要是由于食物中供给量不足，继发性缺乏是由于维生素在体内吸收障碍，破坏分解增强和生理需要量增加等因素造成。维生素在体内缺乏是一个渐进过程，往往亚临床缺乏症状不明显，易被人们忽视。维生素种类很多，通常按其溶解性质可分为脂溶性和水溶性两大类。

（一）脂溶性维生素

脂溶性维生素是指不溶于水而溶于脂肪和有机溶剂中的维生素。吸收受脂肪影响，必须经过脂肪溶解方可被人体吸收；吸收后的脂溶性维生素可在体内储存。通过胆汁缓慢排出体外，故脂溶性维生素缺乏症状需要较长的时间才会出现；过多摄入会引起中毒。脂溶性维生素包括维生素 A、维生素 D、维生素 E、维生素 K。

1. 维生素 A 和胡萝卜素

（1）维生素 A 的理化性质　维生素 A 又称视黄醇、抗干眼病维生素，是人类最早发现的维生素。广义的维生素 A 包括成型的维生素 A（包括视黄醛、视黄酸和视黄醇等）和维生素 A 原（α-胡萝卜素、β-胡萝卜素、γ-胡萝卜素等），淡黄色结晶，溶于脂肪及大多数有机溶剂，不溶于水。维生素 A 仅存在于动物体中。植物和真菌中存在许多胡萝卜素，在人体的小肠中可转变为维生素 A，称为维生素 A 原，β-胡萝卜素最重要。天然存在的维生素 A 在无氧条件下，在碱环境中比较稳定，在酸性环境中可发生脱氢或双键的重新排列。在有氧条件下，易氧化；紫外线、酶能促进其氧化。油脂在酸败过程中，其所含维生素A和胡萝卜素会受到严重破坏。

（2）维生素A的生理功能　维生素A是构成视觉细胞内的感光物质，该物质有维持弱光下视力的作用。维生素A参与蛋白质的合成，维持上皮细胞正常生长与分化，保持细胞结构的完整。维生素A能促进机体的生长和骨骼的发育，参与胚胎的形成，增强机体生殖力。维生素A可以促进免疫细胞（免疫球蛋白也是糖蛋白）产生抗体的能力，促进T淋巴细胞产生某些淋巴因子，对预防眼睛、皮肤、呼吸道、泌尿系统及生殖器官的感染效果显著。维生素A参与免疫应答能维持机体正常的免疫功能。维生素A有一定抑制肿瘤细胞生长和分化的作用，能预防多种上皮组织肿瘤发生；也能保护巨噬细胞不会因氧化而丢失，增强巨噬细胞杀伤肿瘤细胞的能力。胡萝卜素能抑制脂质过氧化，减少过氧化物对人体免疫功能的抑制作用，增强人体免疫功能，抗氧化功能可延缓人体的衰老。

（3）维生素A的缺乏症　长期摄入不足，长期脂肪摄入量不足或吸收不良会导致维生素A缺乏。缺乏维生素A主要表现如下。

①夜盲症：维生素A缺乏，会影响视紫红质的合成，导致暗适应时间延长。当人从光亮的环境突然进入黑暗处时，人的眼睛看清楚暗处物体的时间延长。严重者在暗光下无法看清物体，称为夜盲症，俗称"雀目眼"。

②眼干燥症：结膜角化、泪腺分泌减少形成眼干燥症，严重缺乏会出现角膜溃疡、穿孔、失明、结膜皱褶和毕脱斑。

③皮肤改变：大腿和上臂出现皮肤干燥；毛发变灰，质脆易脱落；甲薄脆，有纵沟、横纹，典型的呈蛋壳甲，甲板透明；汗腺、皮脂腺萎缩、毛发干枯脱落。

④生长发育迟缓：缺乏维生素A儿童生长发育迟缓或停止，骨骼发育不良；孕妇缺乏维生素A可直接影响胎儿发育，甚至发生死胎。

（4）维生素A的摄入量　膳食维生素A的供给量以视黄醇当量（RE）表示。我国膳食中维生素A的主要来源为类胡萝卜素。换算关系为：1μg视黄醇当量＝3.33IU维生素A＝6μg β-胡萝卜素。我国居民膳食维生素A的RNI（μgRAE/d）18～50岁男性为770、女性为660，其他人群详见膳食维生素推荐摄入量或适宜摄入量表（附表1-8）。成年人维生素A可耐受的最高摄入量为3000μgRAE/d。

人体摄入过量的维生素A会造成中毒，主要表现为一次或多次连续摄入超过推荐剂量的100倍或儿童大于其推荐剂量的20倍则可导致恶心、呕吐、头痛、眩晕、视觉模糊，肌肉活动失调，婴儿出现厌食、乏力、嗜睡等症状。长期服用剂量超过推荐剂量的10倍时，可导致腹部疼痛、脱发、关节痛、生长缓慢、骨骼肌肉酸痛、停经、恶心、腹泻、皮疹、肝脏功能受损及脾脏增大等；孕妇超过建议使用剂量的3～4倍可能导致胎儿畸形、流产等。大剂量口服β-胡萝卜素会导致皮肤变黄，停食后皮肤变黄现象会消失。

（5）维生素A的营养状况评价指标　成年人血清维生素A正常含量为430～860μg/L，低于200μg/L为缺乏。

（6）维生素A的食物来源　维生素A在动物肝脏、奶油和蛋黄中含量较多；维生素A原在深绿色或红黄色蔬菜、水果中含量较多，如胡萝卜、甜薯、菠菜、青椒、芒果、柿子等。目前我国膳食维生素A的摄入量普遍偏低，尤其是一些特殊人群如婴儿、孕妇、乳母、老年人，可适当补充鱼肝油或维生素A制剂。

【知识链接】 胡萝卜营养吃法

人们喜欢生吃胡萝卜或者凉拌胡萝卜,这些吃法不符合营养原则。因为β-胡萝卜素存在胡萝卜的细胞壁中,因细胞壁由纤维素构成,人体无法直接消化,只有通过切碎、煮熟等方式,使其细胞壁破碎,β-胡萝卜素才释放出来被人体所吸收利用。最佳烹调方法有两种:一是将胡萝卜切成块状,加入调味品后,用足量的油炒;二是将胡萝卜切成块状加入禽肉类,用压力锅炖20~30min,可减少胡萝卜与空气的接触,胡萝卜素的保存率可高达97%。

2. 维生素D

(1) 维生素D的理化性质　维生素D又称钙化醇、抗佝偻病维生素,属于类固醇衍生物,以维生素D_2和维生素D_3最为常见。维生素D是一种白色晶体,溶于脂肪溶剂,不易氧化,在中性及碱性溶液中较稳定,耐高温,在130℃加热90min,生理活性仍能保存。维生素D对光敏感,脂肪酸败可使其破坏。植物中的麦角固醇在转化成维生素D之前难以被人体吸收利用,经日光或紫外线照射后可转变成维生素D_2,人体皮肤下的7-脱氢胆固醇经日光或紫外线照射可转变为维生素D_3。

(2) 维生素D的生理功能　维生素D能促进小肠钙和磷的吸收和运转,促进肾小肠对钙、磷的重吸收及骨钙动员。维生素D可防止氨基酸通过肾脏时的丢失作用,具有调节免疫功能,可改变机体对感染的反应。促使孕妇、乳母体内骨中钙的输出,维持胎儿、婴儿正常生长,能刺激破骨细胞成熟、促进骨质的更新,可预防儿童佝偻病和成年人骨质软化症。

(3) 维生素D的缺乏症　膳食摄入不足或人体缺乏日光照射是维生素D缺乏症的主要原因,婴儿缺乏维生素D会引起佝偻病。成年人(尤其是孕妇、乳母和老年人)缺乏维生素D会引起骨质软化、骨质疏松症、手足痉挛等不适。女性发病率高于男性。

(4) 维生素D的摄入量　我国居民膳食维生素D的RNI($\mu g/d$)分别为:婴儿~65岁10,65岁以上15,孕妇、乳母不增加摄入量。人体对维生素D的耐受性因人而异,成年人维生素D可耐受的最高摄入量(UL)为$50\mu g/d$。

维生素D轻度中毒表现为厌食、恶心、呕吐、便秘或腹泻交替等消化道症状;头痛、口渴、多尿、发热;皮肤瘙痒、肌肉乏力、关节疼痛等。中、重度中毒表现为心血管系统异常,增加肾结石发生的风险,最终导致肾衰竭。妊娠期摄取过多维生素D会引起新生儿体重偏低,严重者会导致新生儿智力发育不良。

(5) 维生素D的营养状况评价指标　维生素D在血浆中主要以25-羟维生素D的形式存在,正常值为25~150nmol/L。根据它21d半衰期,可反映人体维生素D的储存情况。

(6) 维生素D的食物来源　维生素D主要来源于人体自身皮肤合成,婴幼儿每天暴露前臂和面部,户外活动2h/d,即可获得充足的维生素D。

动物性食品是天然维生素D的食物来源,含脂肪高的海鱼和鱼卵、动物肝脏、蛋黄、奶油等含量均较多。鱼肝油是维生素D的丰富来源,含量高达8500IU/100g,用于婴幼儿维生素D的补充剂。瘦肉、乳含维生素D较少,植物性食品几乎不含维生素D。

3. 维生素E

(1) 维生素E的理化性质　维生素E又称生育酚、抗不育维生素,是具有α-生育酚生物活性的含苯并二氢吡喃结构的一类物质，在自然界中以生育酚和三烯生育酚的形式存在。维生素E是浅黄色油状液体，溶于酒精、脂肪与脂溶剂，不溶于水，对酸、热稳定，易受碱和紫外线破坏，易发生氧化，脂肪酸败可加速维生素E的破坏。体内维生素E的最大储存场所是脂肪组织、肌肉和肝脏。

(2) 维生素E的生理功能　维生素E是一种高效抗氧化剂，与硒协同作用清除自由基，保护细胞免受自由基损害，维持其正常功能；能抑制维生素A、维生素C及不饱和脂肪酸的氧化，维护它们正常功能；还可保护神经系统、骨骼肌和眼视网膜等免受氧化损伤。维生素E能预防过氧化脂质的产生，减少脂褐质（俗称老年斑）的生成，起到抗衰老的作用，保护T淋巴细胞，从而保护人体免疫功能。维生素E是维护骨骼肌、心肌、平滑肌正常功能所必需的物质，能够促进肌肉的正常生长发育。维生素E可保持红细胞的完整性，促进红细胞的形成，延长红细胞的寿命。维生素E在酸性环境中破坏亚硝基离子的反应，在胃中阻断亚硝胺生成，能抑制肿瘤的发生。维生素E能抑制体内胆固醇合成限速酶，起到降低胆固醇的作用；可抑制磷脂酶A_2的活性，减少血小板血栓素A_2的释放，从而抑制血小板的集聚。

(3) 维生素E的缺乏症　维生素E缺乏症较少，早产儿缺乏维生素E，引起红细胞寿命缩短，会发生溶血性贫血。成年人因脂肪吸收不良的疾病导致维生素E缺乏，表现为红细胞数量较少。缺乏维生素E容易导致肌肉营养不良，动脉粥样硬化、白内障及其他老年退行性病变风险增加。维生素E缺乏时血小板聚集和凝血作用增强，增加心肌梗死及脑梗死的风险。

(4) 维生素E的摄入量　我国居民膳食维生素E供给量以α-生育酚当量（α-TE）表示。我国居民膳食维生素E的AI（mg α-TE/d）分别为：7~8岁9，9~11岁11，12~14岁13，15岁以上（含孕妇）14，乳母17。维生素E的供给与多不饱和脂肪酸有密切关系，一般每摄入1g多不饱和脂肪酸应摄入0.4mg维生素E。成年人维生素E可耐受的最高摄入量（UL）为700mg α-TE/d，每天摄入800mg α-TE/d以上有可能出现中毒，表现出四肢无力、视觉模糊、恶心、腹泻等症状，过多的维生素E会影响血液凝固，增加脂肪在肝脏中的沉积，降低其他脂溶性维生素的吸收。

(5) 维生素E的营养状况评价指标　目前用血浆α-生育酚浓度来评价维生素E营养状况。健康成年人血浆α-生育酚范围为12~46μmol/L（5~20mg/L），儿童与婴儿较成年人低，尤其是早产儿，其血浆α-生育酚浓度仅为成年人的一半。

(6) 维生素E的食物来源　维生素E广泛存在于动植物中。麦胚油含量最多，为133μg/100g，植物油（豆油、花生油、芝麻油等）含量为10~60μg/100g，坚果类（核桃、杏仁等）含量为10~27μg/100g。蛋黄、绿色蔬菜含量也较多；肉、鱼、禽、乳类含量很少；动物油脂几乎不含维生素E。

4. 维生素K

(1) 维生素K的理化性质　维生素K又称凝血维生素，是具有叶绿醌生物活性的一类物质。有维生素K_1、维生素K_2、维生素K_3、维生素K_4等几种形式，其中维生素K_1和维生素K_2是主要的形式。从绿色植物中提取的维生素K_1和肠道细菌（如大肠杆菌）合成的维生素K_2，是天然存在的脂溶性维生素。维生素K_3、维生素K_4是人工合成的水溶性维生素。维生素K是黄色晶体，熔点为52~54℃，通常呈油状液体或固体，不溶于水，能溶于油脂及醚等有机溶剂。维生素K的化学性质都较稳定，能耐酸、耐热，正常烹调损失很少，但对光敏感，易被碱和紫外线分解。

（2）维生素 K 的生理功能　维生素 K 有助于凝血因子 γ-羧化酶的辅酶在肝脏的合成，从而促进血液的凝固。维生素 K 参与合成 BGP（维生素 K 依赖蛋白质），它能调节骨骼中磷酸钙的合成。老年人的骨密度和维生素 K 水平呈正相关，经常摄入大量含维生素 K 的绿色蔬菜的妇女，其骨折危险性要比食用较少绿色蔬菜的妇女低。

（3）维生素 K 的缺乏症　缺乏维生素 K 会减少机体中凝血酶原的合成，导致凝血时间延长，出血不止。即使是轻微的创伤或挫伤，也可引起皮下出血以及肌肉、脑、胃肠道、腹腔、泌尿生殖系统等器官或组织的出血或尿血，出现血管破裂，导致死亡。

（4）维生素 K 的摄入量　我国居民膳食维生素 K 的 AI（μg/d）分别为：7~8 岁 50，9~11 岁 60，12~14 岁 70，15~17 岁 75，18 岁及以上（含孕妇）80，乳母 85。可耐受最高摄入量（UL）未定。一般正常饮食不会导致维生素 K 过量，服用超过药理剂量的维生素 K 可能会发生中毒，尤其是婴幼儿和孕妇，会引起溶血等不良反应。

（5）维生素 K 的营养状况评价指标　临床中一般测定血浆中维生素 K 作为评价指标，维生素 K 正常含量范围为（2.88±1.4）nmol/L。

（6）维生素 K 的食物来源　维生素 K 来源有两种：一种是直接从绿叶蔬菜、动物肝脏和乳制品等食物中摄取，另一种是在人体肠道中自动合成，占人体维生素 K 摄取总量的 50%~60%。

（二）水溶性维生素

水溶性维生素是指能溶于水但不溶于脂肪的维生素。水溶性维生素人体内不能够大量储存，当人体摄入饱和的水溶性维生素后，多余的水溶性维生素会随尿液一起排出体外，故容易发生水溶性维生素缺乏症，而不易发生水溶性维生素中毒症。常见的水溶性维生素有维生素 C、B 族维生素等。

1. 维生素 C

（1）维生素 C 的理化性质　维生素 C 又称抗坏血酸，是一种酸性多羟基化合物。维生素 C 为白色结晶，熔点是 192℃，呈酸性，具有强还原性，极易溶于水，微溶于乙醇，不溶于脂溶剂。维生素 C 遇空气、热、光、碱性物质、氧化酶及铜、铁离子时极易被氧化破坏；酸性、冷藏及隔离空气可延缓维生素 C 氧化速度；维生素 C 很容易在食品的切面或擦伤面流失。

（2）维生素 C 的生理功能　维生素 C 是人体新陈代谢必需物质，参与体内氧化还原反应，促进生物氧化过程；作为自由基清除剂，能保护生命大分子免受自由基侵害，维持细胞膜完整性；维生素 C 参与组织胶原的形成，保持细胞间质的完整，维持细胞正常代谢，维护结缔组织、牙齿、骨骼、血管、肌肉的正常发育，能维护血管壁的脆性，能促进创伤与骨折愈合。维生素 C 能在消化道把铁氧化成亚铁，提高机体对铁的吸收，故可预防营养性贫血；维生素 C 有把叶酸转变成活性型（四氢叶酸）的能力，对预防巨幼红细胞贫血有积极意义。临床上维生素 C 作为常用的解毒剂，对铅、苯、砷等化学物质及细菌毒素具有一定的解毒作用，维生素 C 能促进机体抗体的形成，提高白细胞吞噬菌能力，增强机体免疫功能，阻断致癌物亚硝胺形成，具有抗肿瘤作用。维生素 C 在体内参与肝脏内胆固醇的羟基化作用，促进胆固醇转变为胆酸，减慢组织中胆固醇的积累，从而降低血清的胆固醇含量，对预防和治疗心血管疾病有一定的作用。维生素 C 还参与肾上腺皮质激素的合成与释放，增强机体的应激能力。维生素 C 在食品工业中被用于抗氧化、保鲜、护色及增加风味。

（3）维生素 C 的缺乏症　维生素 C 早期缺乏会出现疲劳和嗜睡，食欲减退，体重减轻，脸色苍白，呕吐、腹泻等消化紊乱症状；维生素 C 缺乏会导致毛细血管脆性增加，皮肤出现小瘀点或瘀斑，牙龈出血、萎缩，还可形成血肿、便血、月经过多。膳食中维生素 C 长期缺乏会导致坏血病，重症维生素 C 缺乏会导致内脏出血而危及生命。

（4）维生素 C 的摄入量　我国居民膳食维生素 C 的 RNI（mg/d）为：15 岁以上及孕早期 100，孕中期、孕晚期 115，乳母 150。成年人 UL 为 2000 mg/d。其他人群详情见膳食维生素推荐摄入量或适宜摄入量表。

维生素 C 毒性很低。但是一次口服数克时，可能会出现腹泻、腹胀等症状；维生素 C 治疗作用非常广泛，滥用情况也比较严重。长期大剂量服用可引起以下疾病。

①尿路结石：大剂量使用维生素 C，可在体内部分转变为草酸，显著增加尿中草酸盐或尿酸盐的排泄而形成肾结石。患有草酸结石的病人维生素 C 摄入量 ≥1000mg/d 时，会增加尿路结石的危险。

②影响胚胎、骨骼发育：妊娠期间服用大量维生素 C 可能影响胚胎发育；处于生长时期的小儿长期服用过量维生素 C 容易患骨骼疾病。

③增加血栓发生风险：患有葡萄糖-6-磷酸脱氢酶缺乏的病人，接受大量维生素 C 静脉注射或一次口服 ≥6g 时可能发生溶血。

（5）维生素 C 的营养状况评价指标　血液维生素 C 含量：血浆总维生素 C 含量评价为 ≥4mg/L 为正常，2~3.9mg/L 为不足，<2mg/L 为缺乏。

（6）维生素 C 的食物来源　维生素 C 主要来源于新鲜水果、蔬菜，如柑橘、柠檬、山楂、红枣以及辣椒、菠菜等。野生的蔬菜及水果如苜蓿、苋菜、沙棘和猕猴桃也富含维生素 C。干的豆类及种子不含维生素 C，但豆类发芽后则可产生维生素 C。

2. 维生素 B_1

（1）维生素 B_1 的理化性质　维生素 B_1 又称硫胺素、抗神经炎因子、抗脚气病维生素，其分子常以焦磷酸硫胺素（TTP）的形式存在，广泛分布在骨骼肌、肝脏、肾脏、心肌和脑组织，半衰期为 10d 左右。维生素 B_1 为白色结晶，略带酵母气味，易溶于水，微溶于乙醇。在干燥状态和酸性溶液中稳定，在中性或碱性环境中易于被氧化失活，在加热时分解会加速。

（2）维生素 B_1 的生理功能　维生素 B_1 能维持神经、肌肉、心肌正常功能的运行，有抑制胆碱酯酶活性的作用，胆碱酯酶活性过高会破坏神经递质乙酰胆碱，使神经传导受到影响，造成胃肠蠕动缓慢，消化腺分泌减少，食欲不振，消化不良。焦磷酸硫胺素（TPP）是维生素 B_1 的主要辅酶形式，参与 α-酮酸的氧化脱羧反应和磷酸戊糖途径的转酮醇作用，从而影响能量代谢。

（3）维生素 B_1 的缺乏症　维生素 B_1 摄入不足、机体需要量增加或消耗过多、机体吸收或利用障碍等原因引起维生素 B_1 缺乏。根据症状以及发生程度可分为以下几种。

①干性脚气病：维生素 B_1 缺乏引起，以多发性周围神经炎症状为主，出现上行性周围神经炎，表现为指（趾）端麻木、肌肉酸痛、压痛，尤以腓肠肌为甚。膝跳反射在发病初期亢进，后期减弱甚至消失。向上发展累及腿伸屈肌、手臂肌群，而出现垂足、垂腕症状。

②湿性脚气病：维生素 B_1 缺乏会导致心血管障碍，出现水肿、右心室扩大、心悸、

气促、心动过速、心前区疼痛，严重者会导致心力衰竭。

③婴儿脚气病：常见于患有维生素 B_1 缺乏症乳母喂养的婴儿，一般发生在婴儿出生 2~5 个月。发病突然，病情急，症状出现到死亡只需 1~2d。早期症状表现为食欲不振、呕吐、心跳快、气促，严重时身体出现发绀、心脏扩大、心力衰竭和强直性痉挛。

（4）维生素 B_1 的摄入量　我国居民维生素 B_1 的 RNI（mg/d）为：成年男性 1.4、女性 1.2，孕妇中期 1.4，孕晚期和乳母 1.5。其他人群详情见膳食维生素推荐摄入量或适宜摄入量表。维生素 B_1 摄入量超过 RNI 值 100 倍以上剂量可出现头痛、心律失常等，但十分少见。

（5）维生素 B_1 的营养状况评价指标　目前评价维生素 B_1 营养状况较可靠的方法是红细胞转酮醇酶活力系数或焦磷酸硫胺素效应。红细胞转酮醇酶活力系数是反映机体储存维生素 B_1 的情况，用于早期诊断。维生素 B_1 负荷试验（饱和试验）：让受试者清晨口服 5mg 维生素 B_1，测定 4h 以内排出的尿液内维生素 B_1 的含量。大于 200μg 为正常；100~199μg 为不足；<100μg 为缺乏。

（6）维生素 B_1 的食物来源　维生素 B_1 多存在于种子外皮及胚芽中，全麦粉是维生素 B_1 的极好来源。米糠、麦麸、黄豆、酵母和瘦肉中维生素 B_1 含量丰富且易被人体小肠吸收。干果、坚果、肝脏、肾脏、蛋类等维生素 B_1 含量较丰富。蔬菜所含维生素 B_1 较水果多，某些鱼类及软体动物体内含有硫胺素酶，生吃会造成其他食物中维生素 B_1 的损失。

3. 维生素 B_2

（1）维生素 B_2 的理化性质　维生素 B_2 又称核黄素，为橙黄色针状结晶，溶于水，具有荧光性，较耐热，短期高压加热不会被破坏，不易受大气中氧气的影响。碱性条件下受热易分解，中性或酸性条件下较稳定。食物中的维生素 B_2 多与磷酸和蛋白质呈结合型复合物（辅酶衍生物的形式），该复合物对光和在大多数食品加工条件下都很稳定。

（2）维生素 B_2 的生理功能　维生素 B_2 是辅酶黄素单核苷酸（FMN）和黄素腺嘌呤二核苷酸（FAD）的前体，具有可逆的氧化还原特性，是生物氧化过程中传递氢的重要物质，参与体内许多氧化还原反应以及能量代谢。辅酶与特定蛋白质结合形成的黄素蛋白是机体生物组织氧化呼吸过程中不可缺少的物质，同时还具有维护皮肤健康及防止末梢神经炎的作用。维生素 B_2 能够保证物质代谢正常进行，参与体内色氨酸转变为烟酸、维生素 B_6 转变为磷酸吡哆醛的过程。维生素 B_2 参与体内的抗氧化防御系统，从而提高机体对环境应激适应能力。

（3）维生素 B_2 的缺乏症　食用动物性食品较少，机体吸收障碍，需求量增加或消耗过多是引起机体缺乏维生素 B_2 的主要因素。人体缺乏维生素 B_2 可导致物质和能量代谢紊乱，表现为唇炎、口角炎、舌炎（唇炎表现为微肿、脱屑、开裂；口角炎表现为口角呈乳白色、糜烂；舌炎则表现为疼痛、肿胀及"地图舌"等）、皮肤炎（鼻翼两侧、眉间、腋下、腹股沟等处可发生脂溢性皮炎）及眼部症状（眼睑炎，眼睛对光敏感并易于疲劳、流泪，视物模糊，结膜充血，视力下降等），被称为口腔-生殖器综合征。

维生素 B_2 缺乏常影响铁在体内的吸收、储存，会引起血红蛋白形成减少而导致缺铁性贫血，从而导致儿童生长迟缓；妊娠期缺乏维生素 B_2 可导致胎儿骨骼畸形。

（4）维生素 B_2 的摄入量　维生素 B_2 的供给量与能量代谢成正比，一般成年人每 4.184MJ 能量需要维生素 B_2 0.5mg。我国居民维生素 B_2 的 RNI（mg/d）为：成年男性 1.4、女性 1.2，孕中期 1.3，孕晚期 1.4，乳母 1.7。其他人群详情见膳食维生素推荐摄入量或适宜摄入量表。一般情况下摄入过量的维生素 B_2 不会引起中毒。

(5) 维生素 B_2 的营养状况评价指标　评价维生素 B_2 最灵敏的指标是全血谷胱甘肽还原酶活力系数，该酶的活力系数（AC）>1.4 为缺乏，<1.2 为正常。维生素 B_2 负荷试验和尿中维生素 B_2 与肌酐的比值也用于评价维生素 B_2 缺乏与否。维生素 B_2 负荷试验：让受试者清晨口服 5mg 维生素 B_2，测定 4h 以内排出的尿液内维生素 B_2 的含量。4h 内尿液中维生素 B_2 排出量≤400μg 为缺乏；400~799μg 为不足；800~1300μg 为正常。测定尿中维生素 B_2 与肌酐的比值：随机测定尿中维生素 B_2 与肌酐的比值，<27 为缺乏；27~79 为不足；80~269 为正常。

(6) 维生素 B_2 的食物来源　维生素 B_2 广泛存在于各类食物中，动物性食物中含量较植物性食物高。肝、肾、心脏、乳及蛋类中含量尤为丰富，酵母、大豆和各种绿叶蔬菜也是维生素 B_2 的重要来源。谷类和蔬菜是我国居民维生素 B_2 的主要来源，但谷类加工对维生素 B_2 留存有显著影响。

4. 维生素 B_6

(1) 维生素 B_6 的理化性质　维生素 B_6 又称吡啶素，包括吡哆醇、吡哆醛和吡哆胺 3 种天然形式，它们可相互转变，且同等有效，在动物组织中基本以吡哆醛及吡哆胺形式存在，在植物中以吡哆醇形式存在。维生素 B_6 为白色、类白色的结晶或结晶性粉末；无臭，味酸苦，酸性环境稳定，在碱性溶液中，遇光或高温时易被破坏。

(2) 维生素 B_6 的生理功能　维生素 B_6 是机体中很多酶系统的辅酶成分，参与人体内 50 多种酶的反应，被称为"主力维生素"。维生素 B_6 参与蛋白质氨基酸的转氨基作用、脱羧作用、羟化作用、色氨酸的合成与代谢；维生素 B_6 辅助亚油酸转变为花生四烯酸等不饱和脂肪酸的代谢；维生素 B_6 以磷酸化酶的辅酶形式参与糖代谢，帮助糖原由肝脏或肌肉中释放能量。

(3) 维生素 B_6 的缺乏症　维生素 B_6 广泛存在食物中，临床很少见单纯的维生素 B_6 缺乏症，一般是在缺乏维生素 B_1 时伴随缺乏维生素 B_6。但服用异烟肼抗结核药物、中老年人和酒精中毒者容易缺乏维生素 B_6。维生素 B_6 缺乏会引起眼、鼻与口腔周围皮肤脂溢性皮炎，伴随舌炎和口腔炎。维生素 B_6、维生素 B_{12}、叶酸缺乏症使同型半胱氨酸（腺苷甲硫氨酸水解反应的产物，是一种含硫氨基酸）不能转变为甲硫氨酸而在血液中堆积。高同型半胱氨酸是心脑血管病的独立危险因素。儿童缺乏维生素 B_6，可出现烦躁、肌肉抽搐和惊厥、呕吐、腹痛以及体重下降等症状。

(4) 维生素 B_6 的摄入量　我国居民膳食中维生素 B_6 的 RNI（mg/d）分别为：7~8 岁 0.8，9~11 岁 1.0，12~14 岁 1.3，15~50 岁 1.4，50 岁以上 1.6，孕妇 2.2，乳母 1.7。成年人 UL 为 60 mg/d。

(5) 维生素 B_6 的营养状况评价指标　目前采用色氨酸负荷试验测量维生素 B_6 的营养状况，色氨酸负荷试验测量方法：让受试者口服负荷剂色氨酸 0.1g/kg，测定 24h 以内排出的尿液内黄尿酸的含量。计算黄尿酸指数（XI），$XI=0$~1.5 时表示维生素 B_6 的营养状况良好；$XI>12$ 时表示维生素 B_6 不足。

了解近期膳食中维生素 B_6 摄入量的变化则测定尿中 4-吡哆酸，了解组织中维生素 B_6 的储存情况测量血浆中磷酸吡哆醛（PLP）含量。血浆中磷酸吡哆醛（PLP）反映组织中维生素 B_6 的储存情况，是肝脏中维生素 B_6 主要存在形式。含量低于 3.6ng/mL 表示维生素 B_6 不足，正常含量为 3.6~18ng/mL。

(6)维生素 B_6 的食物来源　维生素 B_6 普遍存在于动植物性食品中。肠道细菌能合成一部分维生素 B_6。通常动物性食品含量及利用率相对较高,鸡肉和鱼肉等白色肉类含量最高,为 0.4~0.9mg/100g,肝脏、豆类和蛋类含量为 0.68~0.80mg/100g,水果和蔬菜含量较柠檬类水果、乳类含量多。

5. 维生素 B_{12}

(1)维生素 B_{12} 的理化性质　维生素 B_{12} 又称氰钴胺素、抗恶性贫血维生素,是唯一含金属元素的维生素,也是目前 B 族维生素发现最晚的一种,在化学结构上是最复杂的一种维生素,其化学式为 α-(5,6-二甲基苯并咪唑基)-钴胺酰胺-氰化物,淡红色结晶体,不溶于有机溶剂;在水中溶解度较大,水溶液呈粉红色。维生素 B_{12} 对热较稳定,在强酸、强碱以及紫外线照射下易被破坏。

(2)维生素 B_{12} 的生理功能　维生素 B_{12} 以辅酶形式参与体内一碳单位的代谢,含维生素 B_{12} 的酶将甲基四氢叶酸的甲基除去,生成四氢叶酸,以利于叶酸参与核酸合成中嘌呤和嘧啶的形成,故维生素 B_{12} 可通过提高叶酸利用率来增加核酸和蛋白质的合成,使机体的造血系统处于正常状态,促进红细胞的发育和成熟。维生素 B_{12} 在转移甲基四氢叶酸过程中使维生素 B_{12} 形成甲基钴胺素,甲基钴胺素又把自己获得的甲基转移给乙醇胺,使其生成胆碱,胆碱可与乙酸结合生成乙酰胆碱,由于神经细胞之间依靠乙酰胆碱传递信息,可提高大脑神经细胞之间的信息传递速度;胆碱还对脂肪有亲和力,能防止脂肪在肝脏中的异常积累,避免发生脂肪肝。

(3)维生素 B_{12} 的缺乏症　正常的膳食不易引起维生素 B_{12} 缺乏,胃切除患者、消化吸收能力下降的老年人及素食者易缺乏维生素 B_{12}。人体缺乏维生素 B_{12} 可引起巨幼红细胞贫血(恶性贫血),恶性贫血是一种慢性进行性贫血,表现为乏力、舌痛、舌炎或手足麻木,常有食欲不振、腹泻和轻度黄疸,同时伴有典型的脊髓后侧联合病变和末梢神经变性的神经系统症状。维生素 B_{12} 缺乏可引起弥漫性的神经脱髓鞘,出现精神抑郁、记忆力下降、四肢震颤等神经症状。维生素 B_{12} 缺乏时,同型半胱氨酸不能转变为甲硫氨酸而在血液中堆积。高同型半胱氨酸血症不仅是心血管疾病的危险因素,还可对脑细胞产生毒性作用而造成神经系统损害。

(4)维生素 B_{12} 的摄入量　我国居民膳食维生素 B_{12} 的 RNI(μg/d)为:12~14 岁 2.0,15~17 岁 2.5,18 岁以上 2.4,孕妇 2.9,乳母 3.2。膳食中摄入大量的维生素 B_{12} 未发现不良反应。

(5)维生素 B_{12} 的营养状况评价指标　血清全转钴胺素Ⅱ是反映维生素 B_{12} 负平衡早期指标,一般血清全转钴胺素Ⅱ<29.6pmol/L(40pg/mL)时可视为维生素 B_{12} 负平衡。

血清全结合咕啉是循环中维生素 B_{12} 的储存蛋白质,血清全结合咕啉与肝脏维生素 B_{12} 的储存相平衡,血清全结合咕啉<110pmol/L(150pg/mL)为肝脏维生素 B_{12} 储存缺乏。

血清维生素 B_{12} 浓度<1.1pmol/L 视为维生素 B_{12} 缺乏。

(6)维生素 B_{12} 的食物来源　膳食中的维生素 B_{12} 来源于动物性食品,肉类、动物内脏、鱼、禽、贝壳类及蛋类含量较多,乳及乳制品含有少量。植物性食品基本不含维生素 B_{12}。

6. 烟酸

(1)烟酸的理化性质　烟酸即维生素 PP 或维生素 B_3,又称尼克酸、抗癞皮病维生素,是吡啶-3-羧酸及其衍生物的总称,在体内主要是具有生理活性的烟酰胺。两种化合物都是白色针状结晶,不易吸湿,在230℃升华而不分解,溶于水和醇,但不溶于乙醚。烟酸是最稳定的维生素,对酸、碱稳定,不易被氧、热、光、高压破坏。加工烹调很少损失,洗菜时会随水流失。

(2) 烟酸的生理功能　烟酸在体内可转变为烟酰胺,是辅酶Ⅰ(NAD)和辅酶Ⅱ(NADP)的组成成分,烟酰胺是生物氧化中的递氢体,在代谢过程参与葡萄糖的酵解、脂肪酸和胆固醇的合成、丙酮酸代谢、戊糖合成及高能磷酸键的形成等一系列重要过程。大剂量烟酸具有降低血甘油三酯、总胆固醇以及扩张血管的作用。烟酰胺能维护中枢及交感神经系统,参与DNA复制、修复及细胞分化;维持皮肤、神经和消化系统正常功能。

(3) 烟酸的缺乏症　烟酸缺乏会引起癞皮病,又称糙皮病,其典型症状为皮炎(dermatitis)、腹泻(diarrhea)及痴呆(dementia)即"三D"症。轻度缺乏时会出现倦怠、厌食、体重下降等症状。重度缺乏时皮肤症状为皮肤粗糙,有鳞屑状皮脱落,最后残留褐色色素沉着。典型的皮肤症状为对称性出现,多发于脸、手背、颈、膝等曝露部位。有食欲不振,食后腹泻,胃酸缺乏,粪便量少、次数多等消化系统症状。严重缺乏时会发生不可逆转的神经系统症状,表现为情绪变化无常,精神紧张,抑郁或易怒,失眠,幻觉,进一步恶化成为痴呆症。

(4) 烟酸的摄入量　我国居民膳食烟酸的RNI以烟酸当量(NE, mg/d)表示,各类人群RNI分别为:12~14岁男性13,15岁以上男性15,12岁以上女性12,乳母16。其他人群详情见膳食维生素推荐摄入量或适宜摄入量表。成年人UL为35 mg/d烟酸当量。一般饮食不会引起烟酸过量反应,高脂血症患者采用大剂量烟酸治疗时,可能引起黄疸、转氨酶升高等肝功能异常及葡萄糖耐量不良反应。

(5) 烟酸的营养状况评价指标　烟酸的营养状况评价可以采用红细胞NAD含量、2-吡啶酮与N-甲基烟酰胺比值、烟酸负荷试验三种方法测定。红细胞NAD含量是烟酸缺乏的灵敏指标,红细胞NAD与NADP比值<1.0时有可能烟酸缺乏。2-吡啶酮与N-甲基烟酰胺比值<1.3表示烟酸缺乏,1.3~4.0正常。烟酸负荷试验:让受试者口服负荷剂量的烟酸50mg,测定4h以内排出的尿液中N-甲基烟酰胺的排出量。N-甲基烟酰胺<2.0mg为缺乏,2.0~2.9mg为不足,3.0~3.9mg为正常。

(6) 烟酸的食物来源　烟酸总供给量由外源性食物加内源性部分(色氨酸转变)所组成。烟酸广泛分布于动植物性食物中,动物性食物以烟酰胺为主,植物性食物以烟酸为主,二者生物效价相同。含量丰富的食物来源有酵母、动物内脏、瘦肉、花生、豆类及全谷物等。

7. 叶酸

(1) 叶酸的理化性质　叶酸,又称蝶酰谷氨酸,1941年从菠菜叶子中分离出来而得名。叶酸为亮黄色结晶状粉末,微溶于水,不易溶于有机溶剂。叶酸在无氧条件下对碱稳定,在有氧条件下可被酸、碱水解,在酸性条件下不稳定,pH<4.5时可完全被破坏。叶酸有一定的耐热性,但易被紫外线破坏。

(2) 叶酸的生理功能　叶酸吸收后被转化成具有生理活性的四氢叶酸(FH_4)。FH_4参与嘌呤和胸腺嘧啶的合成,进一步合成DNA、RNA,对细胞分裂、增殖和组织生长具有极其重要的作用。叶酸构成铁血红蛋白,与血液形成有密切关系,缺乏易造成恶性贫血。叶酸能促进各种氨基酸的相互转变,如使苯丙氨酸形成酪氨酸,组氨酸形成谷氨酸等,在蛋白质合成中起重要作用。此外,叶酸能通过甲硫氨酸代谢影响磷脂、肌酸、神经介质的合成。叶酸是胎儿形成和正常发育所必需的维生素，足够的叶酸能预防心脏病、脑卒中及某些癌症。

（3）叶酸的缺乏症　叶酸在食物储存和烹调中一般损失50%~70%，在加工和储存中被氧化而失去活性，抗坏血酸可保护叶酸。人体缺乏叶酸时会发生恶性巨幼红细胞贫血，症状表现为红细胞成熟障碍，伴有红细胞和白细胞减少，可引起智力退化。叶酸缺乏可引起舌炎、腹泻，造成新生儿生长不良。孕早期及时补充叶酸可明显降低胎儿神经管畸形的发生率，叶酸缺乏增高孕妇先兆子痫、胎盘早剥的发生率。叶酸缺乏使同型半胱氨酸在转变甲硫氨酸的过程中受阻，导致高同型半胱氨酸血症，引起血管内皮细胞损伤，血小板黏附聚集，是引起动脉硬化的危险因素之一。

（4）叶酸的摄入量　除从食物中供给叶酸外，叶酸补充剂也是重要的补充形式，叶酸补充剂利用率是食物单独提供叶酸的1.7倍，膳食中叶酸的参考摄入量以叶酸当量（DFE）表示：

$$膳食叶酸当量（\mu g）=膳食叶酸（\mu g）+1.7\times 叶酸补充剂（\mu g） \tag{1-11}$$

我国居民膳食叶酸的RNI（μgDFE/d）分别为：12~14岁370，15岁以上400，孕妇600，乳母550。成年人UL为1000μg/d。大量摄入叶酸可能影响锌的吸收，产生毒副作用。

（5）叶酸的营养状况评价指标　近期膳食中叶酸摄入量指标常采用血清叶酸含量来评价，<3ng/mL为缺乏，3~6ng/mL为不足，>6ng/mL为正常。评价机体肝脏叶酸储存指标采用红细胞叶酸含量来评价，<140ng/mL为叶酸缺乏，140~160ng/mL为叶酸不足，>160ng/mL为正常。

（6）叶酸的食物来源　叶酸广泛存在于各种动植物性食品中。动物的肝、肾等内脏富含叶酸，豆类、绿叶蔬菜和水果等植物叶酸含量较多。酵母、坚果类、谷类、肉类及蛋类等食品含叶酸较少。

8. 泛酸

（1）泛酸的理化性质　泛酸即维生素B_5，又称遍多酸、抗应激维生素，是由β-丙氨酸与2,4-二羟基-3,3-二甲基丁酸用酰胺键连接构成的一种化合物。因其性质偏酸性并广泛存在于多种食物中，故而得名。泛酸为浅黄色黏稠油状物，无臭，味微苦，易溶于水，不溶于有机溶剂。泛酸在中性溶液中耐热，在酸性和碱性溶液中加热易破坏。泛酸常以钙盐的形式存在，为易溶于水的粉状结晶，对氧化剂和还原剂很稳定。

（2）泛酸的生理功能　泛酸的主要作用是构成辅酶A，是二碳单位的载体。泛酸参与糖类、脂类和蛋白质的代谢，在蛋白质、碳水化合物代谢过程中参与胆碱的乙酰化、类固醇激素、脂肪及氨基酸的合成。泛酸还能激发增加对病原体抵抗力抗体的合成。当人体精神上受到意外冲击时，会发生心跳加快、血压升高、呼吸急促、肌肉紧张、血糖升高等应激反应，泛酸在应激反应发生时可以减少能量消耗。

（3）泛酸的缺乏症　泛酸广泛存在食物中，人体不易缺乏泛酸。人类三大营养素和维生素摄入不足可引起泛酸缺乏，缺乏泛酸出现易怒、头疼、抑郁、疲劳、冷淡、恶心、呕吐和腹部痉挛、麻木、肌肉痉挛、对称性皮肤炎、手脚感觉异常、肌无力、低血糖、失眠等症状。癞皮病末期患者若缺乏泛酸会出现严重的皮肤炎、痴呆，甚至死亡。

（4）泛酸的摄入量　我国15岁以上青少年及成年人膳食泛酸AI（mg/d）为5.0，孕妇为 6.0，乳母为 7.0。其他人群详情见膳食维生素推荐摄入量或适宜摄入量表。泛酸为水溶性维生素，摄入过量可从肾脏排出，较少发现泛酸过量现象。除非长期单独服用过量泛酸，可导致神经炎。

（5）泛酸的营养状况评价指标　目前检测血清中泛酸作为评价指标，正常范围为 100nmol/L，泛酸含量<50nmol/L 为缺乏。

（6）泛酸的食物来源　泛酸广泛存在于自然界中，酵母、瘦肉、动物内脏、面粉、芝麻、花生、豆类等食物含量丰富。人体肠道细菌也可合成部分泛酸。

9. 生物素

（1）生物素的理化性质　生物素又称辅酶 R、维生素 H 或维生素 B_7，在自然界中生物素主要以 α-生物素和 β-生物素两种形式存在，均为水溶性含硫维生素，有相同的生物活性。生物素是无色针状结晶，常温下微溶于水，较易溶于热水和稀碱液，不溶于其他有机溶剂。生物素对光、热、空气及中度酸碱都较稳定，遇强碱或氧化剂易被分解。常见的食品加工方式对生物素影响不大。

（2）生物素的生理功能　生物素是一系列羧化酶的必需辅助因子，它是合成维生素 C 的必要物质，是脂肪和蛋白质正常代谢不可或缺的物质。生物素在体内氧化生成顺视黄醛和反视黄醛，顺视黄醛和视蛋细胞构成视觉细胞内感光物质。生物素能保持正常组织的溶酶体膜稳定，维持体液免疫、细胞免疫，影响一系列细胞因子的分泌，也是维持机体上皮组织健全所必需的物质。

（3）生物素的缺乏症　长期食用生鸡蛋、胃肠道吸收障碍以及先天性生物素酶缺乏是生物素缺乏的主要原因。缺乏症以皮肤症状为主，毛发变细、失去光泽、皮肤干燥、鳞片状皮炎、红色皮疹，严重患者的皮疹可延续到眼睛、鼻子和嘴周围。同时伴有食欲减退、恶心、呕吐、舌乳头萎缩、黏膜变灰、麻木、精神沮丧、疲乏、肌痛、高胆固醇血症及脑电图异常等症状。6 个月以下的婴儿，可出现脂溢性皮炎。

（4）生物素的摄入量　中国居民膳食生物素的 AI（μg/d）推荐为：15 岁以上 40，孕期及乳母 50。其他人群详情见膳食维生素推荐摄入量或适宜摄入量表。未从大剂量使用生物素治疗脂溢性皮炎患者中发现蛋白质代谢异常、遗传错误及其他代谢异常，迄今为止尚未见生物素毒性反应的报告。

（5）生物素的营养状况评价指标　一般采用检测血浆中生物素来判断是否缺乏生物素，当人体血浆中生物素的含量水平低于 100ng/mL，说明将出现生物素缺乏症。

（6）生物素的供给量及食物来源　生物素以游离形式或与蛋白质结合形式广泛分布于自然界中，在植物性食物中主要以游离型存在，在动物性食物中则主要以结合型存在。酵母、动物肝脏及内脏器官、蛋黄富含生物素，人体肠道能合成部分生物素。

知识点六　水

水是人体内含量最多的一种营养素，人体消化、吸收、输送、合成、分解、排泄等各种生理活动过程都需水，水是任何物质都无法代替的资源。

（一）水的生理功能

1. 维持生命的第二要素

人体除氧以外，对维持生命最为重要的物质就是水，没有水也就没有生命。例如，在绝食时只要不缺水，人可维持生命数十天；但人若缺水，只能生存几天；当人体内失水20%时，就无法生存。

2. 机体组成成分

水是人体含量最多和最重要的成分，胎儿体内水分约占90%，婴儿占80%，青壮年占70%，中老年占50%~60%，水是构成人体组织细胞和体液的必要成分，呈不均匀分布，血液含水90%，肌肉含水70%，骨骼含水22%。人体水分分为细胞内液和细胞外液，前者占体重的40%，后者占体重的20%。

3. 促进物质代谢

水溶解性强，可溶解许多物质，能参与各种营养素的代谢，帮助体内化学反应。细胞必须从组织间液中摄取溶于水后的营养物质。人体内各种物质代谢的中间产物和最终产物必须通过组织间液运送和排除，所以细胞外液对于营养物质的消化吸收、运输和代谢，都有重要作用。在缺水状态下，人体内一些有害代谢物（如肠道内有害腐烂物）就无法从体内正常排出。

4. 调节体温

当外界温度偏高时，体热随水分经皮肤出汗而散发掉，从而维持体温。当机体内各级组织代谢强度不一、产热量不等时，水利用良好的导热作用，保持体内各组织、各器官的温度基本一致，起到调节体温的作用。

5. 机体的润滑剂

水对人体组织器官有保护作用。人体的内关节部位、内脏之间需要水分润滑保护。人体呼吸离不开水分，因为肺必须经过水分的湿润，才能正常的吸进O_2，呼出CO_2；泪液可防止眼球干燥，唾液及消化液有利于咽部的润滑和食物消化；水能滋润皮肤，保持其柔软和伸展性。

（二）水的吸收与代谢

水的吸收主要发生于小肠部位，大肠每日仅吸收300~400mL水分。水分依靠渗透压差进行吸收。人体通过呼吸蒸发、皮肤蒸发、经消化道排出、肾脏排出等途径每天排出水分约2500mL。人体每天即使不摄入水，仍会通过呼吸、皮肤、粪便以及肾脏等途径排出约1500mL水，这也是人体每天必然丢失的水量。

（三）水的缺乏症

水的摄入量不足或排出量过多时会引起体内缺水。缺水的临床表现有：当人体内失水为体重的2%时，表现口渴、尿量减少，为轻度缺水；当人体内失水为体重的6%时，表现口干、少尿、心情烦躁，为中度失水；当人体内失水为体重的7%以上时，会出现眼眶下陷、皮肤失去弹性、起皱纹、幻觉、狂躁、全身无力、体温与脉搏增加、血压下降等症状，为严重缺水；当人体内失水超过体重的20%时，就会导致死亡。

（四）水的摄入与食物来源

正常情况下，人体排出的水和摄入的水应该是平衡的，否则会出现脱水或水肿。人体体重、年龄、气温、劳动强度及劳动持续时间均会影响对水的需求量，正常人体一般每天约摄入2500mL水。一般人每天通过饮水、汤、乳或其他饮料至少摄取1200mL的水，占人体水分来源的50%以上；每天从固体食物（如饭、菜、水果等）中摄取约1000mL的水，占人体水分来源的30%~40%；每天机体内代谢产生200~400mL水，约占人体水分来源的10%。

(五) 水与人体健康

1. 饮水适时与人体健康

(1) 不要等口渴才饮水　什么时候饮水？人们习惯的回答是：以口渴感来决定是否饮水。实际上这是不科学的，人感到口渴时，细胞脱水已达到一定程度，口渴中枢神经才发出补充水分的信号，所以口渴才饮水如同地干裂了才浇水一样，长此下去会对身体健康不利。养成良好饮水习惯，做到一日多次，一次少量慢饮，既要防止饱饮更不能长时间忍渴，做到白天和晚上、上午和下午均匀饮水。

(2) 以不影响消化为原则，适时饮水　饭前半小时饮水，待进餐时，消化液分泌正旺盛，有利于帮助消化吸收。饭后一般应相隔一定时间后才能饮水，切忌在用餐时饮水或用餐后立即饮水，以免饮水冲淡胃酸，稀释消化液中的酶，从而影响对食物的消化吸收。若为动物性食物，饭后饮水相隔的时间应较植物性食物的长。

(3) 清晨空腹饮杯温开水　清晨空腹饮杯温开水对人体健康十分有利，主要体现在以下几个方面。

①清晨空腹饮杯温开水能预防心脑血管疾病的发生：机体经过一夜的睡眠，不仅丢失不少水分，而且血流缓慢、血压下降、血液黏度增加，容易产生血栓（这种现象最易在早上起床后发生）。所以，起床后的饮水能很快进入血液循环，稀释血液，既可降低血液黏度，又能使血管扩张，有助于降低血压，预防脑卒中及心肌梗死的发生。

②清晨饮水可起到"内洗涤"的作用：在机体内的代谢过程中，不断产生一些有毒物质堆积在体内，妨碍人体细胞正常功能的发挥，容易促使机体衰老。清晨饮水可以加快机体内液体的流动，洗涤体内毒物，使其排出体外。

③清晨饮水有助于食物消化吸收：清晨空腹饮水，在胃内停留时间短暂，不会影响胃酸浓度，而且对胃肠道是一次很好的冲刷，使胃肠道（特别是肠道）保持清洁。同时，由于饮水对胃肠黏膜的刺激促使消化液的分泌增加，从而大大有助于当天食物的消化吸收，对便秘者也有良好的排便作用。

④清晨饮水有助于焕发精神：清晨饮水能提高机体各脏器脱氢酶的活性，有利于降低积累于肌肉中的"疲劳素"——乳酸，消除疲劳，使机体尽快恢复体力，焕发精神。清晨饮水还有助于美容，使皮肤保持足够的水分而显得柔软、细腻、有光泽、富有弹性。

(4) 睡觉前饮水　睡觉前饮水可以增加血容量，稀释血液，降低血液黏度，使血液循环流畅，防止夜间血流缓慢而形成血栓，预防心脑血管疾病发生。特别是老年人睡前也要饮水，切勿因害怕夜尿而不饮水，而且老年人由于肾功能减退，夜间尿量增多，导致体内缺水、血液黏稠，更易引发心脑血管疾病，因而老年人尤其有心脑血管疾病的人，半夜增加一次饮水很重要。

2. 夏季饮水与人体健康

夏季因天气炎热，需增大饮水量，每天2000～3000mL，若剧烈运动还需增加。

(1) 出汗较多时，可适当补充稀盐水　稀盐水浓度为2～3g/L。人体出汗时，汗液中含有一定量的盐分，失水的同时也会出现电解质平衡破坏，饮进的水无法在组织和细胞内停留，水分随汗液又排出体外，相应又要带走一部分盐分，口渴感更严重，故此时白开水喝得越多，体内钠离子丢失得也就越多，体液不能保持平衡，口渴也得不到解决，严重时，还会出现乏力、恶心、不思饮食等症状，进一步还会增加胃肠负担，出现闷胀感。

(2) 适当饮用有利于消暑解热的饮料，预防中暑　茶水、菊花茶、绿豆汤等都是夏季的绝佳饮料。餐前、餐后可适量饮用酸梅汤、橘汁、橙汁等含酸饮料，不仅增加食欲，有利于消化，还可及时补充维生素 C 等，防止中暑，维持机体的正常代谢。

（3）夏季饮水切忌狂饮、暴饮　天热口渴时，有些人会不顾一切地开怀畅饮，结果造成反射性出汗，使体内水分丧失更多。夏季在出汗较多的情况下，科学的饮水方法是：先用水漱口，让口腔、咽喉和食道上端的黏膜湿润，然后喝一点稀盐水，过一段时间后再饮水，饮水量也不宜太多，因为机体只需要一定量的水，过多也只会通过小便排出体外，而且短时间大量饮水，会增加心、肾负担，出现心慌、气短、虚汗等现象。

（4）注意老年人饮水和食品的调理　在夏季，老年人可经常食用营养又易消化的健身汤。例如，山药汤有滋阴补肾、健胃止泻之功效，凡身体虚弱、烦热失眠、食欲不佳者均可食用；百合汤有清凉去热和消暑之功效，大便秘结、小便赤热的老人可选用；山楂汤有开胃化积和收敛痢疾的作用，对心血管也有保健作用；莲子汤有滋阴养神、清热去暑的功效，对老人烦热失眠也有一定的改善作用。另外，夏季是人体血液黏度最高的时期，特别是老年人，为防止因血液黏度增高而发生心脑血管疾病，最简单有效的方法是早、中、晚各饮一杯淡茶水或凉白开水。

知识点七　矿物质

（一）矿物质概述

人体内除碳、氢、氧、氮主要以有机物的形式存在外，其余的各种元素统称矿物质，又称无机盐或矿物盐，占人体体重的 4%~5%。矿物质与有机营养素不同，它们既不能在人体内合成，也不能在机体代谢过程中消失（除排泄外）。

1. 矿物质的分类

基于人体对矿物质的需求不同和人体矿物质含量的多少，矿物质分为常量元素和微量元素两大类。常量元素又称宏量元素，每种常量元素的标准含量均占体重的万分之一以上，每日需摄入 100mg 以上，包括硫、磷、钙、钠、钾、氯和镁 7 种，称为必需常量矿质元素。微量元素又称痕量元素，它们在体内存在的浓度很低，每种微量元素的标准含量不足人体总重量的万分之一，每日膳食需要量很少。按生物学作用可以把微量元素分为必需微量元素、可能必需微量元素、有毒性微量元素三大类。铁、锌、碘、硒、铜、铬、钴和钼 8 种元素是人体维持机体正常生命活动不可缺少且必须从食物中摄取的必需微量元素；锰、硅、硼、钒及镍 5 种元素是人体可能必需的微量元素；氟、铅、镉、汞、砷、铝及锡 7 种元素具有潜在毒性，低剂量时具有人体必需功能。

2. 矿物质的生理功能

（1）构成人体组织的重要成分　骨骼和牙齿等硬组织大部分是由钙、磷、氟和镁等元素组成，软组织含钾和铁等元素较多，例如，铁是血红蛋白、肌红蛋白、细胞色素和其他酶系统的主要成分，也是肌肉、肝、脾和骨髓的组成成分，缺铁会导致带氧能力降低。

（2）调节生理功能　矿物质在细胞内外液中与蛋白质一起调节细胞膜的通透性、控制水分、维持渗透压和酸碱平衡；矿物质参与维持神经肌肉兴奋性；构成酶的成分或激活酶的活性，参加物质代谢。例如，钾、钠在体内起着共同维持体内渗透压、酸碱平衡以及体内水分保留的作用；碘是合成甲状腺激素的主要成分，可调节和控制机体的基础代谢；钙是维持所有细胞正常功能的物质，影响心脏的搏动、肌肉神经正常兴奋性的传导；镁、锌、锰、硒、铬、镍等涉及数百种酶的生成和激活，是数百种生理反应的催化剂。

（3）延缓机体衰老过程　微量矿质元素与有关机体衰老的遗传学说、自由基学说、代谢学说等都有密切关系。如锰元素可提高人体内性激素的合成，激活一系列酶，使中枢神经系统保持良好状态，延缓衰老，故有"抗衰老元素"之称。

（4）参与免疫机能的形成　锌、铁、铜、硒等元素与机体免疫水平有密切关系。如锌可激活胸腺激素，增强免疫反应和T淋巴细胞功能，故锌有"免疫调节剂"之称。

（5）保护人体细胞不发生癌变　研究发现，癌症患者体内普遍存在着微量元素平衡的失调。如肺癌与锌、硒等元素含量低，铬、镍等元素含量高有关；肝癌与锰、铁、钡等元素含量低而铜元素含量高有关。

3. 酸性、碱性食品与人体的酸碱平衡

（1）酸性食品与碱性食品　人体吸收的矿质元素因性质不同有酸性和碱性之分。在生理上，把含阳离子金属元素较多的食品称为碱性食品，又称呈碱食品；把含阴离子非金属元素较多的食品称为酸性食品，又称呈酸食品。

大部分的鱼、肉、禽、蛋等动物性食品中含有丰富的硫蛋白，主食的米、面及其制品则含磷较多，所以它们均属于酸性食品，可降低血液等的pH；大部分的水果、蔬菜、豆类都属于碱性食品，它们代谢后生成碱性物质，能阻止血液等向酸性变化。虽然某些水果具有明显酸味，但这些有机酸经代谢后生成CO_2与H_2O排出体外，所以在生理上并不显酸性，留下的仍是碱性元素。

（2）酸碱平衡　人们在日常饮食中必须注意酸性和碱性食品的适宜搭配，以维持机体正常的酸碱平衡，也有利于食品中各种营养成分的充分利用。

（3）利用矿物质改善食品性状　很多矿物质是重要的食品添加剂，它们可有效地改善食品性状和营养价值。如磷酸盐可提高肉的持水性和结着性，氯化钙是豆腐的凝固剂，可提高豆腐的凝固性。

4. 食品中矿物质的生物有效性

食品中矿物质实际被机体吸收、利用的程度称为矿物质的生物有效性。食品中矿物质的吸收利用率取决于矿物质的总量、化学形式、颗粒大小、食物的pH、食品加工方式及人体的机能状态等因素。一般来说，酸性食物可增加金属盐的吸收，胆汁和食物的某些分解产物可促进其吸收，类脂化合物、有机磷酸盐和无机磷酸盐则可限制其利用率。在以蔬菜为主的膳食中，微量元素的生物利用率低于以动物蛋白为主的膳食，但蔬菜经发酵可提高其中微量元素的利用率。素食中加入动物蛋白，可提高其中铁、锌的利用程度。用高粱和玉米酿制啤酒，铁的生物利用率可提高12倍。

5. 人体缺乏矿物质的原因

食物和饮用水中矿物质摄入不足、食物搭配不科学和特殊人群对矿物质需求增加是人体缺乏矿物质的主要原因。食物（饮用水）本身缺乏微量元素和不同的加工方式导致矿物质损失不同，导致微量元素摄入不足。食物中含有天然的拮抗物质（草酸盐和植酸盐）会影响矿物质吸收利用，如菠菜中草酸盐与钙、铁结合成难溶的螯合物而影响其吸收。青春发育期、妊娠、乳母、高温作业者、创伤、烧伤与手术后及铜代谢异常、锌缺乏症等遗传性缺陷病等特殊人群，需要大量矿物质才能维护体内正常代谢。胃肠道吸收也会影响膳食中矿物质的吸收与利用。

(二) 重要的矿质元素——常量元素

1. 钙

钙是人体中含量最多的无机元素，也是构成人体的重要成分。正常情况下，成年人体内含钙总量为1200g，占人体总质量的1.5%~2.0%。其中99%的钙存在于骨骼和牙齿中；剩下1%称为混溶钙池，一半与柠檬酸或蛋白质结合，另一半以离子钙状态存在于组织细胞、组织液和血液中，混溶钙池与骨骼钙保持动态平衡，维持体内细胞正常的生理功能。

（1）钙的生理功能

①钙是构成机体骨骼和牙齿的主要成分：钙在骨骼和牙齿等硬组织中存在的主要形式为羟基磷灰石结晶 $[Ca_{10}(PO_4)_6(OH)_2]$，也有部分是非晶形的磷酸钙。幼年时期磷酸钙占比大，成年后羟基磷灰石占比大。

②调节体内部分酶的活性：许多参与细胞代谢与大分子合成和转变的酶，如脂肪酶、蛋白酶、腺苷三磷酸酶、琥珀酸脱氢酶等需要钙激活。

③构成各种生物膜，影响细胞膜的通透性和完整性：钙离子能与细胞膜表面的各种阴离子亚部位结合，调节受体结合和离子通透性，起电荷载体作用。神经、肝、红细胞和心肌等的细胞膜上都有钙结合部位。

④参与神经肌肉的活动：一定比例的钙与钾、钠、镁等离子，维持神经肌肉的应激性（如收缩与松弛）和影响神经兴奋与冲动的传递；当血钙过低时，神经肌肉的兴奋性升高，出现搐搦抽搐。当血钙过高时，则可抑制神经肌肉的兴奋性，损害肌肉的收缩功能，引起心脏和呼吸衰竭。

⑤维持血管的正常通透性：体液中钙含量降低，毛细血管通透性增大，血液中的营养成分渗出血管外，诱发某些过敏性疾病。注射钙制剂，可以降低毛细血管通透性，从而缓解过敏性疾病。

钙还有维持体液酸碱平衡、激素分泌、细胞信号传递及参与凝血等作用。

（2）钙的代谢与吸收　钙的吸收率随着年龄增长而下降，婴儿对钙的吸收率可达到60%~70%，儿童为40%，成年人为20%~30%，老年人则更低。孕妇、乳母、婴幼儿对钙的需求量较大，男性钙吸收高于女性。膳食中含过多的脂肪、蛋白质、草酸或植酸的食物会降低钙的吸收利用，钙可与脂肪酸、氨基酸、草酸和植酸结合形成不易吸收的钙盐，所以补钙时要避免食物成分的相互作用和影响。膳食中钙、磷的比例为2∶1时最有利于钙的吸收，比例不合适则会影响钙的吸收利用。例如，牛乳中钙吸收率高是因为牛乳中的钙磷比合适。维生素D促进钙的吸收利用，维生素D被羟化后，能诱导产生钙结合蛋白，促进钙的吸收。同时，运动和适当晒太阳，接受紫外线照射，对钙的吸收有帮助。补钙时要注意节食，提倡每餐七八成饱，有利用钙的吸收利用。

（3）钙的缺乏症　缺钙是全球性营养问题，尤其是婴幼儿、妇女、老人等特殊人群更严重。我国居民钙的摄入量普遍较低，仅达到推荐摄入量的50%左右。男性32岁、女性28岁以后，骨钙会释放到血浆及软组织中，这种现象称为"钙迁徙"。人体中的骨钙会以每年0.1%~0.5%的速度流失，到60岁时人体中约有50%的骨钙流失。"钙迁徙"会引起骨质疏松、肩周炎、肢体疼痛，还会导致高血压、支气管炎、动脉粥样硬化、心绞痛等。人体缺钙主要临床特征有以下几种。

①佝偻病：婴儿时缺钙，骨不能正常钙化，易出现骨骼变软、弯曲，称为佝偻病，又称软骨病。婴儿缺钙的初期表现为多汗、夜惊、易激惹，特别是入睡后头部多汗（与气候

无关）等神经精神症状。佝偻病早期表现是颅骨软化，多见于3~6个月的婴儿，以手指按压枕、顶骨中央，有弹性，有"方颅"、前囟门大，囟门闭合延迟至2~3岁。但3个月以内的婴儿在顶、枕骨缝处轻微软化属于正常现象。佝偻病儿出牙会延迟，1岁出牙或3岁才出齐牙，严重者牙齿排列不整齐，釉质发育不良。佝偻病患者肋骨与肋软骨连接处形成"肋骨串珠"，胸骨外凸成"鸡胸"。脊柱弯曲，"手足镯"，两下肢膝部内弯成"X"形腿或外弯成"O"形腿，腹肌软弱无力，腹部膨出。此外，佝偻病儿抵抗力减弱，易反复患呼吸道感染、肺炎及腹泻等小儿常见疾病。

②骨质软化症：常见于孕妇、哺乳的妇女以及老年人。临床表现不明显，重者在脊柱、骨盆及四肢的近端部位有疼痛及压痛，肌肉软弱无力，甚至行动时呈鸭步。没有明显外伤也会出现骨折，最常发生骨折部位为股骨颈、耻骨支和肋骨。因多个椎体压缩，身高可缩短。孕妇骨盆变狭窄，易难产。

③骨质疏松症：老年人特别是老年妇女骨质丢失加快，骨密度降低，骨脆性增加而易骨折。女性骨质疏松症的患病率比男性高2~8倍。女性50岁后，男性60岁后骨质疏松症发病率升高，80岁以上达到高峰，骨质疏松症常见的临床表现为腰背疼痛，沿脊柱向两侧扩散，仰卧或坐下时疼痛减轻、直立时后伸或久立、久坐时疼痛加剧，日间疼痛轻，夜间和清晨醒来时疼痛加重，弯腰、肌肉运动、咳嗽、大便用力时疼痛加重。一般骨量丢失12%以上时即会出现骨痛。骨折是骨质疏松症最常见和最严重的并发症。

④手足搐搦症：钙吸收不足、缺乏维生素D、甲状旁腺功能失调等均可造成血清中钙的水平低下，引起手足痉挛，主要表现为肌肉痉挛、腿抽筋、惊厥等。

（4）钙的摄入量　我国居民以植物性食物为主，钙的吸收利用率低，普遍处于缺钙状态。我国居民钙的RNI（mg/d）分别为：0~5月龄婴儿200，6~12月龄婴儿350，1~3岁儿童500，4~6岁儿童600，7~8岁800，9~17岁1000，18岁以上成年人800。成年人及孕妇、乳母钙的UL为2000 mg/d，其他人群详见附表1-10。

（5）钙的营养状况评价指标　血清学指标能够定量确定人体总钙含量，血清总钙正常值为2.10~2.75mmol/L，但老年人骨质疏松患者血清总钙含量一般在正常范围内，血清镁含量下降、骨钙素有轻度升高。X射线检查是简单检查骨质疏松症的定性方法，一般在骨量丢失30%以上，X射线检查才能有阳性所见。双能X射线吸收测定法是测量骨密度的标准方法。

（6）钙的食物来源　乳及乳制品是人体理想的钙源（每100mL鲜牛乳约含钙100 mg，含量丰富且吸收率高）。小虾皮含钙特别多，连骨或壳一起吃的小鱼及部分坚果类，钙含量丰富。此外，豆及豆制品、贝壳类、排骨、鸡蛋黄、海带、紫菜也是钙的良好来源。油菜、芹菜叶、雪里蕻等绿叶蔬菜含钙较多。目前，我国补钙剂有葡萄糖酸钙、乳酸钙等。

2. 磷

磷是人体必需元素之一，成年人体内含磷约650g，约占体重的1%，其中85%~90%的磷与钙结合存在于骨骼、牙齿中，10%的磷与蛋白质、脂肪等有机化合物结合参与构成软组织，剩余的磷以化合物形式广泛分布在体内。

（1）磷的生理功能　磷是构成骨骼和牙齿的重要成分，骨骼的形成过程中2g钙需要1g磷。磷是构成生命物质成分核糖核酸（RNA）和脱氧核糖核酸（DNA）的组成成分。磷脂是构成细胞膜的必需成分，是构成脑神经组织和脑脊髓的主要成分，对儿童生长发育特别重要。磷是焦磷酸硫胺素、磷酸吡哆醛、辅酶Ⅰ和辅酶Ⅱ等辅酶或辅基的组成成分；

磷参与脂肪和脂肪酸的分解代谢，磷可使物质活化，有利于体内代谢反应的进行。磷以多种磷酸盐的形式组成机体磷酸盐缓冲系统，可维持体液的酸碱平衡以及正常渗透压。

(2) 磷的代谢与吸收　磷主要以酸性磷酸盐（$H_2PO_4^-$）的形式在小肠上部被吸收，其吸收率远高于钙，70%以上的磷可被机体吸收，其余从粪便排出，参与代谢的磷主要经肾脏排泄。维生素D可促进磷的吸收，当体内维生素D缺乏时，血清中无机磷酸盐含量下降。磷的吸收与钙的含量有关，当体内钙、磷中任何一种不足或过多均会干扰另外一种被正常利用。酸性介质有利于磷的吸收，但谷物中的植酸会妨碍磷的吸收；食物中的铁或铝过多时，也会妨碍磷的吸收。

(3) 磷的缺乏症　磷来源广泛，人体正常膳食即可得到满足，不会缺乏。但长期使用大量抗酸药物——氢氧化铝或禁食者易缺乏。缺乏磷会增加佝偻病、骨质疏松症等发生的风险。

(4) 磷的摄入量　我国居民膳食磷的RNI（mg/d）分别为：4~6岁350，7~8岁440，9~11岁550，12~14岁700，15~30岁720，30~64岁710，65岁以上680。成年人及孕妇、乳母磷的UL为3500mg/d，65岁以上不超过3000mg/d。磷过量主要发生在某些疾病情况下，如肾功能衰竭。

(5) 磷的营养状况评价指标　磷摄入量直接影响血清无机磷水平，功能失调或疾病会引发低磷血症或高磷血症，因此血清无机磷浓度是评价磷营养状况的最合理指标。成年人血清无机磷正常值为1.15mmol/L。

(6) 磷的食物来源　磷在食物中分布很广泛，蛋类、瘦肉、鱼类、干酪及动物肝、肾的磷含量都很丰富，而且易吸收；海带、花生、芝麻酱、坚果及粮谷类等植物性食物含磷较高，但粮谷中的磷为植酸磷，吸收利用率低。膳食中应注意钙与磷的比例，对需要高钙膳食的人，膳食钙/磷比值应>0.5，1.0~1.1较好，1.5最适宜。

3. 钠

钠为人体的重要阳离子之一，人体钠的含量按体量计约为1.4g/kg。44%~50%存在于细胞外液，9%~10%存在细胞内液，骨骼中的钠含量达到40%~47%。

(1) 钠的生理功能　钠主要存在于细胞外液，是细胞外液中的主要阳离子，约占阳离子总量的90%。细胞外液钠的浓度影响细胞外液的容量，其持续变化对血压有很大影响。钠在细胞内液中同样构成渗透压。钠、钾含量的平衡，是维持细胞内外水分恒定的根本条件。钠在肾小管重吸收时与H^+交换，清除体内酸性代谢产物CO_2，保持体液的酸碱平衡。钠离子总量影响缓冲系统中碳酸氢盐的比例，调节体液的酸碱平衡。钾离子的主动运转，由Na^+-K^+-ATP酶驱动，使钠离子主动从细胞内排出，以维持细胞内、外液渗透压平衡。钠对ATP的生成和利用、肌肉运动、心血管功能、能量代谢、糖代谢、氧的利用均有影响。钠、钾、钙、镁等离子的浓度平衡是维护神经肌肉应激性的必需条件，充足的钠可增强神经肌肉的兴奋性。

(2) 钠的代谢与吸收　人体饮食摄入的钠在空肠和回肠几乎全部被吸收，从肾脏排出。从事高温环境工作者汗液也是钠排出的主要途径，中等体力劳动者在高温环境工作4h能排出7~12g钠，需及时补充。

(3) 钠的缺乏症　正常情况下钠不会缺乏，肾脏能根据总体钠含量和饮食钠的摄入量调节钠的排出量，不会产生明显钠丢失，除非肾脏和肾外失钠（消化液大量丢失、大量出汗）导致钠摄入不足。血清钠降低时，会出现恶心、呕吐、视力模糊、心率加速、血压下降、肌肉痉挛等症状，严重时会昏迷、休克、急性肾功能衰竭而死亡。

（4）钠的摄入量　我国居民膳食建议钠的 AI（mg/d）为：18~65 岁 1500，65 岁以上 1400（1g 食盐含 400mg 钠），大量出汗时应适当多补充些钠。

（5）钠的营养状况评价指标　临床上用血清钠和尿钠作为评价判断机体钠的指标，儿童和成年人血清钠的正常值为 130~150mmol/L，尿钠正常值为 100~140mmol/L。

（6）钠的食物来源　钠广泛存在各种食物中，一般动物性食物中钠含量高于植物性食物。人体钠来源主要有食盐、味精、酱油、腌制肉、酱咸菜类、咸味零食。

4. 氯

氯在成年人体内的总量为 82~100g，占体重的 0.15% 左右，主要以氯离子形式与钠、钾形成化合物，分布于全身，氯化钾主要在细胞内液，氯化钠主要在细胞外液。

（1）氯的生理功能　氯离子与钠离子是细胞外液中维持渗透压的主要离子，二者约占总离子数的 80%，调节与控制着细胞外液的容量与渗透压。氯离子是细胞外液中的主要阴离子，当氯离子浓度变化时，细胞外液中的 HCO_3^- 浓度也随之变化，以维持阴阳离子的平衡，反之，当 HCO_3^- 浓度改变时，氯离子随之变化，以维持细胞外液的平衡。此外，氯离子参与血液 CO_2 运输，参与胃酸形成，胃酸促进维生素 B_{12} 和铁的吸收；激活唾液淀粉酶分解淀粉，促进食物消化；刺激肝脏功能，促使肝脏代谢废物排出；氯还有稳定神经细胞膜电位的作用。

（2）氯的代谢与吸收　氯和钠主要从肾排出体外，经肾小球滤过的氯，约有 80% 在肾近曲小管被重吸收，10% 在远曲小管被重吸收，只有小部分经尿排出体外，并在肾小管以铵换钠，将钠重新吸收。在高温、剧烈运动、汗液大量排出时会带动氯化钠排出。

（3）氯的缺乏症　正常情况下，氯的缺乏很少见。氯的缺乏常伴有钠缺乏，氯的缺乏会造成低氯性代谢性碱中毒，常可发生肌肉收缩不良，消化功能受损，会影响生长发育。

（4）氯的摄入量　我国居民膳食建议氯的 AI（mg/d）为：12~14 岁 2200，15~17 岁 2500，18~64 岁 2300，65 岁以上 2200。人体氯摄入过多，对机体的危害并不多见。输尿管-肠吻合术、肾功能衰竭、尿溶质负荷过多、尿崩症等患者可引起氯过多而致高氯血症，敏感个体会导致血压升高。

（5）氯的营养状况评价指标　临床上用血液中氯作为评价判断机体氯的指标，血液中的氯离子浓度正常值为 95~105mmol/L。

（6）氯的食物来源　膳食中氯几乎完全来源于氯化钠，少量来自氯化钾。食盐及酱油、盐渍、腌制或烟熏食品，酱咸菜以及咸味食品等富含氯化物。一般天然食品中氯的含量差异较大；天然水中也几乎都含有氯，以氯化钠形式被摄入。

5. 钾

钾是人体内重要的常量元素，98% 的钾存在细胞内，2% 的钾存在细胞外。

（1）钾的生理功能　钾是细胞内的主要阳离子，是人体生长必需的元素，维持细胞内液的正常渗透压。细胞内的钾与细胞外的钠共同作用，激活钠泵，产生能量，维持细胞内外钾钠离子的浓度梯度，发生膜电位，使膜有电信号能力，膜去极化时在轴突发生动作电位，激活肌肉纤维收缩并引起突触释放神经递质。心肌细胞内外适宜的钾浓度才能维持心肌自律性、传导性和兴奋性的正常功能；钾在体内参与许多代谢反应和酶促反应。血压与膳食钾、尿钾、总体钾或血清钾呈负相关，补钾对高血压及正常血压有降低作用。

（2）钾的代谢与吸收　90% 左右的钾在空肠和回肠中吸收，尿液、粪便、汗液也会排出少量的钾，机体每天最低排钾量在 10mmol 以上。

（3）钾的缺乏症　机体正常饮食不易导致缺钾，但长期少食、禁食、经常呕吐腹泻、长期使用排钾利尿剂，较容易引起钾的缺乏。缺钾的临床症状为消化功能紊乱、口苦、食欲不振、恶心、呕吐、腹胀、肠麻痹；表情冷漠、软弱无力、出现四肢不同程度的弛缓性瘫痪；严重者出现呼吸肌麻痹、腱反射减弱甚至消失、心音低钝、心律失常、心电图异常等症状。

（4）钾的摄入量　我国居民膳食中钾的 AI（mg/d）为：15 岁以上 2，乳母 2.4。人体每天钾的摄入量超过其细胞外液的总钾量时，肾脏会将过多的钾排出。但肾衰竭疾病患者易导致血钾过量，主要症状为因膜电位异常引发的心肌兴奋性、传导性和自律性障碍；严重高钾血症可导致心律严重失常并危及生命。

（5）钾的营养状况评价指标　临床上用血清钾来评价判断机体钾的指标，正常值为 3.5~5.5mmol/L，>6.5mmol/L 为高钾血症。

（6）钾的食物来源　大部分食物都含有钾，其中蔬菜和水果是钾的最好来源；此外，面包、油脂、酒和糖浆中含钾也较丰富。

6. 镁

镁是人体细胞内的主要阳离子，富集于线粒体中，仅次于钾和磷；在细胞外液仅次于钠和钙，居第三位，是体内多种细胞基本生化反应的必需物质。正常成年人机体含镁总量约 25g，60%~65% 存在于骨骼、牙齿，27% 分布于软组织。

（1）镁的生理功能　镁是酶的激活剂，参与体内 300 种多种酶促反应。在骨骼中镁含量仅次于钙、磷，是骨细胞结构和功能所必需的元素，能促进骨形成和骨再生，维持骨骼和牙齿的强度和密度。镁、钙、钾离子协同维持神经肌肉的兴奋性。血中镁过低或钙过低，兴奋性均增高；反之则有镇静作用。镁是心血管系统的保护因子，维护心脏正常功能，可治疗缺血性心脏病。维持心脏的正常节律；能预防高胆固醇所引起的冠状动脉硬化。

（2）镁的代谢与吸收　膳食中 30% 的镁在空肠、回肠吸收。膳食中镁的总含量，食物在肠道中停留的时间，水解吸收率及肠腔内镁的浓度均会影响镁吸收。乳糖、氨基酸可提高镁盐的溶解度，促进镁的吸收；高钙、高磷膳食则抑制镁的吸收。60%~70% 的镁随粪便、尿液排泄，汗液和脱落的皮肤细胞也排出少量。

（3）镁的缺乏症　正常的膳食不容易引起镁缺乏，长期节食、畏食、禁食、慢性肾脏疾病、慢性腹泻、镁过量排出，导致镁缺乏，镁缺乏在临床上表现为情绪不安、易激动、手足抽搐、反射亢进等。

（4）镁的摄入量　我国居民膳食中镁的 RNI（mg/d）为：9~11 岁 250，12~14 岁 320，15~29 岁 330，30~64 岁 320，65~74 岁 310，75 岁以上 300，孕期在原来基础上加 40mg/d。患有急慢性肾脏病，肠功能紊乱，吸收不良综合征，长期服用泻药、利尿药或避孕药以及甲状腺手术后，都应增加镁供给量。

肾在正常情况下有调节镁的作用，口服过量镁一般不会引发镁中毒。当肾功能不全时，大量口服镁可引起镁中毒，表现为腹痛、腹泻、呕吐、烦渴、疲乏无力，严重者出现呼吸困难、发绀、瞳孔散大等症状。

（5）镁的营养状况评价指标　血清镁作为评价机体镁的指标，0.75~1.25 mmol/L 为正常，低于 0.75mmol/L 诊断为低镁血症。

（6）镁的食物来源　植物性食物含镁较多，绿叶蔬菜富含镁，粗粮、坚果也是镁的良好来源，肉类、淀粉类、牛乳中含镁量一般，饮水中有少量镁。食物加工过细，镁损失很多，精制的白糖几乎不含镁。

（三）重要的矿质元素——微量元素

1. 铁

铁是人们研究最多和了解最深，体内含量最多的必需微量元素之一，成年人体内含铁3~5g，约占体重的0.004%。体内铁无游离状态，分功能铁和储备铁，功能铁约占70%，大部分存在于血红蛋白和肌红蛋白中，少部分存在于含铁的酶和运输铁中。储备铁约占30%，主要以铁蛋白和含铁血黄素的形式存在于肝、脾和骨髓中。

（1）铁的生理功能　铁有"人体命脉中的核心元素"之称。铁参与形成的血红蛋白、肌红蛋白，负责人体内O_2和CO_2的运输。铁是细胞色素系统、过氧化氢酶和过氧化物酶的组成成分，在组织呼吸过程和生物氧化过程中起重要作用。铁在骨髓造血细胞中与卟啉结合形成高铁血红素，再与珠蛋白结合形成血红蛋白，以维持正常的造血功能。

（2）铁的代谢与吸收　食物中的铁分为血红素铁和非血红素铁，血红素铁主要存在于动物性食物中，其吸收率较高，且吸收过程不受其他膳食因素的干扰。人乳中铁的吸收率最高，为49%。存在于动物的含血内脏及肌肉中的血红素铁的吸收率超过15%。非血红素铁主要存在植物性食物中，吸收率较低，常受其他膳食因素的影响。谷物和蔬菜的非血红素铁受植酸盐、草酸盐、碳酸盐及纤维素等因素的影响；咖啡、茶叶的非血红素铁受鞣酸等因素影响，吸收率也较低；维生素C、果糖、半胱氨酸、柠檬酸以及动物肉类等酸性食物能促进食物中非血红素铁的吸收。

只有无机铁才能被人体吸收，二价铁的吸收率是三价铁的3倍，食物中的铁大部分为三价铁，经胃酸作用还原成二价铁后被小肠吸收，铁吸收的主要部位在十二指肠和空肠。

（3）铁的缺乏症　铁缺乏可引起缺铁性贫血，它是全球性的营养缺乏症。缺铁性贫血一般经历铁减少期、红细胞生成缺铁期、缺乏性贫血期三个阶段。婴幼儿、孕妇、乳母及青春期少女较容易缺铁。缺乏铁最常见、最早出现的症状为疲倦、软弱无力、黏膜苍白；皮肤干燥、角化和萎缩，毛发易折与脱落；指甲不光整、扁平甲、反甲和灰甲；口角炎与舌炎、食欲减退、异食癖、腹部胀气、恶心、便秘。心悸为最突出的症状之一，冠心病患者及严重贫血者会引起心绞痛、心脏扩大、心力衰竭，严重时呼吸困难；贫血严重者会引起晕厥、神志模糊。

（4）铁的摄入量　我国居民膳食铁的RNI（mg/d）分别为：9~17岁男性16，18岁以上男性12；9~11岁女性16，12岁以上女性18，50岁以上女性10，有月经女性18，孕中期在原来基础上加7，孕晚期在原来基础上加11，乳母在原来基础上加6。成年人及孕妇、乳母铁的UL为42mg/d，其他人群详见附表1-10。

正常饮食不易出现铁过量，过量服用铁制剂者易铁过量。过量铁会大量蓄积在机体内，导致组织炎症、多器官的损伤和纤维化。因铁是自由基反应催化剂，会加快细胞老化和死亡。体内储存高浓度的铁将增加患心脏病以及癌症的风险。过量摄入铁会导致呕吐、腹泻、黑便、腹痛和胃肠炎，甚至消化道出血而导致休克死亡。

（5）铁的营养状况评价指标　血红蛋白是检测贫血的指标，评定标准为孕妇血红蛋白低于100g/L、女性血红蛋白低于110g/L、男性血红蛋白低于120g/L。贫血一般分为轻度、中度、重度、极重度4个等级临床指标（表1-7）。血清铁蛋白检测铁贮存状态的指标，正常人血清铁含量受妊娠、服用避孕药、炎症等影响，一般不单独作为诊断缺铁的指标。

表 1-7　　　　　　　　　　　　贫血的临床指标

等级	血红蛋白/（g/L）	临床表现
轻度	≥91	症状轻微甚至感觉不出来
中度	90~61	体力劳动后感觉心慌、气短
重度	60~31	卧床休息时感觉心慌、气短
极重度	<30	常合并贫血性心脏病

（6）铁的供给及食物来源　动物肝脏、动物全血、畜禽肉类和鱼类是膳食中铁的良好来源。大豆、黑木耳、芝麻酱含有丰富的铁；铁质炊具烹调食物也是铁的一大来源。口服铁制剂主要有硫酸亚铁、富马酸亚铁、葡萄糖酸亚铁等。

2. 锌

成人体内含锌2~3g，存在于人体所有组织中，主要分布在肝、肾、肌肉、骨骼和皮肤（包括头发）中，视网膜和前列腺含锌量较多。血液中的锌75%~85%分布在红细胞中，主要以酶的组分形式存在；3%~5%分布在白细胞中，其余在血浆中，血浆中的锌则往往与蛋白质结合。

（1）锌的生理功能　锌是人体内200多种酶的组成成分或酶的激活剂。这些酶参与组织呼吸、能量和物质代谢以及抗氧化过程。锌与DNA和RNA以及蛋白质的生物合成密切相关，参与细胞生长、分裂和分化等过程，促进机体生长发育，加速创伤组织愈合。促进淋巴细胞的增殖和活动能力的维持，提高机体免疫功能，锌能维持维生素A的浓度，维持正常暗适应能力。锌影响男性的性腺成熟和性器官发育，是维持睾丸和前列腺正常所必需的元素。锌能促进食欲，缺锌会影响味觉和食欲；对皮肤和视力具有保护作用，缺锌会引起皮肤粗糙。

（2）锌的代谢与吸收　锌主要在小肠吸收，通过血液分布于全身各组织。锌的吸收和利用受到多种因素的影响。植物性食物含锌较少且所含的草酸、植酸和纤维素会与锌结合形成不溶于水的化合物，影响锌的吸收，吸收率在20%左右；动物性食物含锌较多，动物蛋白质分解后产生的氨基酸能够促进锌的吸收，吸收率高达50%。铁对锌的吸收有相互竞争的作用，铁锌比1:1时对锌的吸收影响不大，铁锌比太大则影响锌的吸收。

（3）锌的缺乏症　一般正常的饮食可满足人体对锌的基本需求，不易缺乏。但目前我国儿童和孕妇缺锌率为30%。主要是摄入不足（儿童缺锌的主要原因）、需要量增加及丢失过多（常见于慢性失血、溶血；长期多汗、损伤；肝肾疾病、糖尿病患者以及使用利尿剂等；长期使用青霉胺等药物，单纯牛乳喂养者）三种原因造成。

缺锌的临床表现为食欲不振及味觉减退，出现食土异食癖；同时易出现复发性口腔溃疡、皮肤干燥粗糙等症状。急性锌缺乏病症状为皮肤损害和秃发病，伴有腹泻、嗜睡、抑郁症和眼损害；严重时还会出现暗适应能力减弱。不同生长发育阶段的人群会有不同的缺锌症状。儿童缺锌表现为智力低下，生长发育停滞；青少年缺锌会导致性器官发育不全、第二性征发育不全、性成熟推迟；孕妇缺锌会导致早产儿、低体重儿或胎儿先天性畸形（无脑儿）；男性缺锌会导致性腺机能减退、精子数减少、性功能障碍等；老年人缺锌会引起免疫力下降，易患感染性疾病和肿瘤。通过补锌，80%的患者可痊愈。

（4）锌的摄入量　我国居民膳食锌的 RNI（mg/d）为：7~11 岁 7.0，12~14 岁男性 8.5、女性 7.5，15~17 岁男性 11.5、女性 8.0，18 岁以上男性 12.0、女性 8.5，孕妇早期、中期、晚期 10.5，乳母 13.0。成年人及孕妇、乳母锌的 UL 为 40mg/d，其他人群详见附表 1-10。

摄入过多锌会导致锌中毒，临床症状表现为恶心、呕吐、腹泻、腹痛、急性胃肠炎和消化道溃疡；过量锌还会干扰人体对铜、铁和钙的吸收，影响中性粒细胞和巨噬细胞活力，抑制细胞杀伤力，损伤免疫功能。

（5）锌的营养状况评价指标　目前一般采用血清锌、头发锌作为锌的评价指标，血清锌指标不稳定，正常血清锌浓度为 100~140μg/100mL。头发锌含量为 125~250μg/g，头发锌含量可反映膳食中锌的长期供给水平。

（6）锌的食物来源　锌广泛存在于动植物组织中。动物性食品是锌的良好来源，如猪、牛、羊肉等含锌 20~60mg/kg，鱼类和其他海产品含锌在 5mg/kg 以上。许多植物性食品（如豆类、小麦）含锌量可达 15~20mg/kg，但因其与植酸结合而不易被吸收；蔬菜、水果含锌很少（约 2mg/kg）。

3. 碘

碘是首批被人类确认的必需微量元素之一。正常人体含碘 20~50mg，其中 20%~30% 存在于甲状腺中，约 50% 存在于肌肉中，剩余的碘存在于骨髓和皮肤中。甲状腺中的碘浓度要比其他器官、组织高出成千上万倍，由此可见，碘对甲状腺生理功能的重要性。

（1）碘的生理功能　碘在体内的主要作用是合成甲状腺素，碘为甲状腺素——四碘甲状腺原氨酸（T_4）和三碘甲状腺原氨酸（T_3）的必需组成成分。甲状腺素能活化多种酶，从而促进物质代谢并维持新陈代谢的正常进行，细胞中有 100 多种酶系统需甲状腺素的活化。甲状腺素能促进糖和脂肪的代谢，包括促进三羧酸循环和生物氧化，促进糖的吸收，加速肝糖原分解，促进周围组织对糖的利用，通过肾上腺素促进脂肪的分解和氧化，促进蛋白质合成与分解。参与磷酸化过程，调节能量的转换，促进物质的分解代谢，加强产热作用。甲状腺素能促进胡萝卜素转化为维生素 A，并促进烟酸的吸收和利用，调节组织水盐代谢。甲状腺素还能促进神经系统发育、组织发育和分化，这些作用在胚胎发育期和出生后的早期尤为重要，因此碘被誉为"智能之花"，是人类智慧的元素。

（2）碘的代谢与吸收　食物中的碘进入胃、肠道后吸收迅速，3h 内完全被吸收，并通过血浆转运至全身各组织。但只有甲状腺能利用碘合成甲状腺素，多余的碘由汗液、粪便、尿液排出。

（3）碘的缺乏症　碘摄入不足时，甲状腺细胞体积增大，代偿性地从血液吸收更多的碘，因而出现甲状腺肿大，颈部肿胀。甲状腺肿大呈地区性分布是因为食物和饮水中碘含量与本地区土壤的含碘水平有关，甲状腺肿大又称地方性甲状腺肿，俗称"大脖子病"，主要发生在远离海洋的内陆山区，女性发病率较男性高，10~30 岁发病率最高，40 岁以后逐渐下降。缺碘会导致甲状腺激素合成不足，影响胎儿中枢神经系统及大脑分化、发育，导致地方性克汀病，对儿童智力发育存在潜在性损伤（呆小症），表现为智力迟钝、呈痴呆状、生长停滞、身材矮小、单纯聋哑、神经运动功能发育迟缓。儿童期和青春期缺碘的主要症状为甲状腺肿、青春期甲状腺功能减退、亚临床型克汀病、智力发展障碍、单纯性聋哑、体格发育障碍等；成年人缺碘的主要表现为甲状腺肿，严重缺碘可引起甲状腺功能减退。孕妇缺碘会引起早产、流产、死胎、胎儿先天性畸形及先天聋哑等；围产期、婴幼儿期死亡率增高。

（4）碘的摄入量　我国居民膳食碘的 RNI（μg/d）分别为：1~11 岁 90，12~14 岁 110，15 岁以上及成年人 120，孕妇 230，乳母 240。成年人碘的 UL 为 600μg/d，孕妇、乳母的 UL 为 500μg/d，其他人群详见附表 1-10。

碘过量一般发生在饮用水和食物中碘含量高的地区，特别是海产品较多的沿海地区易出现碘过量。高碘会导致高碘甲状腺肿、高碘性甲亢。

（5）碘的营养状况评价指标　在临床上血清总 T_3、T_4 的测定是甲状腺功能最基本的筛选实验。促甲状腺激素（TSH）是筛查评估婴幼儿碘营养状况的敏感指标，促甲状腺激素升高表明缺碘。

（6）碘的食物来源　植物性食物可提供人体所需 59% 的碘，动物性食物可提供人体所需 33% 的碘，其余来自饮水。海带、紫菜、海鱼、海虾等海产品含碘丰富，玉米、大豆、芹菜、大白菜、菠菜、柿子、梨等含碘较高；牛肉、动物肝脏、乳制品、鸡蛋等食品含碘量少。常见食物碘含量见表 1-8。

表 1-8　　　　　　　　　　常见食物碘含量

食物名称	碘含量/（μg/kg）	食物名称	碘含量/（μg/kg）
海带（干）	240000	干贝	1200
紫菜（干）	18000	淡菜	1200
鱼肝（干）	480	海参（干）	6000
虾（干）	2400	海蜇（干）	1320
蛤（干）	2400	龙虾（干）	600
蛏子	1900		

【知识链接】不同烹饪方法对碘的影响

碘缺乏是世界上广泛存在的公共卫生问题，全球约有 10 亿人生活在缺碘地区，我国是碘缺乏严重的国家，在远离海洋的内陆、山区更易发生碘缺乏病。不同烹饪方法对碘的影响很大，用盐炝锅，碘的利用率只有 10%；当菜炒至半熟时加盐，碘的利用率只有 60%；在出锅时加盐，碘的利用率为 90%；凉菜加碘盐，利用率为 100%。因此提倡在菜、汤做熟后再加盐，酸性环境也会妨碍碘的吸收和利用，烹调时切忌加醋，否则利用率会下降 40%~60%。

4. 硒

目前研究最活跃的一种人体必需微量元素是硒。人体硒总量为 14~21mg，存在于所有细胞与组织器官中，人体内约 1/3 的硒存在于肌肉中。硒的生物活性形式为含硒酶和含硒蛋白。

（1）硒的生理功能　硒的主要生理功能是通过谷胱甘肽过氧化物酶（glutathione peroxidase，GSH-Px）促进有毒物质（过氧化氢、超氧阴离子）还原为无毒的羟基化合物，从而保护细胞膜及组织免受过氧化物损伤，维持细胞的正常功能。硒是谷胱甘肽过氧化物酶的重要组成成分，现已知一分子的谷胱甘肽过氧化物酶含有4个硒原子，该酶普遍存在于肝、肾、心、肺、胰、骨骼肌、眼睛水晶体、白细胞和血浆等各重要组织中。硒与维生素E在抗脂类氧化中起协同作用，细胞膜中的维生素E主要是阻止不饱和脂肪酸被氧化为氢过氧化物。硒能够保护心脏，预防心绞痛、心肌梗死等心血管疾病。硒可与许多重金属结合而排出体外，是重金属的天然解毒剂。硒能增强人体免疫系统，提高机体免疫能力，流行病学调查和动物实验均表明硒是抗肿瘤元素，有"生命火种""抗癌之王"之称。

(2) 硒的代谢与吸收　硒主要是在小肠吸收，人体对食物中硒的吸收良好，吸收率为50%~100%。硒在食物中的存在形式不同，其生物利用率也不同；硒的吸收与硒的化学结构和溶解度有关，硒甲硫氨酸较无机形式硒易吸收，溶解度大的硒化合物比溶解度小的更易吸收。维生素E、维生素C和维生素A可促进硒的利用，重金属和铁、铜、锌以及产生超氧离子的药物会降低硒的利用率。人体内的硒经代谢后大部分（55%左右）经尿排出，少量从肠道、汗液、呼出的气体排出。

(3) 硒的缺乏症　缺硒可导致克山病，它属于一种生物地球化学性疾病，表现为心脏扩大、心力衰竭、心律失常、心源性休克等症状，用亚硒酸钠防治克山病效果良好。研究发现，心脏病发病率较高的地区，土壤、当地居民的饮食及人体内的硒水平都较低，因此适量补硒对保护心脏功能不受侵害至关重要。大骨节病是骨端软骨细胞变性死亡、肌肉萎缩、发育障碍，用硒、维生素E防治大骨节病有效。

(4) 硒的摄入量　我国居民膳食中硒的RNI（μg/d）分别为：4~6岁30，7~8岁40，9~11岁45，12岁以上60，孕妇65，乳母78。成年人硒的UL为400μg/d，其他人群详见附表1-10。硒摄入过量可致中毒，主要表现为头发变干、变脆、易断裂和脱落；指甲变形；肢端麻木、抽搐，甚至偏瘫，少数病人有神经症状，严重时可导致死亡。

(5) 硒的营养状况评价指标　人体硒含量水平可用血液、头发和尿液中硒的含量来衡量。血液硒的正常值为0.2~0.25μg/mL，头发硒的正常值为0.2~1.0μg/g，尿液硒的正常值为0.005μg/mL。

(6) 硒的食物来源　硒在食物中的含量变化很大，主要与所在区域内土壤和水质的硒含量有关，具有明显的地区性。通常海产品的硒含量较高，鱿鱼、海参等含硒在100μg/100g以上，其他的贝类、鱼类含硒为30~85μg/100g，谷物、畜禽肉为10~30μg/100g，蔬菜中大蒜含硒较丰富，其余蔬菜大多在3μg/100g以下。

> **【知识链接】** 硒元素的"第三里程碑"
>
> 20世纪70年代初，我国科学工作者发现克山病和缺硒的关系，首次证明了硒是人类必需的微量元素。自20世纪80年代以来，我国学者发现硒有保护心脏、抗肿瘤、防早衰的功效，获得了国际生物无机化学家协会颁发的"施瓦茨奖"，并因此被国际上誉为硒元素的"第三里程碑"。

5. 铜

人体各器官均含有铜，以肝、脑、心、肾较多，其中肝是铜储存的仓库，调节血液中的含铜量。成年人体内含铜总量为 100~150mg。血浆中 90%的铜与蛋白质结合成铜蓝蛋白。

（1）铜的生理功能　铜主要是以酶的形式起作用，是人体许多金属酶的组成成分。铜是铜蓝蛋白的构成成分，铜蓝蛋白可催化二价铁氧化成三价铁，对促进铁的吸收和转运、促进血红素和血红蛋白的合成均有重要作用。铜在中枢神经系统中的一些遗传性和偶发性神经紊乱的发病中有着重要作用。酪氨氧化酶能催化酪氨酸羟基化转变为多巴，并进而转变为黑色素，为皮肤、毛发和眼睛所必需。硫氢基氧化酶具有维护毛发的正常结构及防止其角化的作用，缺乏铜时，毛发角化并出现具有铜丝样头发的卷发症。先天性缺酪氨酸酶，引起毛发脱色，称为白化病。

（2）铜的代谢与吸收　铜主要在小肠被吸收，吸收率约为 40%。食物中大量的铁、锌、植酸盐、纤维素和维生素 C 均可干扰铜的代谢与吸收，食品中氨基酸有利于铜的吸收。机体对铜的吸收与体内铜的含量有关，铜缺乏时吸收率增高，铜充足时吸收率降低。铜很少在体内储存，进入体内的铜迅速从机体排出。体内约 80%的铜经胆汁由肠道粪便排出，从尿、皮肤等途径排出量较少。

（3）铜的缺乏症　正常膳食基本可满足人体对铜的需求，一般不易缺乏。早产儿、长期腹泻、长期完全肠外营养、铜代谢障碍等人群易缺乏铜。机体缺铜可引起贫血，白细胞减少，血浆铜蓝蛋白和红细胞含铜超氧化物歧化酶含量下降，心律不齐，胆固醇升高，皮肤毛发脱色和骨质疏松等症状。缺铜还可导致脑组织萎缩，灰质和白质变性，神经元减少，精神发育停滞，运动障碍等。

（4）铜的摄入量　我国居民膳食铜的 RNI（mg/d）分别为：15~74 岁 0.8，75 岁以上 0.7，孕妇 0.9，乳母 1.5。成年人铜的 UL 为 8.0mg/d，其他人群详见附表 1-10。一般饮食人体不容易中毒，人体急性铜中毒主要是误食铜盐、食用与铜容器或铜管接触的食物或饮料。大剂量铜的急性毒性反应为口腔有金属味、流涎、上腹疼痛、恶心、呕吐及严重腹泻。摄入 100g 以上硫酸铜会引起溶血性贫血、肝衰竭、肾衰竭、休克、昏迷或死亡。

（5）铜的营养状况评价指标　正常人全血铜含量约为 100μg/100mL。在红细胞和血浆之间的分布大体相等。正常人血清铜浓度稳定，不受年龄、性别、月经影响。

（6）铜的食物来源　铜广泛存在于各种食物中，牡蛎、贝类等海产品食物以及坚果类是铜的良好来源；动物的肝、肾，谷类胚芽部分，豆类等铜含量次之；植物性食物铜含量受其培育土壤中铜含量及加工方法的影响；乳类和蔬菜铜含量最低。

6. 铬

铬有三价铬与六价铬之分，六价铬有毒，机体不能利用，需将其转变为三价铬后方能利用。成年人体内含三价铬总量 5~10mg，主要分布在骨骼、大脑、肌肉、皮肤和肾上腺。除核蛋白中的铬浓度较高外，其他各组织铬浓度都很低。

（1）铬的生理功能　铬是酶的活化因子，能抑制脂肪酶和胆固醇合成，影响脂类和糖代谢。铬是体内葡萄糖耐量因子的必要组成成分，能增强胰岛素的作用，降低血糖，改善糖耐量。

（2）铬的代谢与吸收　铬在小肠被吸收，进入血液中的铬主要与亚铁蛋白结合。铬的机体吸收率取决于它在食物中的存在形式，通常食物中的铬大多为无机三价铬，一般吸收率小于 3%；铬可与有机物结合成为具有生物活性的复合物，从而提高铬的吸收率，啤酒酵母中以葡萄糖耐量因子形式存在的铬吸收率可高达 25%；草酸盐和植酸盐可干扰铬的吸收。

（3）铬的缺乏症　人体铬主要来自食物，人体对铬的吸收率较低，加上食品精制导致食品中铬的损失更大，精制大米铬的损失为 75%；烧伤、感染、外伤和体力消耗过度，可使尿铬排出增加。缺铬会导致脂类代谢失调，易诱发冠状动脉硬化，导致心血管病。铬的缺乏症表现为葡萄糖耐量受损，并可能伴随有高血糖、尿糖。每日在膳食中补充 500μg 以上的有机铬有利于糖尿病的治疗。每日在膳食中补充 200μg 以上的有机铬有利于高脂血症的治疗。

（4）铬的摄入量　我国居民膳食铬的 AI（μg/d）分别为：9~11 岁 25；男性 12~14 岁 33，15~49 岁 35，50 岁以上 30；女性 12~49 岁 30，50 岁以上 25，孕中期加 3，孕晚期和乳母加 5。铬的化合物的毒性与其存在的价态有极大的关系，三价铬的中毒症状为过敏性皮炎。而六价铬的毒性比三价铬的高约 100 倍，经常接触的人群易患肺癌、肝癌、鼻癌、鼻咽癌、鼻窦癌、食管癌、胃癌等，应引起重视。

（5）铬的营养状况评价指标　血铬波动很大，可作为近期接触指标。世界卫生组织建议个体血铬临界值为 10μg/L。

（6）铬的食物来源　铬广泛分布在食物中，动物性食物以肉类和海产品含铬较丰富，植物性食物如谷物、豆类、坚果类、黑木耳、紫菜等中含铬也较丰富。

7. 氟及氟化物

成年人体内含氟约为 2.9g，氟主要集中分布在骨骼、牙齿、指甲和毛发中，牙釉质中含量最多，人体的内脏、软组织、血浆中氟含量较低。骨骼中以长骨的氟含量最高。男性骨骼中氟含量高于女性，且随年龄增长而升高。

（1）氟的生理功能　氟的生理功能主要是预防龋齿和老年性骨质疏松症，氟是唯一能降低儿童和成年人龋齿患病率和减轻龋齿病情的营养素。适量的氟有利于钙和磷的利用，氟在骨骼中沉积，可加速骨骼成长，并维持骨骼的健康。

（2）氟的代谢与吸收　氟主要在肠和胃吸收，氟在肠、胃被吸收后很快进入血液，血液中的氟分为离子型和非离子型，非离子型氟与血浆蛋白结合，不能发挥氟的生理作用；离子型氟以氟化物的形式参与运输，能快速进入组织、唾液、肾脏里，大量氟聚集在骨骼及牙齿内。成年人每天吸收的氟约有 50% 经尿排出，汗液和粪便排泄少量的氟。

（3）氟的缺乏症　氟是人体骨骼组织的主要成分，缺氟会导致牙齿发育不全、龋齿。老年人缺氟时，钙、磷的利用受到影响，可导致骨质疏松。

（4）氟的摄入量　我国居民膳食中氟的 AI（mg/d）分别为：7~8 岁 0.9，9~11 岁 1.1，12~14 岁 1.4，15 岁以上各人群（包括孕妇和乳母）1.5。成年人氟的 UL 为 3.5mg/d，其他人群详见附表 1-10。长期摄入过多可导致氟过量，引起氟中毒，主要症状为氟骨症（骨骼变厚变软、骨质疏松、容易骨折）和氟斑牙（牙齿畸形、软化，牙釉质失去光泽、变黄）。氟骨症发病初期患者全身无力、头昏头痛、腹胀肠鸣、食欲不振、腹泻或便秘。中期患者骨骼出现变形，劳动能力下降。后期患者大关节出现屈曲、僵硬、疼痛加重；肌肉挛缩或萎缩，患者不能直立或下蹲，躯体呈腰弯背驼畸形；最终颈部屈曲僵直而不能抬头，终日蜷坐床上，生活不能自理，完全丧失劳动能力而成为残疾。

（5）氟的营养状况评价指标　目前对氟的营养状况评价指标较少研究，主要从血液、尿液测量氟的含量。正常成年人全血氟约为 0.28μg/g，波动范围为 0.15~1μg/g。早晨空腹最低（0.03~0.08μg/g），晚饭后最高（0.24~0.51μg/g）。尿氟可间接反映人体的摄氟水平，尿氟均值也可能在1.1~2.0μg/g。

（6）氟的食物来源　食品中氟的含量很低，饮用水是氟的主要来源，但软水不含氟，部分硬水中氟含量高达10mg/kg，一般动物性食品中氟含量高于植物性食品，海洋动物中氟含量高于淡水及陆地食品，鱼和茶叶中氟含量丰富。氟的一般来源有大豆、鸡蛋、牛肉、菠菜，氟的微量来源有猪肉和全小麦等。

知识点八　膳食纤维

（一）膳食纤维的概述

膳食纤维又称食物纤维，是木质素与不能被人体消化道分泌的消化酶所消化和吸收利用的多糖的总称。这类多糖主要来源于植物细胞壁的复合碳水化合物，也称非淀粉多糖。膳食纤维分为可溶性膳食纤维和不可溶性膳食纤维两大类，两类之和为总膳食纤维。膳食纤维虽没有营养功能，但却为人体健康所必需，在防治"富裕型"疾病方面具有重要意义，是平衡膳食结构的必需营养素之一。1992年被国际公认为"人群膳食营养目标"，并逐渐被认可为与人们公认的六大营养素并列的"第七营养素"。

（二）膳食纤维的生理功能

1. 促进结肠功能，防止肠道病变

食物中的粗纤维具有通便的作用，大多数纤维素可使肠道肌肉保持健康和张力，促进肠道蠕动；纤维吸水膨胀致使粪便体积变大、变软，有利于粪便的排出。膳食纤维能清除肠道内的垃圾和毒素，将有毒有害物质排出体外，减少某些致病因子对大肠的刺激，减少有害物质被吸收和对肠黏膜的毒害。膳食纤维有利于肠道内益生菌繁殖，从而减少某些致癌物的产生和活化，降低结肠癌的发病率，因此获得"防癌卫士"的称号。

2. 降低血糖和血胆固醇

膳食纤维可减少小肠对糖的吸收，能够有效控制血糖升高速度，有利于糖尿病防治。抑制血糖可减少体内胰岛素的释放，从而减少胰岛素刺激肝脏合成胆固醇，控制血浆胆固醇水平。膳食纤维能够吸附和分解肠道内胆固醇，减少脂类在肠道内吸收，反射性地促进肝脏胆固醇的降解，降低血脂浓度。

3. 延缓衰老，提高人体免疫力

膳食纤维中含有抗氧化剂和异类黄酮物质，可保护机体细胞免受氧化剂的侵害，维持细胞正常功能。异类黄酮物质对机体中的生长因子活性具有抑制作用，可延缓组织细胞的代谢过程。木质素具有提高人体免疫力，间接抑制癌细胞的功能。

4. 减少热量摄入，控制体重增加

可溶性膳食纤维具有很强的吸水膨胀性能，能增加饱腹感，减少食物的吸收，相对降低膳食的总能量，达到控制体重和减肥的作用。

此外，膳食纤维能够产生机械的刺激作用，促进消化液的分泌，增加肠胃蠕动，促进人体对营养物质的消化吸收。

（三）膳食纤维的供给及食物来源

1. 膳食纤维的供给

中国营养学会提出中国居民摄入的膳食纤维量及范围：低能量饮食（1800kcal）为

25g/d，中等能量饮食（2400kcal）为30g/d，高能量饮食（2800kcal）为35g/d。不同地区每人每日推荐膳食纤维摄入量不同，美国防癌协会推荐量为30~40g，欧洲共同体食品科学委员会推荐量为30g，联合国粮农组织推荐量为27g。

2. 膳食纤维的食物来源

膳食纤维主要来源于蔬菜、水果、粗粮、杂粮以及豆类等植物性食物。主食中富含膳食纤维的有大麦、燕麦、玉米、薯类等；果品中富含膳食纤维的有橄榄、枣类、杏、草莓、山楂、葡萄、苹果、梨、柿子、甘蔗等；蔬菜中富含膳食纤维的有芹菜、韭菜、苋菜、卷心菜、蘑菇、香菇、黑木耳等；海产品中富含膳食纤维的有海带、紫菜等。豆腐渣被认为是理想的膳食纤维来源，豆腐渣的营养成分为蛋白质含量19.5%，膳食纤维含量55.27%。

（四）膳食纤维与人体健康

膳食纤维在人体内具有持水性、对有机分子的吸附作用、与阳离子的结合和交换、被微生物分解等特性，故能调节营养物质在体内的消化吸收，具有降糖、降脂、减轻体重、通便等功效。

1. 降低机体血脂

膳食纤维中果胶、豆胶等可溶性膳食纤维能够结合胆酸，减少胆酸在肠道里被吸收量，直接从粪便中排出，机体要消耗体内的胆固醇来合成胆汁，因此可降低血液胆固醇含量；果胶可降低葡萄糖的吸收速度，减缓血糖餐后骤然升高，改善糖尿病病情，对预防和治疗心血管病也有一定的作用。膳食纤维可降低锌、铜的比值，发挥对心血管系统的保护作用；同时能够发挥阿司匹林药物的作用，具有抗凝血、溶栓和溶纤的效应。

2. 防癌、抗癌

在机体"指令性细胞死亡"的自然过程中，膳食纤维能够促使恶性肿瘤走向"自杀"，从而起到防癌、抗癌的作用。因为膳食纤维刺激肠蠕动，使肠上皮细胞每2~3d更新一次，肠上皮细胞的分裂、繁殖、更新需要营养——短链脂肪酸（丁酸盐），其由肠道里的有益菌发酵膳食纤维而生成。膳食纤维能保证肠上皮细胞更新所需养分充足不受干扰，避免引发息肉。

3. 防治便秘

膳食纤维体积大，并能吸收大量水分，使大便变软并促进肠蠕动，产生通便作用。

4. 利于减轻体重

膳食中膳食纤维含量高增加饱腹感，减少脂肪、蛋白质、碳水化合物等其他热能食品摄入，当摄入能量不足时，消耗体内脂肪、蛋白质、碳水化合物，起到减轻体重作用。

5. 膳食纤维摄入过多的影响

膳食纤维摄食过量会导致胀气、粪便量增加等腹部不适现象。膳食纤维对矿物质有离子交换和吸附作用，摄入过多则会引起钙、铁、锌、锰、铜等元素的排泄量增多，从而导致矿质元素缺乏症，如缺铁性贫血。

老年人过量摄入膳食纤维弊多利少。因为老年人本身胃肠功能减弱、消化力降低，摄入膳食纤维食物过多会产生较多气体，使人腹胀、消化不良，还会使老年人免疫力下降、智力减退、过早发生大脑老化等。

【知识链接】"食不厌精"吗？

精制食物中富含蛋白质甚至是优质蛋白质，蛋白质分解后产生的氨，附在肠壁上，经过大量、长期的积累会使肠壁细胞发生不规则变化，从而引起癌变；过剩的动物性蛋白质与有害细菌作用，产生有毒物质过氧化脂质。膳食纤维被称为肠道内的"防癌卫士"，刺激肠蠕动，缩短致癌物质在肠道内停留时间，对直肠癌和结肠癌起到预防作用。因此，人们应改变饮食习惯，提倡尽量摄取糙米、全麦等未精制的谷物。

思考探究题

1. 在日常饮食生活中找出几个利用蛋白质互补作用进行膳食营养搭配的例子，尝试通过限制性氨基酸的互补来提高食物中蛋白质的营养价值。
2. 试述蛋白质的功能及其食物来源，蛋白质、氨基酸摄入不足的影响及其产生的原因。
3. 从营养学角度，针对低碳水化合物减肥法进行膳食评价并提出膳食建议。
4. 如何正确补钙？钙、铁、锌都是人体最易缺乏的矿物质，影响三者吸收的因素有哪些？
5. 越是吃的很"精"的人，越应多吃一些水果蔬菜，这是为什么？
6. 脂溶性维生素和水溶性维生素有什么区别？各营养素缺乏分别有什么症状？

拓展训练题

1. 向社区居民开展科学烹调用油科普宣教活动。
2. 根据世界卫生组织提倡的"全球戒糖"口号，针对社区居民开展科学摄糖宣教活动。
3. 能看懂医院的化验报告，并根据具体情况提出相应的膳食建议。

模块二

各类食物的营养与餐饮营养

思政映射与融入点

中华民族五千多年来，形成了以植物性食物为主、动物性食物为辅的优良膳食传统，滋润民族的繁衍和传承。《黄帝内经·素问·脏气法时论》指出："五谷为养，五果为助，五畜为益，五菜为充，气味合而服之，以补精益气";《黄帝内经·素问·五常政大论》也指出："谷肉果菜，食养尽之"。这是世界营养学史上最早根据食物的营养作用对食物进行分类，是中国古代营养学领域的一大发现，它精辟地、纲领性地向人们揭示了饮食的要义，对于指导人们保持合理的平衡膳食具有重要的意义。

现如今，我国食物生产还不能完全适应营养需求，居民营养不足与过剩并存，营养与健康知识缺乏，这就要求我们在重视食物数量的同时，更要注重食物品质和质量安全，同时需要加强对居民食物与营养的指导，提高全民营养意识，树立科学饮食理念。

学习目标

【知识目标】

1. 了解各类食物的主要营养成分及特点。
2. 了解食物的性味特征与饮食宜忌。
3. 掌握营养素的保护措施及不同加工、烹调方式对营养素的影响。

【能力与职业素养目标】

1. 能利用食物成分表查阅营养素含量，根据食物的营养及性味特征进行合理搭配，具备食物营养价值评价的能力。
2. 能根据不同食物的特点选择合适的加工及烹调方式，养成健康的饮食习惯，倡导勤俭节约、兴新食尚的文明生活方式和优良传统。

导入案例

2023年12月18日,《2023年中国食物与营养发展报告》发布会暨中国食物与营养创新发展论坛在北京举行。农业农村部食物与营养发展研究所所长王加启发布了《2023年中国食物与营养发展报告》(以下简称《报告》)。《报告》显示,2022年我国食物生产与营养供给呈现三个显著特点:一是食物生产稳中有升,粮食生产量持续增加,菜篮子不断充实,蔬菜、水果和肉蛋奶产量稳定增加;二是主要食物进口减少,粮食、食用植物油、食糖、肉类、奶类净进口量显著减少;三是营养供给持续改善,能量、脂肪供给量相对稳定,蛋白质供给量持续增长,而来源于动物性食物的营养供给呈现快速增长。

围绕我国食物与营养发展需求,《报告》提出,要建设更高效、更包容、更有韧性且更可持续的食物系统,要依靠多元化食物供给体系,提升动植物蛋白供给;要依靠科技创新,减少从农田到餐桌全产业链损耗;要依靠法律和经济手段,减少餐桌上的食物浪费;要依靠宣传教育,提高全民营养健康意识。

知识点一 食物营养价值的评价

(一) 食物的营养评价

1. 营养素的种类及含量

当评定食物的营养价值时,应对其所含营养素的种类及含量进行分析确定。食物中所提供营养素的种类及其相对含量,越接近于人体需要或组成,则该食物的营养价值就越高。

2. 营养素的质与量

营养素的质与量同样重要。如相同重量的蛋白质,因其所含必需氨基酸的种类、数量、比值不同,从而在促进人体生长发育方面作用不同。

3. 食物营养质量指数

由于食物的营养素组成及含量不同,在平衡膳食中所发挥的作用也不同。有专家推荐用营养质量指数(INQ)作为评价食物营养价值的指标。其含义是以食物中营养素能满足人体营养需要的程度(营养素密度)对同一种食物能满足人体能量需要的程度(能量密度)之比来评定食物的营养价值。具体计算公式为:

$$INQ = \frac{营养素密度}{能量密度} = \frac{某营养素含量/该种营养素推荐摄入量}{某营养素产能量/能量推荐摄入量} \tag{2-1}$$

INQ=1,表示该食物营养素与能量的供给平衡;INQ>1,表示该食物营养素的供给量高于能量;INQ<1,表示该食物营养素的供给量低于能量,长期摄入会导致营养不良。一般认为前两种的食物营养价值高,最后一种营养价值低。

(二) 评定食物营养价值的意义

评定食物的营养价值,有利于全面了解各种食物的天然组成成分,以充分利用食物资源;有利于了解在加工过程中食物营养素的变化和损失,以充分保存营养素;能够指导人们科学选购食物及合理配制营养平衡膳食。

【知识链接】食物并非越昂贵越营养

昂贵的食物未必就是最好的。例如，昂贵的鱼翅，主要成分是胶原蛋白。胶原蛋白的氨基酸构成不全面，与人体需要的氨基酸构成不甚符合，远不如鸡蛋、牛乳中的清蛋白、球蛋白营养价值高。与其吃鱼翅摄取那一点胶原蛋白，还不如吃鸡蛋喝牛乳吸收清蛋白、球蛋白来得有营养。

（三）食物成分表及其应用

1. 食物成分表简介

食物成分表所列食物品种是我国居民的主要食品，包括主食和副食。每种食物的营养素含量是具有全国代表性的数值，它不是含量最高的也不是含量最低的数值，而是一个适中的数值，也就是说，全国各地的人们都可以采用此数值，而不至于过高或过低地估计。

（1）食部　食部是指可以食用的部分，不包括应该丢掉的和不可以食用的部分。例如，带骨头的肉，只能吃肉而要将骨头丢掉；橘子不能吃皮和核等。标明食部为80%的，就说明这种食物只有80%可食用，其余部分不可食用。但食部只是按大多数人的食用习惯计算，如有的人吃苹果吃皮不吃核，那么食部可能有90%；如果不吃皮也不吃核，那么食部可能只有80%。

（2）各种营养素的计算和说明

①能量：能量不是直接测定的，而是由蛋白质、碳水化合物和脂肪的含量计算出来的，每克蛋白质或碳水化合物在身体内可产生4kcal能量，而每克脂肪可产生9kcal能量。1kcal相当于4.184kJ。过去习惯地以kcal表示能量的计量单位，而现在国际通用的计量单位为kJ，故食物成分表中"能量"一栏列出两种计量单位，即kcal和kJ。

②蛋白质：食物成分表中"蛋白质"一栏是指粗蛋白，它除了蛋白质，还含有一些其他的含氮物质，故不是纯蛋白质。但各国食物成分表中均以"蛋白质"表示，而不用"粗蛋白"表示。人们在计算食物中蛋白质时可按食物成分表中所列数据计算。

③碳水化合物：碳水化合物不是直接测定的值，而是计算出来的，食物成分表中均以100g食部计算，因此100g食物中的碳水化合物的计算，即：

$$碳水化合物（g）= 100g - （水分+蛋白质+脂肪+膳食纤维+灰分） \qquad (2-2)$$

④膳食纤维：膳食纤维是植物细胞壁的组成成分，它包括很多组分，如纤维素、半纤维素、木质素、角质等不可溶性纤维，另外还有果胶、树脂等可溶性纤维。食物成分表中所列的数据为不可溶性纤维，不包括可溶性纤维。可溶性纤维在水果和豆类中含量相对较高，略少于不可溶性纤维，而谷类食品中只含少量可溶性纤维，主要含不可溶性纤维。

⑤维生素A、胡萝卜素和视黄醇当量：维生素A和胡萝卜素的含量以视黄醇当量（微克，μg）为计量单位，这是因为胡萝卜素在人体内可转变成维生素A，但1μg胡萝卜素在人体内只起到相当于0.167μg维生素A所起到的作用，而1μg维生素A起到的作用相当于1μg视黄醇所起到的作用。一般地，动物性食物只含维生素A而不含胡萝卜素，植物性食物只含类胡萝卜素而不含维生素A。为了以它们的生理功效计算含量，就将维生素A的含量折合成含多少微克的视黄醇当量。

⑥B族维生素:B族维生素有很多种,食物成分表中仅列出了维生素B_1(硫胺素)和维生素B_2(核黄素)。它们都是可溶于水的维生素,故又称为水溶性维生素。油脂中几乎没有这两种维生素。

⑦维生素C:食物成分表中只列出食物中总维生素C的含量,它包括氧化型和还原型的维生素C。水果中含有大量还原型维生素C。这两种类型的维生素C在体内均能起到相同的生理作用。

⑧必需元素:钙(Ca)是身体内需要较多的元素,称之为常量元素;铁(Fe)、锌(Zn)和硒(Se)是人体内含量较少的元素,称之为微量元素。但它们都是人体所必需的元素,而且必须从食物中取得。食物成分表中列出钙(Ca)、磷(P)、钾(K)、钠(Na)、镁(Mg)、铁(Fe)、锌(Zn)、硒(Se)、铜(Cu)、锰(Mn)共10种必需元素。

⑨脂肪和脂肪酸:脂肪是由甘油三酯和脂肪酸构成的。脂肪中的甘油三酯是提供能量的重要成分。1g脂肪在身体内可产生9kcal能量。脂肪可分为动物性脂肪和植物性脂肪两大类。动物性脂肪含饱和脂肪酸较多,在常温下为固体;植物性脂肪含饱和脂肪酸较少,而含不饱和脂肪酸较多,在常温下为液体。

脂肪酸有很多种,以碳链(C—C)的数目和碳链连接方式(单键或双键)及双键的数目来表示不同的脂肪酸。饱和脂肪酸是指碳链之间没有双键连接,只有单键相连,即"C—C",而不饱和脂肪酸为碳与碳之间的连接有双键,即"C=C"。如18:0,表示此脂肪酸是由18个碳原子组成,碳与碳之间只有单键相连(C—C);18:1表示18个碳原子相连接,其中有一个双键相连,而其他的都是单键相连;18:2表示碳链中有2个双键,18:3表示碳链中有3个双键,以此类推。

一般认为,对一个健康人来说,摄入饱和脂肪酸、单不饱和脂肪酸和多不饱和脂肪酸的量为1:1:1较为合适。摄入过多饱和脂肪酸对心血管系统不利。表2-1中介绍了常见脂肪酸的简写及其通俗命名。

表2-1　　　　　　　　　　常见脂肪酸的简写及其通俗命名

简写	通俗命名	简写	通俗命名
12:0	月桂酸	4:0	豆蔻酸
16:0	棕榈酸	16:1	棕榈油酸
18:0	硬脂酸	18:1	油酸
18:2	亚油酸	18:3	亚麻酸
20:5	EPA(二十碳五烯酸)	22:6	DHA(二十二碳六烯酸)

⑩胆固醇:胆固醇存在于动物性食物的脂肪中。动物性食物中脂肪含量较高,胆固醇含量也相对较高。蛋黄和动物的肝、肾和脑以及鱼子中胆固醇含量丰富。

(3)食物成分表中符号的说明　食物成分表中所用符号有以下几种:"…"表示未检出,即这种营养素未能检测出来,但不表示这种食物中绝对没有这种营养素,而是含量太少,检测不出来。"—"表示未检测,即这种营养素未做检测,但不表示该食物中没有这种营养素。"Tr"表示测出的营养素含量太少,由于表格位置的限制无法将具体数值列入食物成分表中。"0"表示该食物中不含这种营养素。

(4)食物分类和排序的说明　食物成分表按中国居民的饮食习惯,将主食和副食按摄入量的多少来排列先后顺序。食物成分表中将食物分为 21 类。例如，第一类为谷类及制品，即米、面、杂粮等谷类食物及谷类做成的食品；其次是薯类、淀粉及制品，如马铃薯、甘薯、藕粉、粉丝等。主食之后是副食，而副食以蔬菜为主，蔬菜中又分为叶菜类，如菠菜等；根茎类，如莲藕、山药等；瓜果类，如苦瓜、南瓜等，再以后排列了肉类、蛋类等。除此之外，还有小吃和酒类等。

2. 食物成分表的使用

（1）食物成分表中各种营养素的计算　食物成分表中所列各种营养素的含量均以 100g 食部中所含营养素的量来计算。例如，当买到 100g 大白菜，只吃大白菜的叶子时，如果食部的质量为 83g，即食部占总质量 100g 中的 83%，也就是食部为 83%。如果买的是 100g 大米，大米的食部为 100%，那就用 100g 来计算大米中各种营养素的含量。

如计算 500g 大白菜中蛋白质含量。首先计算出大白菜的食部质量为 500×83% = 415g，再算出食部为 415g 大白菜中蛋白质含量。查食物成分表可知，每 100g 大白菜中蛋白质含量为 1.4g，则 415g 的大白菜中含蛋白质为 5.81g，即 415×1.4% = 5.81g。食物中其他营养素和能量均以此算法计算。

（2）每日营养素摄入量计算　首先要将一天摄入的食物和各种食物的量记下来，即列出一天的食谱，然后根据食谱中各种食物的量，查食物成分表计算出各种食物所提供营养素的含量，再将每种营养素的总量计算出来，就可以知道每天从食物中摄入了多少营养素。

如表 2-2 列出了三种不同的食谱，即食谱 1、食谱 2 和食谱 3。按表 2-2 的三种食谱分别计算出每种食谱所提供的营养素，计算举例如表 2-3 及表 2-4 所示。由表 2-2 可知，三种食谱的食物总摄入量均为 1200g，但因所选择的食物品种不同，三种食谱所提供的各种营养素含量也大不相同。其中，食谱 1 提供了 2156kcal 能量，比食谱 3 的能量（2440kcal）要少，但是食谱 1 蛋白质的量为 85.0g，而食谱 3 仅有 52.2g，是三种食谱中最低的，其原因是食谱 3 选择的食物中缺少了蛋、鱼和豆类制品；猪肉虽然比食谱 1 和食谱 2 多 75g，但肉是肥瘦肉而不是全瘦肉，瘦肉中蛋白质多、脂肪少，而肥肉中脂肪多、蛋白质少，相比之下食谱 1 和食谱 3 在能量和蛋白质含量上就大不相同。因此，食谱 1 的营养较好，而食谱 3 的营养不均衡，缺点是蛋白质含量不够，膳食纤维太少。另外，食谱 2 和食谱 3 中的食用油都是猪油，含饱和脂肪酸较多，不利于人体健康。

表 2-2　　　　　　　　　　不同食物摄入量（一日之食谱）　　　　　　　　　　单位：g

食谱 1		食谱 2		食谱 3	
大米（籼米）	400	小麦粉（标 1）	400	大米（粳，特）	400
橘子	100	大白菜	400	白萝卜	400
鸡蛋	25	苹果	100	香蕉	100
猪肉（瘦）	50	鸡蛋	25	猪肉（肥瘦）	125
草鱼	50	猪肉（肥瘦）	50	米粉	100
牛乳	100	带鱼	50	粉丝	50
大豆	50	豆浆	100	猪油	25
豆油	25	豆腐（北）	50		
菠菜	400	猪油	25		

表 2-3　　　　　　　　　　　不同食谱营养素摄入量

项目	能量/kcal	蛋白质/g	脂肪/g	碳水化合物/g	膳食纤维/g	视黄醇当量/μg	维生素B₁/mg	维生素B₂/mg	维生素C/mg	Ca/mg	Fe/mg
食谱1	2156	85.0	47.9	345	18.2	2243	1.50	1.15	157	584	25.5
食谱2	2070	77.1	57.8	311	14.5	227	1.48	0.67	116	376	20.6
食谱3	2440	52.2	73.8	391	7.5	171	0.74	0.55	92	276	14.4

表 2-4　　　　　　　　　　　不同食谱营养素含量的计算

食谱1	质量/g	能量/kcal	蛋白质/g	脂肪/g	碳水化合物/g	膳食纤维/g	视黄醇当量/μg	维生素B₁/mg	维生素B₂/mg	维生素C/mg	Ca/mg	Fe/mg
大米（籼米）	400	1388	31.6	24	310	3.2	—	0.72	0.24	—	48	6.4
橘子	100	51	0.7	0.2	11	0.4	148	0.08	0.04	28	35	0.2
鸡蛋	25	34	362	2.2	—	—	77	0.02	0.08	—	12	0.5
猪肉（瘦）	50	72	10.2	3.1	1	—	22	0.27	0.05	—	3	1.5
草鱼	50	56	8.3	2.6	—	—	6	0.02	0.06	—	19	0.4
牛乳	100	54	3.0	3.2	3	—	24	0.03	0.14	1	104	0.3
大豆	50	180	17.6	8.0	9	7.8	18	0.20	0.10	—	96	4.1
豆油	25	225	—	25.0	3	0.5	—	—	—	—	—	—
菠菜	400	96	10.4	1.2	11	6.8	1948	0.46	0.44	128	264	11.6
总计	1200	2156	85.0	47.9	345	18.2	2243	1.50	1.15	157	584	25.5

食谱2	质量/g	能量/kcal	蛋白质/g	脂肪/g	碳水化合物/g	膳食纤维/g	视黄醇当量/μg	维生素B₁/mg	维生素B₂/mg	维生素C/mg	Ca/mg	Fe/mg
小麦粉（标1）	400	1376	44.8	6.0	286	8.4	—	1.12	0.32	—	124	14.0
大白菜	400	60	5.6	0.4	8	3.6	52	0.12	0.16	112	140	2.4
苹果	100	52	0.2	0.2	12	1.2	3	0.06	0.02	4	4	0.6
鸡蛋	25	34	3.2	2.2	1	—	77	0.02	0.08	—	12	0.5
猪肉（肥瘦）	50	197	6.6	18.5	1	—	57	0.11	0.02	—	3	0.8
带鱼	50	64	8.8	2.4	2	—	14	0.01	0.03	—	14	0.6
豆浆	100	13	1.8	0.7	—	1.1	15	0.02	0.02	—	10	0.5
豆腐（北）	50	49	6.1	2.4	1	0.2	2	0.02	0.02	—	69	1.2
猪油	25	225	—	25.0	—	—	7	—	—	—	—	—
总计	1200	2070	77.1	57.8	311	14.5	227	1.48	0.67	116	376	20.6

食谱3	质量/g	能量/kcal	蛋白质/g	脂肪/g	碳水化合物/g	膳食纤维/g	视黄醇当量/μg	维生素B₁/mg	维生素B₂/mg	维生素C/mg	Ca/mg	Fe/mg
大米（粳，特）	400	1336	29.2	1.6	301	1.6	—	0.32	0.16	—	96	3.6
白萝卜	400	80	3.6	0.4	16	4.0	12	0.08	0.12	84	144	2.0

续表

食谱3	质量/g	能量/kcal	蛋白质/g	脂肪/g	碳水化合物/g	膳食纤维/g	视黄醇当量/μg	维生素B_1/mg	维生素B_2/mg	维生素C/mg	Ca/mg	Fe/mg
香蕉	100	91	1.4	0.2	21	1.2	10	0.02	0.04	8	7	0.4
猪肉（肥瘦）	125	494	16.5	46.2	3	—	142	0.28	0.20	—	8	2.0
米粉	100	46	1.1	0.3	9	0.1	—	0.02	0.02	—	6	3.2
粉丝	50	168	0.4	0.1	41	0.6	—	0.02	0.01	—	15	3.2
猪油	25	225	—	25.0	—	—	7	—	—	—	—	—
总计	1200	2440	52.2	73.8	391	7.5	171	0.74	0.55	92	276	14.4

（3）使用食物成分表的注意事项　食物成分表中所列出的各种食物大多是生的食物，熟食和加工食品较少。在计算食物中营养素时，要考虑到扣除食物在加工过程中某些营养素的损失。当计算一份菜肴中的营养素含量时，要考虑到维生素、矿物质等在菜肴烹调过程中的损失，不同的烹调方法、加热温度、加热时间等造成的损失也不同。另外，食用菜肴时，不能将未食用的部分计算在摄入量中。

知识点二　各类食物的营养

（一）谷类及其制品的营养

谷类是人类的主要食物之一，是人体获得能量的主要来源。谷类在我国居民的膳食构成中占有十分重要的地位。谷类主要包括小麦、稻谷、玉米、高粱、小米、大麦、燕麦、荞麦等。

1. 谷类结构及营养素分布

各种谷类种子除形态大小不一外，其结构基本相似。谷粒结构的共同特点是由谷皮、糊粉层、胚乳和胚芽四个主要部分组成，谷皮包括果皮和种皮，糊粉层紧贴谷皮，处于胚乳的外层，胚芽则处于种子下端一侧边缘，谷皮、糊粉层、胚乳和胚芽分别占谷粒质量的6%、6%~7%、83%~85%和2%~3%。

（1）谷皮和糊粉层　谷皮位于谷粒的最外层，主要由纤维素、半纤维素等组成，含有一定量的蛋白质、脂肪、维生素及较多的矿物质。谷皮不含淀粉，其中膳食纤维和植酸含量较高，在食品加工中一般作为副产物除去，可用作饲料、发酵行业和保健食品的原料。糊粉层在谷皮与胚乳之间，占谷粒质量的6%~7%，含有较多的磷、丰富的B族维生素及矿物质，营养价值较高。但由于糊粉层与谷皮紧密相连，易混入糠麸中被除去。且糊粉层细胞的细胞壁较厚，不易消化，而且含有很多酶类，影响产品的储藏性能，一般在精制过程去除。

（2）胚乳　胚乳是种子的储藏组织，含有大量淀粉和一定量的蛋白质，靠近胚乳周围部分的蛋白质含量较高，其他成分如脂肪、维生素、纤维素和矿物质等含量较低。胚乳易消化、适口性好、耐储藏，是加工利用的主要部分。

（3）胚芽　胚芽是种子中生理活性最强、营养价值最高的部分，含有丰富的脂肪、维生素B_1和矿物质，蛋白质和可溶性糖也较多。胚芽蛋白质与胚乳蛋白质的成分不同，胚芽蛋白质富含赖氨酸，生物价值高。在谷物加工当中，为了提高产品的储藏性，大部分胚芽被除去，可以制作胚芽油或胚芽粉。

2. 谷类的营养价值

(1) 碳水化合物　谷类富含碳水化合物，其中淀粉含量高达70%以上。一般来说，每100g谷类中所含能量高达1250kJ以上，是人体能量的主要来源。

不同谷类中淀粉的颗粒、类型因谷类的品种不同而不同。一般大米淀粉颗粒直径最小，平均为5μm，而玉米的淀粉颗粒直径长达26μm。谷类中直链淀粉和支链淀粉所占比例的不同，会影响各种谷类的口感、消化速度及摄入后血糖上升的速度。

除淀粉外，谷类中还含有少量可溶性糖、糊精和膳食纤维。可溶性糖包括葡萄糖、果糖、麦芽糖和蔗糖，含量一般低于3%，主要在谷胚中。例如，小麦胚芽的含糖量高达24%，其中蔗糖占60%左右，还有较多的棉籽糖。谷粒中含有2%~12%的膳食纤维，主要是纤维素和半纤维素，存在于谷壳、谷皮和糊粉层中，而胚乳中几乎不含膳食纤维，因此精米、精面中膳食纤维含量极低。燕麦中半纤维素含量高于其他大多数谷物，有研究表明，燕麦麸皮中的可溶性半纤维素主要为β-葡聚糖，具有降低人体血清胆固醇的功能。

(2) 蛋白质　谷类蛋白质含量为7%~16%，品种间有较大差异。例如，稻米的蛋白质含量为6%~9%，小麦为8%~13%，燕麦高达15%~17%。按照溶解特性，谷类蛋白质可以分为谷蛋白、醇溶谷蛋白、球蛋白和清蛋白，前两种含量较高，是面筋的主要成分，占总蛋白质含量的80%~85%。由于醇溶谷蛋白中赖氨酸、色氨酸和甲硫氨酸的含量均低于清蛋白和球蛋白，使得谷类蛋白质的生物价较低。

多数谷类的第一限制性氨基酸是赖氨酸，第二限制性氨基酸是色氨酸或苏氨酸。其中小米和玉米最缺乏赖氨酸，燕麦和荞麦赖氨酸充足。小米、玉米和高粱的蛋白质都含有过高的亮氨酸，这对氨基酸平衡不利。为改善谷类蛋白质的营养价值，可进行氨基酸强化，或根据食物蛋白质互补作用原理与少量豆类、乳类、蛋类或肉类共食，提高蛋白质的生物价值。

(3) 脂类　谷类的脂肪含量较低，大多数只含有2%~3%，主要存在于胚芽、糊粉层及谷皮中。但玉米胚中脂肪含量可达10%以上，可用于榨取玉米胚芽油。其脂类中含有丰富的亚油酸等多不饱和脂肪酸、植物固醇和卵磷脂，并含有大量的维生素E。例如，小麦胚芽油中的不饱和脂肪酸占80%以上，亚油酸含量达60%，维生素E含量达250~520mg/100g，米糠油除含大量不饱和脂肪酸外，还含有植物固醇。谷类的油脂不仅具有防止动脉粥样硬化的作用，还具有抗衰老的作用。

(4) 维生素　谷类中B族维生素含量比较丰富，特别是维生素B_1和烟酸，主要集中在胚芽和糊粉层中，是人体B族维生素的主要来源。谷类胚芽中含有较多的维生素E，其中，小麦胚芽含量较高，达30~50mg/100g，玉米胚芽含量次之。

谷类中一般不含维生素A、维生素C和维生素D。但是黄色谷粒含有少量类胡萝卜素，如黄色玉米和小米。鲜玉米和发芽谷物种子中含有一定量的维生素C。谷类中含有少量维生素D的前体麦角固醇。

(5) 矿物质　谷类中含有30多种矿物质，含量为1.5%~3%，集中在谷皮、糊粉层和胚芽中，主要有磷、钾、钙、铁、铜、锌、硒、锰、镁、镍、铬元素等。其中，磷含量最丰富，占矿物质总量的1/2左右；其次是钾，占1/4~1/3；镁含量也较高，但是多数谷类钙含量较低；锰含量也是各类食物中比较高的。谷类中各元素的含量，特别是微量元素的含量与品种、气候、土壤等栽培环境关系极大。小麦中矿物质含量高于大米，燕麦的钙、铁含量远高于一般谷类，粗粮的钾、镁含量高于精粮。

谷类精制加工过程中，矿物质的损失较多，加工精度越高的谷类食品，其矿物质的含量也越低。除此之外，谷类中矿物质的化合状态不是人类可直接利用的形态，主要以不溶性形态存在，且谷类中还含有一些抗干扰吸收利用的因素，导致谷类矿物质的生物利用率较低。

（二）豆类及其制品的营养

豆类的品种很多，按照豆类中营养成分含量可将其分为两大类：一类是大豆（黄豆、黑豆和青豆等），含有较高的蛋白质和脂肪，碳水化合物含量相对较低；另一类是除大豆以外的其他豆类（豌豆、蚕豆、绿豆、豇豆、芸豆等），含有较高的碳水化合物、中等含量的蛋白质及少量的脂肪。所有豆类中以大豆的营养价值最高，是植物性食物中唯一能与动物性食物相媲美的高蛋白质食物。同时，大豆及其制品由于其优异的营养价值和保健功能，近年来在世界范围内受到越来越多的重视。

1. 豆类的营养价值

（1）蛋白质　大豆是其植物体的繁殖器官，在生长过程中积累了大量高分子营养物质，因此含有大量的蛋白质。大豆的蛋白质含量一般在30%~40%，是植物性食物中蛋白质含量最高的。大豆蛋白质的氨基酸组成接近人体需要，具有较高的营养价值，为优质蛋白质，而且富含谷类蛋白质较为缺乏的赖氨酸，是与谷类蛋白质互补的天然理想食物。与肉类食物相比，1kg大豆所含蛋白质的质量（按40%含量计）相当于2.3kg瘦猪肉或2kg瘦牛肉所含的蛋白质，大豆在营养上的这一特点使之在膳食中具有重要意义，是素食人群饮食中关键的营养支柱。

（2）脂类　大豆的脂肪含量为15%~20%，其中不饱和脂肪酸含量高达85%，且以亚油酸为主，占大豆中不饱和脂肪酸含量的50%以上。大豆还含有较多的磷脂（卵磷脂约占29%、脑磷脂约占31%、肌醇磷脂约占40%）、少量的类固醇和具有较强抗氧化能力的维生素E。所以，大豆常被推荐为预防冠心病、高血压、动脉粥样硬化等疾病的理想食品。

（3）碳水化合物　大豆中的碳水化合物含量相对较少，为25%~30%，其中一半是可供利用的淀粉、阿拉伯糖、半乳糖和蔗糖；另一半是人体不能消化吸收的棉籽糖和水苏糖，存在于大豆细胞壁，在肠道细菌的作用下可发酵产生气体，从而引起腹胀。

（4）矿物质　大豆富含钙、磷、铁等矿物质，其中钙含量高达191mg/100g，比牛肉、猪肉高数十倍，是正在生长发育中的儿童和易患骨质疏松症老人膳食钙的极好食物来源。但是大豆中还有大量植酸，使得大豆中的矿物质生物利用率较低，如铁的生物利用率仅为3%左右。

（5）维生素　大豆含有丰富的B族维生素，维生素B_1、维生素B_2和生物素含量在植物性食物中相对较高，而豌豆中维生素B_1的含量居各种粮食之冠。此外，大豆还含有较多胡萝卜素和维生素E，几乎不含有维生素C，但发芽后可产生一定量的维生素C。

2. 豆制品的营养价值

豆制品是以大豆或其他豆类为原料加工制成的食品。根据制造工艺不同可分为非发酵豆制品和发酵豆制品。其中，非发酵豆制品主要有豆腐及其制品、豆浆和腐竹等；发酵豆制品主要有豆腐乳、豆豉、豆瓣酱等。

（1）豆腐及其制品　豆腐的蛋白质含量约为8%，但由其制成的豆腐干及其他豆制品的蛋白质含量可达17%~45%，是生物学价值较高的优质蛋白质，而且当大豆制成豆腐后，其蛋白质消化率由65%提高至92%~96%，大大提高了大豆的营养价值。同时，豆腐也是钙和维生素B_2的良好来源。

（2）豆浆　豆浆中蛋白质含量与牛乳相似，其中必需氨基酸种类较齐全，消化率为85%左右，铁含量比牛乳高很多，是营养丰富的传统食品。需注意的是，在饮用豆浆时必须充分煮沸，避免由于豆类中胰蛋白酶抑制剂破坏不充分，蛋白质难以消化吸收而导致恶心、呕吐等不良症状。

> **【知识链接】正确饮用豆浆**
>
> 　　煮豆浆的时候我们能看到很多的泡沫，我们在煮豆浆时必须时刻看着，不然一不小心就溢出来了，这里边含有许多的皂苷成分，当豆浆加热到80℃时遇热膨胀，会出现假沸现象。你以为豆浆熟了，其实温度还达不到100℃。如果喝了没有煮熟的豆浆，可能会出现腹痛、恶心、呕吐、呼吸困难等不适症状，主要原因是豆类中胰蛋白酶抑制剂、皂苷等一些抗营养因子没有被充分灭活。因此，专家建议：豆浆沸腾后至少再煮10min，确保安全。

（3）腐竹　腐竹又称腐皮，是从熟豆浆静止表面揭起的凝结厚膜折叠成条状，经干燥（或不干燥）而成的产品。腐竹含有丰富蛋白质，其含量在40%~50%，是优质蛋白质的来源之一，除此之外，腐竹中铁、钙、磷、镁等元素含量丰富，营养价值高。

（三）蔬菜及水果类食物的营养

新鲜蔬菜、水果含水量多在90%以上，含糖量不高，蛋白质很少，脂肪更低，故不能作为能量和蛋白质的主要来源。但它们富含多种维生素、丰富的矿物质及膳食纤维。所以，蔬菜及水果类食物在膳食中具有重要作用。蔬菜的种类非常多，按植物结构部位可分为叶菜类、根茎类、豆荚类、花芽类、瓜果类等。水果是味甜多汁、可不经烹调直接食用的植物性食物的总称，除果实外，广义的水果还包括少数茎、根等其他植物学部位。

1. 碳水化合物

蔬菜、水果所含的碳水化合物包括可溶性糖、淀粉及膳食纤维。水果成熟后可溶性糖含量升高，甜味增加。蔬菜中可溶性糖含量高的有胡萝卜、番茄及南瓜等。根茎类蔬菜如芋头、藕等淀粉含量高。

2. 维生素

新鲜蔬菜、水果含丰富的维生素C、维生素B_2、叶酸和胡萝卜素。胡萝卜素含量与蔬菜颜色有关，一般绿叶菜和橙色菜都有较多的胡萝卜素。各种新鲜蔬菜均含维生素C，其中，辣椒含有极丰富的维生素C、烟酸及较多的胡萝卜素。一般瓜茄类蔬菜维生素C含量低，但苦瓜维生素C含量高。含维生素C丰富的水果有鲜枣、山楂、柑橘等。蔬菜中维生素B_2含量不算丰富，但却是我国居民维生素B_2的重要来源。

3. 矿物质

蔬菜、水果含丰富的钙、磷、钾、镁等常量元素和铜、铁、碘、钴、钼、氟等微量元素，对维持体内酸碱平衡具有十分重要的作用。各种蔬菜中，以叶菜类含矿物质较多，尤以绿叶菜更为丰富,但由于其含有草酸,钙、铁吸收率不高。水果中钠含量较低,钾含量较高,摄入水果可有效改善膳食中的钠钾比例。草莓、红枣和山楂的铁含量较高,而且由于富含维生素C和有机酸,使得铁的生物利用率较高。

4. 蛋白质和脂类

蔬菜中蛋白质含量仅为1%~3%,且缺乏赖氨酸、甲硫氨酸等人体必需氨基酸,质量不如动物蛋白质。水果中蛋白质含量更低,多为0.5%~1%。部分水果蛋白酶活性较高,如菠萝、木瓜、无花果、猕猴桃等。

蔬菜中的脂肪含量低于1%,属于低能量食品。水果的脂肪含量一般低于0.3%,只有牛油果、榴莲、椰子等少数水果脂肪含量较高。

5. 膳食纤维

蔬菜、水果含丰富的纤维素、半纤维素、果胶等膳食纤维,可促进肠道蠕动,加快粪便形成和排泄,减少有害物质与肠黏膜接触的时间,具有预防便秘、痔疮、阑尾炎、结肠息肉、结肠癌的作用。

(四) 畜禽类食物的营养

畜肉类是指猪、牛、羊等牲畜的肌肉、内脏及其制品。禽肉包括鸡、鸭、鹅、鸽、鹌鹑等的肌肉、内脏及其制品。禽畜类食物是人体优质蛋白质、脂类、脂溶性维生素、B族维生素和矿物质的主要来源,但其中的蛋白质、维生素和矿物质等含量随动物的种类、年龄、肥瘦程度和部位的不同而有很大差异。

1. 蛋白质

畜禽肉中的蛋白质含量为10%~20%,主要为肌原纤维蛋白质、肌浆蛋白质和结缔组织蛋白质,其中肌原纤维蛋白质和肌浆蛋白质的生理价值较高,必需氨基酸组成比例较为合理,富含赖氨酸,可与谷类食物蛋白质营养互补。在畜肉中,猪肉的蛋白质含量为15%左右,牛肉高达20%,羊肉介于猪肉和牛肉之间。在禽肉中,鸡肉的蛋白质含量较高,约为20%,鸭肉约为16%,鹅肉约为18%,鹌鹑的蛋白质含量高达20%。一般来说,心、肝、肾等内脏器官的蛋白质含量较高,而脂肪含量较低。

2. 脂类

畜禽肉中脂肪含量因动物的品种、年龄、肥瘦程度、部位等不同有较大差异,低者为2%,高者可达90%以上。在畜肉中,猪肉的脂肪含量最高,羊肉次之,牛肉最低。猪瘦肉中的脂肪含量为6.2%,羊瘦为3.9%,而牛瘦肉仅为2.3%。兔肉的脂肪含量也较低,为2.2%。在禽肉中,火鸡和鹌鹑的脂肪含量较低,在3%以下;鸡和鸽子的脂肪含量类似,在14%~17%;鸭和鹅的脂肪含量达20%左右。

必需脂肪酸的含量与组成是衡量食物油脂营养价值的重要指标。通常动物脂肪含有的必需脂肪酸含量低于植物油脂,因此其营养价值低于植物油脂。畜肉脂肪中含饱和脂肪酸较多,以棕榈酸和硬脂酸居多,不饱和脂肪酸主要为油酸,其次为亚油酸。其中,猪脂肪的必需脂肪酸含量高于牛、羊等反刍动物的脂肪。禽类脂肪中不饱和脂肪酸的含量高于畜肉脂肪,其中油酸约占30%,亚油酸约占20%。总的来说,禽类脂肪的营养价值高于畜类脂肪。

3. 碳水化合物

畜禽肉中碳水化合物含量为1%~3%,平均为1.5%,主要以糖原的形式存在于肌肉和肝脏中。若动物在宰前过度疲劳,糖原含量下降,宰后放置时间过长,也可因酶的作用，使糖原含量降低，乳酸含量相应增高，pH 逐渐下降，对肉的风味和贮存有利。

4. 矿物质

畜禽肉中矿物质的含量一般为 0.8%~1.2%，瘦肉中的含量高于肥肉，内脏中的含量高于瘦肉。畜禽肉中的铁主要以血红素铁形式存在，生物利用率高。其中，猪肝铁含量最为丰富，高达 22.6mg/100g。血液、心脏、肾脏、脾脏等也是膳食铁的优质来源。内脏中还含有丰富的锌和硒，牛肾和猪肾的硒含量是其他一般食品的数十倍。除此之外，畜禽肉还含有较多的磷、硫、钾、钠、铜等。钙含量较低，如猪肉的钙含量约为 6mg/100g，但吸收利用率较高。

5. 维生素

畜禽肉可提供多种维生素，是 B 族维生素、维生素 A、维生素 D 的良好来源。畜类内脏中各种维生素的含量均较高，往往比肌肉中多，其中肝脏中维生素含量最为丰富，富含维生素 A 和维生素 B_2。禽肉中维生素分布的特点与畜肉相似，B 族维生素含量丰富，富含烟酸，如鸡胸肉中烟酸含量达 10.8mg/100g。在禽肉中还含有一定量的维生素 E。

（五）水产类食物的营养

水产类原料的种类繁多，包括鱼、虾、蟹、贝、软体动物等水生动物。根据其来源又可分为淡水和海水产品两类。水产品具有其独特的营养，它们是蛋白质、矿物质和维生素的良好来源，是其他食品无法代替的。

1. 蛋白质

鱼、虾等原料的蛋白质含量一般为 15%~20%，较肉类易消化，其必需氨基酸组成优于肉类，为优质蛋白质。存在于鱼类结缔组织和软骨中的含氮浸出物主要为胶原蛋白和黏蛋白，是鱼汤冷却后形成凝胶的主要物质。有些水产制品如鱼翅中蛋白质含量也很高，但主要以结缔组织蛋白为主，属于不完全蛋白质。

2. 脂类

水产类原料中的脂类物质含量各不相同。同样是鱼类，脂肪的含量有很大差异，如黑线鳕、鳕鱼的脂肪含量很低，仅有 0.5%，而鳗鱼、鲱鱼、金枪鱼的脂肪含量高达 10%~26%。鱼类脂肪呈不均匀分布，主要分布在皮下和内脏周围，肌肉组织中的含量很少。虾类、贝类脂肪含量较低，蟹类的脂肪主要存在蟹黄中。

鱼类脂肪主要由多不饱和脂肪酸组成，占 70%~80%，熔点低，常温下为液态，消化吸收率高达 95%。鱼类脂肪中含有长链多不饱和脂肪酸，如二十碳五烯酸（EPA）和二十二碳六烯酸（DHA），具有降低血脂、防治动脉粥样硬化等作用，但易氧化。鱼、虾、蟹等肉中的胆固醇含量不高，但其鱼子、虾子、蟹子中的含量较高；贝类中胆固醇含量高于鱼类。鱼类中的脂肪含量和脂肪酸分布受到鱼龄、季节、栖息环境、摄食状态等因素的影响。

3. 矿物质

鱼类中的矿物质含量为 1%~2%。其中，磷的含量占总灰分的 40%。此外，钙、钠、氯、钾、镁等元素的含量也较丰富。水产品的钙含量较畜肉高，为补钙的良好食物。甲壳类食品是锌、铜等微量元素的良好来源。海产鱼类和海生虾贝类是碘、硒、锌、铜、锰等微量元素的优质来源。

4. 维生素

水产品中的维生素 A、维生素 D、维生素 E 含量均高于畜肉，有的含有较高的维生

素 B_2，如黄鳝、河蟹和海蟹等。鱼类是维生素 B_2 与烟酸的良好来源，海鱼的肝脏中含有丰富的维生素 A 和维生素 D，三文鱼中含有较高含量的维生素 E。一些生鱼中含有硫胺素酶，大量食用生鱼可能造成硫胺素的缺乏，但加热可破坏此酶，避免这类问题的发生。

（六）乳及乳制品的营养

乳类是一类营养成分齐全，组成比例适宜，易消化吸收，营养价值较高，能满足初生婴幼儿生长发育的全部营养需要的天然食品，对婴幼儿、儿童和孕妇等人群有十分重要的作用。乳类食品主要提供优质蛋白质、维生素 A、维生素 B_2 和钙。人类食用的乳类食品以牛乳为代表，其次为羊乳。

1. 乳类的营养价值

乳类是由水、脂肪、蛋白质、乳糖、矿物质、维生素等组成的复杂乳胶体。其中，含水量为85%~88%。每100mL鲜牛乳可提供69kcal的热量。牛乳成分不完全固定，因牛的种类、饲料、季节等不同而有所差异。

（1）蛋白质　牛乳中蛋白质含量为 2.8%~3.3%，主要由酪蛋白（80%）和乳清蛋白（20%）组成。牛乳蛋白质消化率为87%~89%，生物学价值为85，并能与谷类蛋白质营养互补，属优质蛋白质。酪蛋白是一种耐热蛋白质，但可在酸性条件下沉淀，通常将在20℃下 pH 4.6 沉淀的蛋白质称为酪蛋白，酸乳和干酪正是通过此原理制作而成。乳清中的蛋白质属于乳清蛋白，主要包括 β-乳球蛋白和 α-乳清蛋白，此外，还有少量血清蛋白、免疫球蛋白等。

（2）脂类　牛乳的脂肪含量为 2.8%~4.0%，以微粒状的脂肪球分散在乳浆中，静置时，脂肪小球集于一处而成奶油浮于牛乳的上层。牛乳脂肪熔点较低，易消化，吸收率高达97%。乳脂肪中脂肪酸组成复杂，短链脂肪酸含量较高，是乳脂肪风味良好及易消化的原因。其中，油酸约占30%，而亚油酸和亚麻酸分别占 5.3% 和 2.1%。此外，还有少量的卵磷脂、胆固醇等。

（3）碳水化合物　牛乳中的碳水化合物含量约为 4.6%，其中99.8%为乳糖。乳糖容易被婴幼儿消化吸收，具有调节胃酸、促进胃肠蠕动和促进消化液分泌的作用，还能促进机体对钙的吸收以及有利于肠道中乳酸菌的生长繁殖、抑制腐败菌等。

有些成年人多年不喝牛乳，体内的乳糖酶活性很低，无法消化乳糖。小肠内未消化的乳糖促进肠道蠕动并有一定脱水作用，在大肠中经细菌发酵分解产生气体，导致乳糖不耐症，包括腹胀、腹痛、腹泻等症状。这部分人群可以食用经乳糖酶处理的低乳糖乳粉或低乳糖牛乳，或是食用酸乳。

（4）矿物质　牛乳中矿物质含量为 0.7%~0.75%，主要包括钙、磷、钾、镁、钠、氯、硫等。一般100mL牛乳中含钙110mg，主要以酪蛋白酸钙复合物的形式存在，吸收率高，是钙的良好来源。其他矿物质也主要是与蛋白质结合、吸附在脂肪球膜上或与有机酸结合形成盐类结合的形式存在。牛乳中铁、锌、铜等微量元素的含量偏低，需要从其他食物中获取。

（5）维生素　牛乳中含有人体所需的各种维生素，如维生素 A、维生素 D、B 族维生素等，尤其是维生素 B_2 的良好来源。牛乳中维生素的含量与奶牛的饲养方式有关，如放牧期牛乳中的维生素 A、维生素 D、维生素 C 和类胡萝卜素的含量较冬春季在棚内饲养明显增多。鲜牛乳中的维生素 C 含量较少，若经过加工处理后所剩无几。牛乳中烟酸含量不高，但由于牛乳中含有丰富的色氨酸，可以帮助人体合成烟酸。

2. 乳制品的营养价值

乳制品主要包括液态乳制品、乳粉、酸乳、炼乳、干酪、奶油等。

（1）液态乳制品　液态乳制品主要包括巴氏杀菌乳、灭菌乳和调制乳。巴氏杀菌乳和灭菌乳除 B 族维生素和维生素 C 有损失外，蛋白质、乳糖、矿物质等营养成分含量基本上与原料乳相同，营养价值与新鲜牛乳差别不大。高温加热处理会不可逆地增加胶体磷酸钙的含量，而降低离子化钙和可溶性磷酸的含量。调制乳的蛋白质含量不低于 2.3%，脂肪含量不低于 2.5%，略低于巴氏杀菌乳和灭菌乳。

（2）乳粉　乳粉是牛乳经过浓缩和脱水工艺后制成的粉状产品，主要包括全脂乳粉、脱脂乳粉和调制乳粉等。在乳粉的制作过程中，牛乳中的蛋白质、矿物质、脂肪等主要营养成分得到保存，维生素 B_1、维生素 B_6 等有 10%~30% 的损失。

（3）酸乳　酸乳是一种发酵制品，是以新鲜乳、脱脂乳、全脂乳粉、脱脂乳粉等为原料接种乳酸菌，经过不同工艺发酵而成，其中酸牛乳最为普遍。牛乳经过乳酸菌发酵后乳糖变成乳酸，蛋白质凝固和脂肪不同程度的水解形成独特的风味。酸乳营养丰富，且易消化吸收，还可刺激胃酸分泌。酸乳适合于消化功能不良的婴幼儿、老年人，并能使原发性成人型低乳糖酶症患者的乳糖不耐症状减轻。此外，经过发酵后维生素 B_{12} 和叶酸等含量也有所提高。

（4）炼乳　炼乳是原料乳经过消毒和均质，在低温真空条件下浓缩去除大部分水分后，经灌装杀菌后得到的一种浓缩乳，可分为甜炼乳、淡炼乳、调制炼乳等。炼乳中的蛋白质含量为 4%~6%，脂肪不低于 7.5%。生产过程中因经过多次加热，炼乳中的维生素 A、B 族维生素等营养素受到部分破坏，但蛋白质、脂肪和各种矿物质得到浓缩，同样是钙的良好来源。

（5）干酪　干酪是牛乳经过发酵和凝固，除去乳清，再经加盐压榨、后熟等处理后得到的产品。干酪是蛋白质、维生素 A、B 族维生素和钙等营养素的良好来源，在干酪制作过程中，大部分乳糖随乳清流失，少量乳糖经发酵产生乳酸也被除去，因而食用干酪不会出现乳糖不耐症现象。一些干酪制品的脂肪含量可高达 30%~40%，属于高脂肪食物，此外，其胆固醇含量也因浓缩而大幅上升。

（6）奶油　奶油是由牛乳中分离的脂肪制成的产品，分为稀奶油、奶油和无水奶油三类，脂肪含量一般为 80%~83%，而含水量低于 16%，主要用于佐餐和面包、糕点制作等。牛乳中的脂溶性营养成分基本上保留在奶油中，因而奶油是维生素 A 和维生素 D 的良好来源，胆固醇也被浓缩，因而也是胆固醇的密集来源。但是，蛋白质和水溶性营养成分如 B 族维生素绝大部分在脂肪分离过程中被除去。

（七）蛋及蛋制品的营养

蛋类包括鸡蛋、鸭蛋、鹅蛋、鹌鹑蛋、火鸡蛋和鸵鸟蛋等。各种蛋的结构和营养价值大致相同，其中食用最普遍、销量最大的是鸡蛋。蛋类主要提供高营养价值的蛋白质。蛋由蛋壳、蛋清和蛋黄三部分组成，分别占 11%、57% 和 32%。其中，蛋黄集中了蛋中大部分的矿物质、维生素和脂肪。

1. 蛋类的营养价值

（1）蛋白质　鸡蛋含蛋白质 11%~13%。蛋清中蛋白质为胶状样水溶液，由卵清蛋白、卵胶黏蛋白、卵球蛋白等组成；蛋黄中蛋白质主要是卵黄磷蛋白和卵黄球蛋白。鸡蛋中的蛋白质是优质蛋白质，蛋黄与蛋清的生物学价值都极高，适合人体需要，易消化吸收。鸡蛋蛋白质生物学价值接近 100，是最理想的优质蛋白质。在评价食物蛋白质营养质量时常以鸡蛋蛋白质作为参考蛋白。

需要注意的是，蛋清中所含的卵类黏蛋白具有抑制胰蛋白酶活性的作用，卵巨球蛋白为蛋白酶抑制剂，卵黄素蛋白易与维生素 B_2 结合。此外，蛋清中尚含有少量卵抑制剂，为丝氨酸蛋白酶的抑制剂；其中生物素结合蛋白可与生物素形成极难分解的复合物，使人体不能吸收鸡蛋中的生物素。因此，生鸡蛋的消化吸收率很低，仅为 50% 左右。

（2）碳水化合物　蛋类含碳水化合物较少。蛋清中主要含甘露糖和半乳糖，蛋黄中主要含葡萄糖，多以与蛋白质结合的形式存在。

（3）脂类　蛋类的脂肪含量为 9%～15%，主要集中在蛋黄，蛋清几乎不含脂肪。蛋黄中的脂肪呈乳融状且分散成细小颗粒，故易于消化和吸收。鸡蛋黄中的脂肪含量为 30%～33%，其中中性脂肪含量为 62%～66%，磷脂占 28%～33%，固醇类占 4%～5%，还有微量脑苷脂类。一个中等大小的鸡蛋约含胆固醇 250mg，是高胆固醇食品。蛋黄的脂肪酸构成以油酸最为丰富，约占 50%，亚油酸约占 10%，其余主要是硬脂酸、棕榈酸和棕榈油酸，含微量花生四烯酸（ARA）和二十二碳六烯酸（DHA）。

（4）矿物质　鸡蛋所含的矿物质主要集中在蛋黄中，蛋黄中矿物质含量为 1.0%～1.5%，含有磷、镁、钙、硫、铁、铜、锌、氟等，其中磷占 60% 以上。蛋中含铁量较多，但由于蛋黄中的铁与磷蛋白结合，以致其吸收率有限。钙主要以碳酸钙的形式存在于蛋壳中。蛋清中除钾外，其他矿物质含量均较低。

（5）维生素　蛋中含有所有 B 族维生素、维生素 A、维生素 D、维生素 E、维生素 K 和微量维生素 C，大部分集中在蛋黄中，其中含量较高的有维生素 A 和维生素 B_2。蛋黄的颜色主要由维生素 B_2、胡萝卜素、叶黄素和玉米黄素提供，其中叶黄素和玉米黄素可以补充视网膜黄斑中所含的色素，并有较高的抗氧化能力，对于预防老年性眼病和心血管疾病有一定益处。

2. 蛋制品的营养价值

蛋制品主要包括皮蛋、咸蛋、糟蛋、卤蛋以及工业化生产的蛋粉等。

（1）皮蛋　新鲜鸭蛋制作成皮蛋，由于加工过程中加入盐和碱，使皮蛋中的矿物质含量增加；而 B 族维生素则由于碱的作用几乎被全部破坏。同时，由于腌制过程中碱的加入，使得对碱较为敏感的氨基酸和含硫氨基酸发生降解，含硫氨基酸部分转化为硫化氢，成为皮蛋风味的来源之一。在脂肪酸组分中，饱和脂肪酸含量下降较为显著，而单不饱和脂肪酸含量有所上升。

（2）咸蛋　制作咸蛋时，由于加入盐水腌制，钠含量明显上升。用包草木灰的方式来制作咸蛋时，因草木灰富含碳酸钾，会使咸蛋中的钾含量上升。此外，因为腌制过程蛋壳中的钙部分溶出并向鸡蛋内部渗透，使咸蛋中的钙含量比腌制前有显著上升，其中蛋清的钙含量升高幅度可达 10 倍以上。而蛋白质、脂肪和碳水化合物的含量因水分的减少而略有增加。

（3）糟蛋　糟蛋是鲜鸭蛋经糯米酒糟糟制而成。糟渍过程中产生的醋酸使蛋壳软化，蛋壳中的钙盐借渗透作用渗入蛋内，故糟蛋钙含量特别高，为鲜蛋的 40 倍左右。

知识点三 餐饮营养基本知识

(一) 餐饮营养与烹调加工

食物烹调加工过程中，由于洗涤、加热等处理，会引起一些食物成分的损失破坏，特别是不太稳定的维生素、可溶性物质与挥发性物质等。由于不同食物成分的理化特性不同，烹调加工处理后，其含量改变的程度也不相同。一般的加热烹调方法，最易受影响的为维生素。在洗切处理过程中，维生素、矿物质等可从食物中溢出。而蛋白质、碳水化合物和脂肪在普通烹调方法中，其变化总体来说不影响对人体的营养价值。

(1) **谷类和豆类** 谷类在淘洗过程中可使部分营养素损失，特别是水溶性维生素（如维生素 B_1、维生素 B_2、烟酸）和各种可溶于水的矿物质成分。其中，维生素 B_1 的损失可达 29%~60%，维生素 B_2 与烟酸的损失在 20%~25%。损失量与谷类加工的精白程度、淘洗用水量、用水浸泡时间、水温高低、搓洗次数和程度等有关。

谷类富含淀粉，蒸煮可使淀粉糊化以利于人体的消化吸收，蛋白质通过蒸煮加热变性也有利于消化吸收。若捞饭弃米汤，可使大部分微量元素与维生素损失，蛋白质与碳水化合物也会部分损失。炸油条时，由于加碱和高温，其中维生素 B_1 几乎损失殆尽；水煮面条时，维生素 B_1 与维生素 B_2 可损失 1/3 左右。

生大豆含有抑制人体小肠内胰蛋白酶活性的物质，会妨碍对大豆蛋白质的消化吸收。彻底加热熟透后，这种物质可被破坏。浸泡、磨碎、熟制可以破坏大豆的细胞结构组织，提高消化率。蒸煮使大豆中的矿质元素损失较多，随着蒸煮时间的增加，大豆中的矿质元素含量总体呈现降低的趋势。

(2) **蔬菜类** 新鲜绿叶蔬菜和瓜茄类等蔬菜含大量水分，加热可使蔬菜细胞组织破裂，水分流出和蒸发，加盐等调味品可使细胞中水分渗出，这些变化都使蔬菜体积缩小、质地软塌。另外，若蔬菜切碎水洗，部分矿物质和维生素会流失。在加热过程中，矿物质除部分随水分渗出留在汤汁内以外，无明显的变化损失。但维生素却因随水渗出、受热、氧化等多种原因而容易受到较大的损失。其中，维生素 C 是最容易受到损失的，损失率约为 50%，其损失程度与蔬菜切后形状大小、放置时间、切前或切后浸泡水洗、加热温度高低、时间长短、是否加酸或加碱、熟制后是否及时食用等多方面因素有关。

(3) **肉类** 在烹调时，畜、禽、鱼等肉类的质地、口感、质量、营养成分等都会有所改变。肉类食品烹调后，除维生素外，一般营养素的变化不大，营养价值依然很高。如猪肉中的维生素 B_1 在红烧、清炖时损失最多，为 60%~65%；蒸和炸次之，约为 45%；炒时损失最少，约为 13%。维生素 B_2 的损失以蒸时最高，约为 87%，其次为清炖和红烧，约为 40%，炒肉丝时损失最少，约为 20%，炒猪肝时，维生素 B_1 的损失约为 32%，而维生素 B_2 几乎可全部保留。鱼肉含水分较多，含结缔组织少，加热过程中水分流失较畜、禽肉少，因此，鱼肉烹调后一般显得较细嫩柔软。

(4) **蛋类** 蛋类的常用烹调方法有煮、煎、炸、蒸等，除维生素少量损失外，对其他营养成分的影响不大。如鸡蛋在炒、煮时，维生素 B_2 的损失为 7%~13%，维生素 B_1 的损失约为 22%。蛋类经高温后蛋白质变性，有利于人体消化吸收，但炸鸡蛋时间过长或油温过高，会使部分蛋白质焦糊，影响其消化吸收。烹调过程中的加热不仅具有杀菌作用，而且能提高其消化吸收率，这是由于生蛋清中存在的抗生物素和抗胰蛋白酶经加热后被破坏，使蛋白质的消化吸收更完全，因此不宜生吃鸡蛋。

> **【知识链接】勿长期食用单一品种的油**
>
> 很多家庭习惯长期使用一种食用油，买大桶油放在家里，既实惠又方便，殊不知，大桶油使用时间长，长期开盖很容易与氧气结合，加速酸败变质，而不同种类油的脂肪酸构成不同，营养特点也不同。最好几种油交替搭配食用，或一段时间用一种油，下一段时间换另一种油，因为很少有一种油可以同时满足人体的各种营养需求。

（二）合理饮食

1. 食物的性味与归经

传统养生学侧重于根据食物的"性味归经"来调节人体阴阳，滋养五脏六腑和预防疾病。因此，在传统养生学中，食物也根据其"性味归经"分为不同的类型。

（1）食物的性味

①食物的"性"：食物按其"性"可以分为热、温、平、凉、寒五类。热性、温性食物具有温中、补阳、散寒、暖胃等功效，适合寒性体质或阳气不足的人；寒性、凉性食物具有清热泻火、滋阴生津、解暑止渴等作用，适合阳气旺盛、内火偏重的人；平性食物介于寒性和热性食物之间，适合一般体质的人，寒性及热性病症的人也可食用此类食物，多为一般营养保健品。我们日常食用的食物中，以平性食物居多，温热者次之，寒凉者最少。

热性食物：芥子、鳟鱼、肉桂、辣椒、花椒、胡椒等。

温性食物：糯米、高粱米、栗子、大枣、核桃仁、杏仁、韭菜、小茴香、香菜、南瓜、生姜、葱、大蒜、桂圆、荔枝、木瓜、桃、樱桃、石榴、乌梅、香橼、佛手、鳝鱼、鳙鱼、鲢鱼、虾、海参、鹅蛋、鸡肉、羊肉、狗肉、鹿肉等。

平性食物：大米、玉米、花生米、黄豆、蚕豆、赤小豆、黑大豆、豌豆、扁豆、白薯、马铃薯、芋头、莲子、榛子、芡实、香菇、银耳、黑木耳、白菜、荠菜、大头菜、卷心菜、胡萝卜、洋葱、李子、无花果、苹果、枇杷、葡萄、黄鱼、鲳鱼、青鱼、鲤鱼、鲫鱼、鲅鱼、鳗鲡鱼、泥鳅、鸡蛋、牛乳、牛肉、猪肉、鹅肉、龟肉、鳖肉、鸭肉等。

凉性食物：小米、大麦、小麦、荞麦、薏米、绿豆、豆腐、菱角、蘑菇、茄子、白萝卜、冬瓜、丝瓜、油菜、菠菜、苋菜、芹菜、橙子、梨、鸭蛋等。

寒性食物：苦瓜、番茄、黄瓜、蕨菜、竹笋、茭白、莲藕、荸荠、甘蔗、柿子、香蕉、桑葚、西瓜、甜瓜、紫菜、海带、蚌肉、田螺等。

②食物的"味"：食物按其"味"可分为辛、甘、酸、苦、咸五类。五味之中以甘味食物最多，咸味与酸味次之，辛味较少，苦味最少。

甘味食物：包括淡味食物，有补益、缓解疼痛及痉挛等作用。如米面杂粮、蔬菜、干鲜水果、鸡鸭鱼肉类等。

酸味食物：包括涩味食物，有敛汗、止喘、止泻等作用。如番茄、山楂、葡萄、杏、柠檬、橙子等。

辛味食物：辛味宣散，能行气、通血脉，有祛散风寒、疏通经络等作用。如生姜、大葱、洋葱、辣椒、韭菜等。

咸味食物：咸味具有软坚散结、润肠通利等作用。如海产品、猪肉、狗肉、猪内脏等。

苦味食物：苦味清泄、燥湿，有清热泻火、降气解毒等作用。如苦瓜、苦菜等。

正常饮食应以甘味食物为主，兼顾其他四味调和口感。气候寒冷或外感风寒时，可适当增加辛味或热性食物的摄入，以祛寒解表；气候炎热或患有热性病时，可适当增加一些苦味或寒性食物，以清热降火；饮食中略佐以酸苦味，可开胃消食；酌加咸味食物有补肾益精的功效。

(2) 食物的归经　所谓食物的"归经"，是指不同的食物分别对机体五脏六腑产生不同的滋养和治疗作用。传统养生学认为小麦、绿豆、赤小豆、西瓜、莲子、龙眼肉等归于心经，有养心安神的功效。小米、大米、黄豆、薏米、山楂、苹果、大枣等归于脾经，有健脾益胃的功效。番茄、樱桃、油菜、香椿等归于肝经，有疏肝理气的功效。白萝卜、胡萝卜、芹菜、柿子、生姜、大葱等归于肺经，有益肺解表的功效。禽蛋肉类、桑葚、黑芝麻、枸杞等归于肾经，有补肾益精的功效。传统养生学还将食物分为不同的类型，用于补养的食物主要有以下四大类。

补气类食物：大米、小米、黄米、糯米、大麦、小麦、荞麦、黄豆、白扁豆、豌豆、马铃薯、白薯、山药、胡萝卜、香菇、鸡肉、牛肉、兔肉、青鱼、鲢鱼等。

补血类食物：胡萝卜、龙眼肉、荔枝肉、桑葚、血豆腐、动物肝脏、动物肉类、海参、平鱼等。

补阳类食物：韭菜、刀豆、豇豆、核桃仁、羊肉、狗肉、鹿肉、动物肾脏、鸽蛋、鳝鱼、海虾、淡菜等。

滋阴类食物：白菜、梨、葡萄、桑葚、枸杞、黑芝麻、银耳、黑木耳、百合、牛乳、猪肉、甲鱼、龟肉、乌贼鱼等。

2. 食物的合理搭配

(1) 因人制宜进行食物搭配　人体需要的各种营养成分，对于每个人来说，是各不相同的。青年人和体力劳动者，活动量大，热量和营养成分消耗多，因此，应适当增加含热量较高的脂肪性食物如肉类、豆制品等。儿童因处在发育时期，应注意增加含维生素和矿物质丰富的食物，如豆腐、水产品和蛋类等。脑力劳动者，不宜过多地食用高脂肪食物，脂肪过多会造成皮下积累，使人发胖。人到中年，由于活动量减少，也不宜过多地食用脂肪含量高的食物，应多食用一些含蛋白质、维生素、矿物质较多的蛋类、豆制品、蔬菜、水果等。

(2) 合理平衡膳食　每日三餐应根据不同的个体情况合理安排食谱和用餐时间，合理平衡膳食。食谱要讲究用料广而杂。各种营养成分摄入的数量可以根据实际需求进行设计。如热能分配，正常人早餐占全天总热能的25%～30%；午餐占全天总热能的40%；晚餐占全天总热能的30%～35%较为适宜。

(3) 合理配菜，恰当地搭配营养成分　人们日常生活中摄入的各种食物原料，其所含的营养成分是各不相同的。如猪肉含蛋白质、脂肪、矿物质较为丰富，但缺少酪氨酸与维生素C；豆制品中含蛋白质、矿物质较为丰富，但缺少维生素C；某些蔬菜的矿物质、维生素C含量十分丰富，但缺乏B族维生素。合理配菜，能使各种原料的营养成分互为补充，提高配菜的营养价值。要做到少配"单料菜"，在主料中搭配辅料，特别是搭配蔬菜、瓜果类，这样能改善主料中所含营养成分不足的缺陷。如红烧肉加马铃薯、萝卜，炒鸡蛋加番茄等。同时要适当改变"主辅料"菜的比例,主要是酌情增加蔬菜在整个菜中所占的比例,以充分发挥蔬菜的营养特点。

思考探究题

1. 为什么不提倡食用过度抛光的大米?
2. 大豆及其制品有哪些营养特点?
3. 为什么每日应食用一定量的蔬菜和水果类食物?
4. 畜禽肉类的营养特点有哪些?
5. 食品在热处理加工中,营养素发生了哪些有利和不利的变化?
6. 以谷类为主食有什么优点和不足?
7. 如何判断食物的营养价值?
8. 烹调加工对原料营养素有哪些影响?
9. 烹调过程中营养素的保护措施有哪些?

模块三

营养与安全

思政映射与融入点

习近平总书记在主持中共中央政治局第二十三次集体学习时强调,要切实加强食品药品安全监管,用最严谨的标准、最严格的监管、最严厉的处罚、最严肃的问责,加快建立科学完善的食品药品安全治理体系,坚持产管并重,严把从农田到餐桌、从实验室到医院的每一道防线。由此可见国家对食品安全的重视。

从全国食品安全宣传周活动可以看出,国家在不断推动食品安全与营养健康工作走深走实。由此,引入食品安全问题,学习"三品一标"的内容标准及《食品安全国家标准 预包装食品标签通则》等法律法规,指导居民合理选购食品,规避食品消费不安全行为,减少伤害,提高生活品质。

通过本模块的学习,培养我们"时时放心不下"的责任感,遵纪守法的行为习惯,坚决筑牢食品安全每一道防线,确保人民群众"舌尖上的安全"。

学习目标

【知识目标】

1. 了解食品污染的类型、污染源及主要的病原生物,以及食物中毒的类型。

2. 掌握绿色食品、有机食品、农产品地理标志和承诺达标合格证产品的内涵和标准。

3. 熟悉食品标签强制标识内容。

【能力与职业素养目标】

1. 根据不同食品安全事件的特征,能对中毒类型进行初步的判断,养成认真观察、仔细分析原因、严密逻辑推断的习惯。

2. 应用绿色食品、有机食品、农产品地理标志和承诺达标合格证产品的标准合理选择相关食品,提高安全和风险防范意识。

3. 能正确解读食品标签，通过观察食品的成分、功效、生产日期和保质期等内容，初步判断食品的安全性。

导入案例

2024年10月26日，全国食品安全宣传周国家卫生健康委主题日活动在北京举办，众多专家围绕"诚信尚俭 共享食安"这一主题，畅谈食品安全与营养健康工作重点与进展，向公众分享相关健康知识，推动食品安全与营养健康工作不断走深走实。

国家卫生健康委食品司有关负责人在致辞中指出，国家卫生健康委认真贯彻落实"最严谨的标准"和"大食物观"要求，围绕"防风险、保健康、促发展"，持续织密织严标准体系，及时开展风险监测预警，严格风险评估和安全性审查，积极倡导合理膳食，服务公众营养健康。

"本次活动重点围绕食品安全、食品营养、反食物浪费这3个关键词，从预防食源性疾病和营养相关疾病的发生发展，减油、增豆、加奶，以及反食物浪费、促营养健康等方面入手，切实推动公众食品安全与营养健康知识和技能水平的提升。"

活动现场策划了科普展示区，包括迷宫食品安全知识问答、VR模拟厨房环境、节俭用餐搭配场景等科普趣味游戏。现场还邀请业内专家开展科普讲座，包括针对营养摄入不均衡建议"减油增豆加奶"的核心信息，以及如何读懂营养标签、防控食源性疾病等知识。

知识点一 食品安全概述

食品安全，指食品无毒、无害，符合应当有的营养要求，对人体健康不造成任何急性、亚急性或者慢性危害。食品含有人体需要的各种营养素，也可能含有对人体造成伤害的有毒、有害成分。狭义的食品安全是指食品中的成分不会对人体健康造成任何伤害，包括立刻或长期的，以及对下一代的伤害。广义的食品安全包含三个层次：食品质量安全、食品供给安全和食品可持续安全，后两项涉及国家发展战略，不属于本模块的内容。

食品安全是一门专门探讨在食品加工、储存、销售等过程中确保食品卫生及食用安全，降低疾病隐患，防范食物中毒的一个跨学科领域。一种成分是否对人体构成危害，跟摄入的剂量和时间有关，食品来自自然界，混杂大自然的各种成分，不可能把一切有害的成分剔除，人们对食品中一些成分的功效和危害的认识也存在一个过程，因此绝对安全的食品是不存在的，评价一种食品是否安全往往用安全风险来衡量，存在风险的食品不能出现在消费者餐桌。为了判断食品是否存在安全风险，在食品的种植、养殖、加工、包装、储存、运输、销售、消费等各个环节要求符合国家强制标准和要求，并对生产的食品进行检测。

随着人类社会的发展和科学的进步，人类的食品生产与消费活动发生了巨大的变化，同时也带来了污染问题，如大规模的农业生产所使用的化肥和农药、工业生产产生的环境污染物污染了土壤、空气和水、食用动物（畜、禽、鱼等）和动物产品（鸡蛋、牛乳等）。饲养中使用的饲料添加剂和兽药、食品加工中使用的各种食品添加剂等，都可能对食品造成污染，使食品的安全受到威胁；天然成分中的有毒有害成分，如蘑菇毒肽和河豚毒素，进入食品也会引发食品安全事件。微生物污染导致的食品安全事件是最主要原因，每年全国有20万起食源性的污染事件，70%~80%是由致病细菌或真菌导致。食品的不安全主要是食品受到了各种各样的污染——外来的有毒有害物质在食品生产的各个环节进入食品，并随食品进入人体，对人体健康造成损害。

食品的安全性体现在消费者食用、储运、销售等各个环节，消费者有权要求市场上出售的食品有营养价值；有较好的色泽、香味和外观形状；无毒、无害，符合食品卫生质量标准。在《中华人民共和国食品安全法》中对此有明文规定：国家建立食品安全风险监测制度，对食源性疾病、食品污染以及食品中的有害因素进行监测。食品安全应由食品生产者、政府有关部门、食品消费者三个层次共同管理，下面我们从消费者的角度了解食品安全的有关知识，学习如何判断风险，如何避免风险，以及出现食源性安全事故如何处置。

> 【知识链接】食品安全相关名词解释
>
> 食源性疾病：指食品中致病因素进入人体引起的感染性、中毒性等疾病，包括食物中毒。
>
> 食品安全事故：指食源性疾病、食品污染等源于食品，对人体健康有危害或者可能有危害的事故。
>
> 食品污染：食品在种植或饲养、生长、收割或宰杀、加工、储存、运输、销售到食用前的各个环节中，由于环境或人为因素的作用，可能使食品受到有毒有害物质的侵袭而造成侵入，使食品的营养价值和卫生质量降低，这个过程称为食品污染。

知识点二 食品污染

有毒有害成分在食品产业链的一些环节进入食品中的过程称为食品污染，如在食品生产环节中不当使用添加剂，在加工和储存中微生物在食品中生长并产生有害代谢产物等。食品被污染后有可能引起具有急性短期效应的食源性疾病或具有慢性长期效应的食源性危害。常见的食品卫生问题均由各种污染物所引起，根据污染物的性质，食品污染可分为生物性污染、化学性污染和放射性污染三类。

（一）生物性污染

食品的生物性污染包括微生物、寄生虫和昆虫的污染，其中以微生物的污染最为常见。食品微生物污染不仅降低食品卫生质量，而且还可对人体健康产生危害。微生物的污染菌有细菌、真菌、放线菌等，如沙门氏菌、志贺氏菌、椰毒假单胞菌等细菌类微生物；能产生黄曲霉毒素的黄曲霉和寄生曲霉等真菌类微生物等。以食物为载体导致人类患病的病毒不多，主要有脊髓灰质炎病毒、戊型肝炎病毒，以及以畜产品为载体传播的病毒，如禽流感病毒、朊病毒和口蹄疫病毒等，一般的病毒不容易在食物上繁殖，很难通过食品传播；寄生虫和虫卵主要是通过病人、病畜的粪便间接通过水体或土壤污染食品或直接污染食品，危害较大的有线虫、蛔虫、绦虫、华支睾吸虫以及旋毛虫和虫卵；经常污染食品的昆虫有螨类、谷蛾、谷象虫等，这些昆虫均能降低食品质量。

食源性的生物污染跟生态环境、生活习惯、加工条件、食材储存等因素有关，不是每一种微生物或病原生物都会对人体造成伤害，但其中一些对人体有巨大潜在风险，常见的食源性致病菌和病原生物见表3-1。例如，广东一些地区喜欢吃生食，尤其顺德人吃鱼刺身，存在感染寄生虫的风险，主要有华支睾吸虫、旋毛虫病等。华支睾吸虫成虫主要寄生在人、犬、猫、猪等哺乳动物的肝胆管内，成虫排出的虫卵经胆汁进入小肠后随粪便排出体外，虫卵入水后被第一中间宿主淡水螺吞食，第二中间宿主是淡水鱼，人们生食或半生食淡水鱼虾是主要的感染方式，用同一块砧板处理生、熟食物，或饮用生水，也有可能被感染。

表3-1　　　　　　　　　　　　　常见的食源性致病菌和病原生物

生物/细菌	来源	疾病和症状
肉毒梭状芽孢杆菌	自制发酵食品，如豆酱、面酱、臭豆腐等；酱菜、鱼制品、蜂蜜等；未充分加热的肉类	发病时间：饮食后18~36h 症状：先期乏力、头痛，接着出现斜视、眼睑下垂等症状，再是吞咽和咀嚼困难，口干、口齿不清等咽部肌肉麻痹症状，进而膈肌麻痹、呼吸困难，直至呼吸停止导致死亡
大肠杆菌O157：H7	生或未熟透的肉、鲜菜、未经巴氏灭菌的牛乳、未加工的果汁、污染水源等	发病时间：饮食后通常2~5d 症状：腹泻（严重带血），恶心，胃痉挛，失水，结肠炎，发热，持续7~10d
李斯特菌	污染的乳制品、未经巴氏灭菌的牛乳、香肠、午餐肉、冷盘	发病时间：饮食后通常7~21d，但也有9~48h出现症状的报道 症状：健康成年人出现轻微类似流感症状，新生儿、孕妇、免疫缺陷患者表现为呼吸急促、呕吐、出血性皮疹、化脓性结膜炎、发热，严重者出现抽搐、昏迷、脑膜炎、败血症直至死亡
沙门氏菌	生或未熟透的肉类、鸡蛋、牛乳和水产品	发病时间：饮食后通常1~5d 症状：腹泻，恶心，呕吐，腹部痉挛和绞痛，发热，头痛
志贺氏菌	未充分煮熟的食物，感染者接触过的食品	发病时间：饮食后通常1~3d 症状：胃痉挛，腹泻，发热，恶心，大便带脓、黏液，严重者带血
金黄色葡萄球菌	畜禽肉、鸡蛋产品、水产品、沙拉等，以及在冰箱长时间放置的食品	发病时间：饮食后通常1~5d 症状：腹泻，恶心，胃痛和痉挛，持续1~2d
空肠弯曲杆菌	市场销售的生肉类，受粪水污染的蔬菜、水果等	发病时间：饮食后通常2~5d 症状：腹泻，胃痉挛，发热，便血，持续7~10d
甲肝病毒	污染水源的鲜贝类，感染者加工的食品	发病时间：饮食后1~6周 症状：开始不舒服，无食欲，恶心，呕吐和发热；后期出现黄疸，尿色加深，肝区痛，肝脾肿大等；恢复期，上述症状逐步消退
诺如病毒（诺瓦克病毒）	污染水源的鲜贝类，感染者加工的沙拉、三明治等食品	发病时间：12~48h 症状：常见为轻症，表现为腹泻和呕吐，其次为恶心、腹痛、头痛、发热、畏寒和肌肉酸痛等
异尖线虫	食入未煮熟有活异尖线幼虫的海鲜，如大马哈鱼、鳕鱼、大比目鱼、鲱鱼、鲭鱼、乌贼等	发病时间：1~2d 症状：轻者仅有胃肠不适，重者表现为上腹部突发剧痛腹胀，恶心、呕吐
十二指肠钩口线虫和美洲钩口线虫	接触含有钩虫幼虫的泥土或农作物后感染，也可因生食含有钩虫幼虫的不洁蔬菜、瓜果而受到感染	发病时间：1~12d 症状：贫血、营养不良及消化道功能紊乱，严重的可引起心脏功能不全。孕妇流产、早产或死胎；婴幼儿感染钩虫常出现急性便血性腹泻、大便呈柏油样、食欲减退，病死率较高；儿童感染导致生长和发育障碍

续表

生物/细菌	来源	疾病和症状
棘球绦虫	与感染的家犬接触，或放牧、剪毛、挤乳、皮毛加工等过程中接触虫卵，或食入被虫卵污染的水、蔬菜等	发病时间：1~3d 症状：在肝脏可见肝区胀痛；在肺部可见呼吸急促、胸痛等刺激症状；在脑部可引起颅内压增高等一系列症状；在骨骼内可破坏骨质，易造成骨折
华支睾吸虫	生食或半生食淡水鱼虾是主要的感染方式，共用砧板处理生、熟食物也有可能感染	发病时间：30d 症状：轻者有腹痛、腹泻、营养不良、疲倦乏力、肝区隐痛、肝肿大等临床症状，重者可并发胆囊炎、胆管炎、胆石症和胆管阻塞等症状。儿童还可出现发育障碍，严重者可造成侏儒症

（二）化学性污染

食品的化学性污染涉及范围广，情况也较复杂，主要有以下几种：①农药、兽药等使用不当，造成对食品的污染；②有害金属污染，如来源于土壤、包装容器、外包装材料的汞、铅、镉等；③有害化合物污染，如来自工业"三废"不经处理排入农田、大气中的多环芳烃类（苯并芘）、多环芳族化合物、N-亚硝基化合物、二噁英等有害成分的污染；④在食品加工、储存过程中添加或产生的有害物质，如滥用食品添加剂，又如酒精中含有甲醇、醛类物质等。

（三）放射性污染

食品的放射性污染主要来自放射性物质的开采、冶炼、生产以及在生活中的应用与排放，特别是半衰期较长的放射性核素污染，在食品安全上更为重要，如来自日本福岛核辐射污染地区的食品。

（四）食品污染的预防

市场监督管理部门要加强食品卫生监督，全面贯彻执行食品卫生法律和国家卫生标准，实行食品生产经营准入制度，对土壤、水源、空气、食品、包装、储存、运输工具进行检测和监控，严把食品生产、出厂、出售、出口、进口等卫生质量关，对食品生产过程、最终产品进行不定期抽检。食品生产经营单位要全面贯彻执行食品卫生法律和国家卫生标准，实施质量安全管理体系，在生产的各个环节严控产品质量；国家要建立科学完善的食品安全治理体系，严惩制造、生产、销售、使用违规的添加剂、原料等行为。高温加工和处理食品可以预防大部分食品生物性污染。

知识点三 食物中毒及其预防

食物中毒是指摄入了含有生物性、化学性有毒有害物质的食品，或把有毒有害物质当作食品食用后引起的非传染性急性、亚急性疾病。食物中毒既不包括因暴饮暴食而引起的急性胃肠炎、食源性肠道传染病（如伤寒）和寄生虫病（如旋毛虫病），也不包括因一次大量或长期少量多次摄入某些有毒、有害物质而引起的以慢性毒害为主要特征（如致癌、致畸、致突变）的疾病。

（一）食物中毒的分类

常见的食物中毒分类方法是按病原物质分类，将食物中毒分为5类。

（1）细菌性食物中毒　指因摄入细菌污染的食品引起的急性或亚急性疾病，是食物中毒中较常见的一类。发病率通常较高，多数细菌性食物中毒病死率较低，发病有明显的季节性，一般5~10月最多。

（2）真菌及其毒素食物中毒　被真菌及其毒素污染的食物而引起的食物中毒发病率较高，死亡率也较高，发病的季节性及地区性均较明显，如曲霉属产毒株产生黄曲霉毒素，出现以急、慢性肝细胞坏死为主要特征的中毒性症状；禾谷镰刀菌产生的玉米赤霉烯酮，中毒的动物出现兴奋不安，走路蹒跚，全身肌肉震颤，突然倒地死亡等现象。

（3）动物性食物中毒　指食入有毒动物性食品而引起的食物中毒。发病率较高，病死率因动物种类而异，如河豚中毒为食用含有河豚毒素的河豚肉所致，常见于清明前后及海河交界地区，病死率高。

（4）有毒植物中毒　指食入植物性中毒食品引起的食物中毒，如未脱毒白果、木薯、未煮熟的菜豆、毒蘑菇等引起的食物中毒。发病率因引起中毒的食品种类而异，如毒蘑菇中毒多见于春、秋暖湿季节及丘陵地区，多数病死率较高。

（5）化学性食物中毒　指食入化学性中毒食品引起的食物中毒。发病的季节性、地区性均不明显，发病率和病死率均较高。如有机磷农药、亚硝酸盐、砷化物等引起的食物中毒。

（二）食物中毒的发病特点

食物中毒发生的原因各不相同，但发病具有共同特点。掌握食物中毒的发病特点，尤其是发病的潜伏期和中毒的特有表现，对食物中毒的诊断有重要意义。①食物中毒的发病与食物有关：中毒病人在相近的时间内都食用过同样的中毒食物，未食用者不中毒。停止食用该食物后发病很快停止，发病曲线在突然上升之后呈突然下降的趋势，无余波；②发病潜伏期短、来势急剧，呈暴发性：短时间内可能有多数人发病，生病曲线呈突然上升趋势；③所有中毒病人临床表现基本相似：最常见的是消化道症状，如恶心、呕吐、腹痛、腹泻等，病程较短；④一般无人与人之间的直接传染。

【知识链接】如何避免食用受到污染的食品

①尽量到有信誉的正规商店、超市和管理健全的农贸市场购买食品，注意观察其是否取得《食品经营许可证》《营业执照》等资质；

②尽可能购买正规企业生产的、有信誉的食品，不买注水肉、有农药残留的果蔬，要买放心肉，放心菜；

③不买腐败霉烂、变质的或接近腐败霉烂、变质、生虫的肉类、鱼类、瓜果和蔬菜，不买过于便宜的粮、油、饮料及其他食品；

④查看食品的包装、标签，看有无注册商标和条形码。最主要的是查看生产日期和保质期。对于怀疑存在不安全因素的食品，宁可暂时不买。不买不食无生产厂家名称、无厂家地址、无生产日期和保质期（"三无"）的食品；

⑤买回的食品应按要求进行清洗、烹调和储存。

知识点四　农产品"三品一标"

农产品"三品一标"是指绿色食品、有机食品、农产品地理标志和承诺达标合格证产品。绿色食品是指产自优良生态环境、按照绿色食品标准生产、实行全程质量控制并获得绿色食品标志使用权的安全、优质食用农产品及相关产品。有机食品是指按照有机方式生产、加工，产品符合国际或国家有机食品要求和标准，并通过国家认证机构认证的农副产品及其加工品。农产品地理标志是指标示农产品来源于特定地域，产品品质和相关特征主要取决于自然生态环境和历史人文因素，并以地域名称冠名的特有农产品。承诺达标合格证产品是指食用农产品生产者根据国家法律法规、农产品质量安全国家强制性标准，在严格执行现有农产品质量安全控制要求的基础上，自行开具并出具的质量安全合格承诺证的食用农产品。伴随着"三品一标"品牌理念不断深入人心，近年来，它们已然成为安全优质农产品的主导品牌和代名词。

（一）绿色食品

绿色食品标准共分为两个技术等级，即 AA 级绿色食品标准和 A 级绿色食品标准。

AA 级绿色食品标准要求生产地的环境质量符合《绿色食品产地环境质量标准》，生产过程中不使用化学合成的农药、肥料、食品添加剂、饲料添加剂、兽药及有害于环境和人体健康的物质，而是通过使用有机肥、种植绿肥、作物轮作、生物或物理方法等技术，培肥土壤、控制病虫草害，保护或提高产品品质，从而保证产品质量符合绿色食品产品标准要求，对标有机食品的标准和要求。

A 级绿色食品标准要求生产地的环境质量符合《绿色食品产地环境质量标准》，生产过程中严格按绿色食品生产资料使用准则和生产操作规程要求，限量使用限定的化学合成物质，并积极采用生物方法，保证产品质量符合绿色食品产品标准要求。

绿色食品是顺应经济发展和老百姓对更好质量和安全的食品需求，突出绿色发展理念，一方面防止有毒有害成分进入食品生产-消费链中；另一方面又要避免食品生产过程对自然环境的污染，从产地环境、生产技术标准、产品质量、包装储存运输等方面对食品生产的全过程进行约束和管控，申请者根据需要组织材料申请。

（二）有机食品

有机食品有两层含义：一层泛指无污染天然食品；另一层指经过专门机构认证并赋予有机食品证书的食品。这两类有机食品都要求来自生态良好的有机农业生产体系，有机食品的生产和加工不使用化学农药、化肥、化学防腐剂等合成物质，也不用基因工程生物及其产物。因此，有机食品是一类真正来自自然、富营养、高品质和安全环保的生态食品。如何判断农业生产体系符合标准，生产的食品不含对人体有毒有害的成分，一般需要专门的检测机构认证，故我们一般所说的有机食品是指经过有机认证并授权的食品。

有机食品较常规食品口感味道更好，有较长的保鲜期，但从营养角度讲，有机食品的营养价值不一定就比常规食品高，二者之间往往相差无几，例如，有机蔬菜与一般蔬菜在维生素、微量元素、膳食纤维上相差不大。安全性方面，英国的研究结果表明，常规食品如果都按照食品生产的标准去做的话，和有机食品一样健康和安全。生产和种植有机食品需要更多的劳动力，要避免使用现代科技已证明安全性的技术和材料，投入大，产出低，对于中国这样的人口大国，全面开发和推广有机种植生产有机食品，粮食生产不能满足社会需求，至少目前在我国，常规农业生产种植方式才是主流。

> **【知识链接】天然食品是否都安全？**
> 天然食品为在自然条件生长的食品，它们不等同于安全食品，这是因为生长环境可能存在不安全的风险，如重金属超标、辐射超标等；也可能被一些有害生物寄生或感染；也可能食品本身含有一些成分对人体有害，需要用加工的方式除去，如橄榄菜等，因此天然食品不一定都是安全食品。

（三）农产品地理标志

农产品地理标志所称的农产品，是指来源于农业的初级产品，即在农业活动中获得的植物、动物、微生物及其产品。根据《农产品地理标志管理办法》《关于进一步规范农产品地理标志登记管理工作的通知》规定，农业农村部负责全国农产品地理标志的登记工作，农业农村部下属的中国绿色食品发展中心负责农产品地理标志登记的审查和专家评审工作。省级人民政府农业行政主管部门负责本行政区域内农产品地理标志登记申请的受理和初审工作。农业农村部设立的农产品地理标志登记专家评审委员会负责专家评审，但具体评审工作自2019年起由中国绿色食品发展中心组织实施。

申请农产品地理标志认证一般需要经过以下步骤。①申请人向省级农业农村部门提出申请并提交申报材料；②省级农业农村部门对材料进行初审和现场检查；③报送中国绿色食品发展中心；④中国绿色食品发展中心对材料进行审查并组织专家评审；⑤中国绿色食品发展中心代表农业农村部对社会公示；⑥社会无异议由农业农村部做出登记决定并公告；⑦颁发证书。

由于各地气候、土壤、品种、耕种习惯等差异，相同品种的农产品存在较大的品质差异，农产品地理标志很好地标识和区分它们。农产品地理标志实施鼓励当地政府、企业、农户为了经营和管理好具有地理标志的产品，注重质量、严格管控和做好品牌维护，间接推动食品安全的管理和风险防控。

（四）承诺达标合格证产品

2022年修订的《中华人民共和国农产品质量安全法》中要求，农产品生产企业、农民专业合作社、农户、从事收购单位和个人等生产经营者销售农产品时开具承诺达标合格证（畜禽产品的质量安全合格证明有特别规定的，应当遵守其规定，对没有特别规定的农产品仍然需要按照本法开具承诺达标合格证），让农产品承诺达标是一种强制行为。农产品生产者承诺生产的产品达标合格是基于当前农产品生产经营主体管理能力和发展状况确定的底线要求，它并不是真正意义上的检测合格证，只是农产品生产者对自己产品的一种承诺，引导食用农产品生产经营者树牢"不合格、不上市"的理念，让承诺达标合格证真正成为主体的信用证、农产品的身份证。

承诺达标的制度建立首先明确了食品安全的主体是生产者、经营者；其次，要求农产品生产个人或单位做好产品质量管控，严控食品安全风险；再次，能够快速进行食品溯源。需要注意的是，具有承诺达标合格证的产品并保证产品的安全性，只是能够确定安全主体的产品，也是所有农产品最低的要求。

知识点五 转基因食品

转基因食品是指利用生物技术改良的动物、植物和微生物制造或生产的食品、食品原料及食品添加物等。例如，转移或修饰相关的基因使农作物在生长分化、肥料、抗逆、抗虫害等方面发生改变而达到增产效果；使农产品成熟期延迟或提前，不易腐烂，好储存，以适应市场需求；使农产品含有的蛋白质具有合理的氨基酸组成，从而提高其营养价值；使农产品具有某些特有物质，人们吃了这类食品，相当于在补充营养的同时服用了疫苗，起到预防疾病的作用；通过不同品种间的基因重组可形成新品种，由其获得的转基因食品可能在品质、口味和色香方面具有新的特点。

世界上第一种转基因食品是 1993 年投放美国市场的番茄，至今动物来源的、植物来源的和微生物来源的转基因食品发展非常迅速，各种类型转基因食品应运而生。如现已培育成功转基因玉米、马铃薯、菜豆、大豆等，甚至可提高免疫力、可治疗或预防某些疾病的牛乳等畜产品。

目前，全球的科学家们还无法为转基因食品安全问题在短时间内下一个定论。虽然存在争议，但人们没有必要把它视为洪水猛兽，毕竟转基因技术在全球推广以来，并未发现对人体健康产生危害的案例。

目前，通过转基因生物安全评价、获得主管部门批准的转基因食品可放心食用。因此，消费者在购买转基因食品时，应注意是否贴有清晰的"GM FOOD（转基因食品）"标志。转基因食品生产厂家也必须在产品标签上注明标志，使消费者具有知情权和自由选择权。

知识点六 食品标签与食品营养标签

食品标签是食品包装上的文字、图形、符号及一切说明物，显示或说明食品的特征、作用、保存条件与期限，食用人群与食用方法以及其他有关信息。预包装食品是预先定量包装或者制作在包装材料和容器中的食品，包括预先定量包装以及预先定量制作在包装材料和容器中，并且在一定量限范围内具有统一的质量或体积标识的食品。所有预包装食品都需要提供标签，标注食品的相关信息。与预包装食品相对的是散装食品，散装食品又称裸装食品，指无预先定量包装，需称重销售的食品，包括无包装和带非定量包装的食品，节省了烦琐的包装，降低了食品的价格，且购买量随意方便，如常见的各类熟食、面及面制品、腌制品、糕点等，散装食品标签也要符合《中华人民共和国食品安全法》等法律法规的规定。

（一）预包装食品标签要求

预包装食品标签基本内容有食品名称、配料清单、净含量和沥干物（固形物）含量、制造者的名称和地址、生产日期（或包装日期）和保质期、产品标准号。如果消费者发现并证实其标签的标志与实际品质不符，可以依法投诉并可获得赔偿。GB 7718—2011《食品安全国家标准 预包装食品标签通则》中含有强制标示内容、非强制标示内容、允许标示内容和推荐标示内容，如标签文字可以同时使用外文，但应与中文有对应关系（进口食品的制造者和地址、国外经销商的名称和地址、网址除外）。所有外文不得大于相应的汉字，为非强制内容。

食品标签中强制标示内容具体说明如下。

(1) 食品标签必须反映产品真实属性，不允许企业在标签上利用产品名称混淆食品的真实属性误导消费者；不允许标示封建迷信、黄色、贬低其他食品或违背科学营养常识的内容。

(2) 标签上必须标示的文字和数字的高度不得<1.8mm，净含量和沥干物（固形物）含量应与食品名称在同一版面，即同一视野中。

(3) 标签标注营养素和热量，要依据产品中实际存在的营养素标示食品含有的脂肪、蛋白质、碳水化合物，以及反映特殊膳食食品特性的维生素、矿物质的含量及相应的热量值。对添加了营养强化剂的特殊膳食食品，应标示所强化营养素的含量，或有营养标签。

(4) 配料清单和配料定量为改变食品的天然营养素而添加的某种原料或辅料，须在配料表中特别标明加入量，用质量百分率（指固态食品）或体积百分率（指液态食品）表示，如铁强化糖，应在配料表中注明柠檬酸铁的加入量，用 mg/kg 或 mL/L 标示。

(5) 标签制造者，经销者的名称或地址为经国内依法注册的企业名称和地址。

(6) 标签应标注生产日期和有效期限，生产日期和保质期不得另外加贴、补贴和篡改。

(7) 包装特殊膳食食品要标明营养成分，必须标示营养标签，还要标示贮存条件、适宜人群，以帮助指导消费。

(8) 食品产品如有标准号，应按国家标准，或行业标准，或企业标准的代号和顺序号标示；特殊膳食食品标签上必须标注标准代号，以方便监督机构对食品生产企业的产品实施监督；食品如有质量等级，应符合有关的国家标准或行业标准的规定。

(9) 产品中添加了甜味剂、防腐剂、着色剂必须标示具体名称；原料经特殊处理必须标注，如产品、原料经电离辐射，原料为转基因食品必须标注转基因标志及其原产地等。

> **【知识链接】食品包装相关名词解释**
>
> 配料：在制造或加工食品时使用的，并存在（包括以改性的形式存在）于产品中的任何物质，包括食品添加剂。
>
> 生产日期（制造日期）：食品成为最终产品的日期，也包括包装或灌装日期，即将食品装入（灌入）包装物或容器中，形成最终销售单元的日期。
>
> 保质期：预包装食品在标签指明的贮存条件下，保持品质的期限。在此期限内，产品完全适于销售，并保持标签中不必说明或已经说明的特有品质。
>
> 规格：同一预包装内含有多件预包装食品时，对净含量和内含件数关系的表述。

（二）食品营养标签

营养标签为预包装食品标签上向消费者提供食品营养信息和特性的说明，包括营养成分表、营养声称和营养成分功能声称。所有预包装食品营养标签强制标示内容包括能量、蛋白质、脂肪、碳水化合物和钠 4 种核心营养素的含量及其占营养素参考值（NRV）的百分比，食品配料含有或生产过程中使用了氢化和（或）部分氢化油脂，在营养成分表中应当标示出反式脂肪（酸）的含量。使用了营养强化剂的预包装食品，在营养成分表中还应标示强化后食品中该营养成分的含量值及其占营养素参考值（NRV）的百分比。营养成分表应以一个"方框表"的形式表示（特殊情况除外），方框可为任意尺寸，并与包装的基线垂直，标题为"营养成分表"。预包装食品营养标签标示的任何营养信息应真实、客观，不得标示虚假信息，不得夸大产品的营养作用或其他作用。营养标签应标在向消费者提供的最小销售单元的包装上。

思考探究题

1. 很多人喜欢吃油炸食品，如炸鸡腿、炸鸡翅等，但也有人说不要吃油炸食品，因为有问题。请分析是安全还是营养方面存在问题？

2. 食品生产者为了突出产品的优势，在标签上备注"采用最佳/最优的原料"，或使用"国家级""最高级""最佳"等用语，是否符合要求？

3. 某食品生产者生产一款添加维生素和苹果原料的饮料，在标签上标注"该产品相当于三个苹果"，是否符合要求？

模块四

膳食指导与食谱编制

思政映射与融入点

2022年4月26日，中国营养学会发布第五版《中国居民膳食指南（2022）》，膳食指南是健康教育和公共政策的基础性文件，是国家推动食物合理消费、提升国民科学素质、实施健康中国-合理膳食行动的重要措施。

我们通过分析对比我国不同年代发布的《中国居民膳食指南》及各种参考摄入量标准的发展变迁过程，了解我国社会从"温饱"到"小康"的发展历程，增强时代的使命感和责任感；通过对不同人群的食谱编制及膳食指南的学习，塑造自主自律的健康行为；通过开展营养健康宣教活动，可帮助居民做出有益于健康的饮食选择和行为改变，引导和鼓励家庭科学规划膳食。传承中国健康饮食文化，体现国家人文关怀。

学习目标

【知识目标】

1. 了解不同类型膳食结构的特点，以及中国居民膳食结构存在的主要问题。
2. 熟悉《中国居民膳食指南》及中国居民平衡膳食宝塔的相关内容，掌握平衡营养、合理膳食的原则。
3. 掌握营养食谱编制的流程及要求。

【能力与职业素养目标】

1. 能根据不同人群的具体需求，计算单人每餐及全日能量、营养素需要量，具备数据处理分析及综合应用的能力。
2. 熟悉不同类型膳食结构，根据个体特点设计和确定主食、副食的品种及数量，制定营养食谱，以服务大众，满足人民群众的需求。
3. 能运用《中国居民膳食指南》及中国居民平衡膳食宝塔开展营养宣教活动，并进行营养指导，提高居民营养健康意识。

导入案例

2022年4月26日上午,《中国居民膳食指南（2022）》发布会在北京举行。膳食指南是健康教育和公共政策的基础性文件,是国家实施《健康中国行动（2019—2030年）》和《国民营养计划（2017—2030年）》的一个重要技术支撑。

来自国家卫生健康委食品司、中国科协科普部、中国疾控中心、中国健康教育中心、国家食品安全风险评估中心、农业农村部食物与营养发展研究所、国家体育总局体育科学研究所的有关领导和专家,中国居民膳食指南修订专家委员会成员以及中华预防医学会、中国医师协会、中国学生营养与健康促进会、中国食品工业协会、中国营养保健食品协会、中国健康促进与教育协会的领导,以及多家主流媒体代表参加。

自1989年首次发布《中国居民膳食指南》以来,我国已先后于1997年、2007年、2016年对其进行了三次修订并发布,在不同时期对指导居民通过平衡膳食改变营养健康状况、预防慢性病、增强健康素质发挥了重要作用。在国家卫生健康委等有关部门的指导和关心下,中国营养学会组织近百位专家对膳食指南再次进行修订,经过近三年的努力,在对近年来我国居民膳食结构和营养健康状况变化做充分调查的基础上,依据营养科学原理和最新科学证据,形成《中国居民膳食指南研究报告》,并在此基础上顺利完成《中国居民膳食指南（2022）》。

人类为了维持生命与健康,保证正常的生活与劳动,每日必须摄取一定数量的食物,并利用这些食物获取能量和各种营养素。这些营养素是具有提供能量、构成机体组织及调节生理功能的物质。但并非所有营养素都同时具有上述三种功能,如蛋白质以构成机体组织为主,脂肪与碳水化合物以供给机体能量为主,维生素则以调节代谢为主。营养的全过程包括摄食、消化、吸收和中间代谢等几个主要环节,任何一个环节发生障碍都将对机体造成不利影响。

食物所含营养素各不相同,人们必须合理膳食才能摄取各种营养素达到平衡营养、促进健康的目的。在研究各营养素的重要作用及其在食品中所呈现的相互影响,以及避免在加工、烹调等过程中造成损失的同时,根据营养学原理和居民实际情况,提出了以食品为基础的膳食指南。

知识点一 平衡营养与合理膳食

（一）平衡营养、合理膳食及其与人体健康的关系

人体健康在很大程度上取决于平衡营养,无论是缺乏或过剩都是营养失调,并可引起疾病。人体所需的各种营养素由食物供给,在代谢过程中,各种营养素必须比例适宜才能协同作用,发挥最大的营养效能。

1. 平衡营养与人体健康

膳食所提供的能量和营养素与人体所需的一致,即人体消耗的营养物质与从食物获得的营养素达成平衡,这称为营养平衡。能达到机体营养平衡的营养过程称为平衡营养。平衡营养,首先必须在人体的生理需要和膳食营养素供给之间建立几个平衡:产能营养素构成平衡、氨基酸平衡、各种营养素摄入量之间的平衡、酸碱平衡及动物性食物和植物性食

物的平衡等。否则，就会影响身体健康，甚而导致某些疾病发生。

（1）产能营养素构成平衡　当产能营养素提供的总能量与机体消耗的能量平衡时；当摄入的三种产能营养素分别给机体提供的能量为碳水化合物50%~65%、脂肪20%~30%、蛋白质10%~20%时，各自的特殊作用发挥并互相起到促进和保护作用，这种总能量平衡、能量比例（或产能营养素摄入量的比例）也平衡的情况称为产能营养素构成平衡。产能营养素供给过多，将引起肥胖、高血脂和心脏病等；产能营养素供给过少，造成营养不良，同样可诱发多种疾病，如贫血、结核、癌症等。三种产能营养素是相互影响的，总能量平衡，但比例不平衡，也会影响健康。碳水化合物摄入量过多时，增加消化系统和肾脏负担，减少了摄入其他产能营养素的机会。蛋白质能量提供过多时，则影响蛋白质正常功能发挥，造成蛋白质消耗，影响体内氮平衡。当碳水化合物和脂肪能量供给不足时，就会削弱对蛋白质的保护作用。

（2）氨基酸平衡　食物中蛋白质的营养价值，基本上取决于食物中含有的必需氨基酸的数量和比例。只有食物中提供的必需氨基酸的比例，与人体所需要的比例接近时才能有效地合成人体的组织蛋白。比例越接近，生理价值越高，生理价值接近100时，即100%被吸收，称为氨基酸平衡食品。除人乳和鸡蛋之外，多数食品都是氨基酸不平衡食品。所以，要提倡食物的合理搭配，纠正氨基酸构成比例的不平衡，提高蛋白质的利用率和营养价值。

（3）各种营养素摄入量之间的平衡　不同的生理需要、不同的活动强度，营养素的需要量不同，加之各种营养素之间存在着错综复杂的关系，造成各种营养素摄入量之间的平衡难以把握。中国营养学会制定了各种营养素的每日供给量。只要各种营养素在一定的周期内，保持在标准供给量（误差不超过10%），即达到营养素摄入量之间的平衡。

（4）酸碱平衡　正常情况下人体血液偏碱性，pH保持在7.3~7.4。应当食用适量的酸性食品和碱性食品，以维持体液的酸碱平衡，若食品搭配不当，会引起生理上的酸碱失调。酸性食品摄入过多，血液偏酸、颜色加深、黏度增加，严重时会引起酸中毒，同时增加体内钙、镁、钾等离子的消耗，而引起缺钙。常见的酸性食品有蛋黄、大米、鸡肉、鳗鱼、面粉、鲤鱼、猪肉、牛肉、干鱿鱼、啤酒、花生等。常见的碱性食品有海带、西瓜、萝卜、茶叶、香蕉、草莓、南瓜、菜豆、黄瓜、莲藕等。

（5）动物性食物和植物性食物的平衡（荤素平衡）　素食，含纤维素多，抑制锌、铁、铜等重要微量元素的吸收，含脂肪过少。常吃素，易患贫血，还会危害儿童发育（特别是大脑发育），导致少女月经初潮延迟或闭经，对于老年人，可引起胆固醇水平过低而遭受感染与癌症的侵袭；荤食中含有素食含量较少甚至缺乏的营养成分，可弥补素食的不足，但荤食也不可过量，高脂肪与心脏病、乳腺癌、脑卒中等的因果关系早有定论。荤素平衡，以脂肪在每日三餐能量中占20%~30%为宜。

【知识链接】营养不平衡的人有什么特点？

在物质生活日益丰富的今日，人们除了在疾病状态下会出现严重的营养不良外，更多则是表现出营养失衡、维生素和微量元素的缺乏。究其原因主要是与食物的过于精细，烹调不当以及饮食不洁有关。

> 上述的营养问题有没有什么办法来自我测知呢？医学研究证明，人体在出现营养失衡时，首先出现反应的部位不是在我们的身体内部，而是在眼、鼻、口、指甲和头发等体表部位，因为这些部位属于血液循环的末端，其形态和功能的维持，对营养成分的依赖性更强。

2. 合理膳食与人体健康

食物所含营养素各不相同，任何一种食物都不能在质和量上满足人类营养的全部需要，必须通过各种食物相互搭配方能达到平衡营养的要求。通常将这种能达到全面营养要求的膳食称为合理膳食。

合理膳食是平衡营养的基础。合理膳食不但要提供足够的能量和所需的各种营养素，以满足人体正常的生理需要，还要保持各种营养素之间的比例平衡和多样化的食物来源，以提高各种营养素的吸收和利用，达到平衡营养的目的。

当人们的膳食结构合理，营养达到平衡时，才能满足机体对热能和各种营养素的需要，促进机体的抗病能力，提高工作与劳动效率，预防和治疗某些疾病；当膳食结构不合理，摄入的产能营养素不平衡，就导致营养失调。营养失调包括营养缺乏、营养不足、营养过剩。

（1）营养缺乏　由于机体所摄取的营养素不能满足自身的需要而出现各种营养素缺乏所特有的症状与体征，即营养缺乏病（症）。一般将营养缺乏病分为原发性与继发性两大类。

由于膳食中营养缺乏或摄入不足而引起的营养障碍性疾病称为原发性营养缺乏病。如蛋白质-热能营养不良、营养性贫血、眼干燥症等都是原发性营养缺乏病，只要补充足够的相应营养素即可痊愈。其致病原因有：①不良的饮食习惯。如不合理的烹调，使营养素大量破坏或丢失，或因偏食、挑食、禁食、忌食等原因，使营养素的摄入量减少，从而造成机体营养素缺乏。②过多食用精白米、精白面。由于粮谷类的过度加工，可使其中的硫胺素损失90%，核黄素、烟酸和铁损失70%~85%。这些营养素在麸皮与胚芽中分布较多。③经济原因。在经济落后的国家或地区，人们生活水平低下，副食品摄入较少，单纯或主要以主食提供热能与各种营养素，往往造成营养缺乏病的发生。

由于体内体外的各种原因，妨碍营养素的吸收与利用，或因病理、生理需要量增多而不能及时供应，或因某种原因使营养素在体内的破坏和排泄过多而造成的营养缺乏病称为继发性营养缺乏病。继发性营养缺乏病，首先表现为机体组织储存减少，接着出现低水平的代偿，继之打破平衡而发生生化指标的改变，进一步出现病理形态学的改变。

（2）营养不足　体内某种营养素含量不足，尚未达到缺乏的程度，可毫无症状或仅有轻微症状，处于亚临床表现状态。若能在此种状态下通过生化检验及时发现，及时补充相应的营养素，可以得到纠正，防止营养缺乏病的发生。

（3）营养过剩　当摄入的营养素超过机体的需要时，除增加机体代谢负担外，多余的营养素将储存在体内，导致营养过多症，有的还可引起中毒。如摄入过多的热能可导致食饵性肥胖，摄入过多的维生素A、维生素D引起中毒及摄入过多的碘导致甲状腺肿大等。

此外，暴饮暴食、一次大量食入油腻食物和大量饮酒可使胰腺分泌增加，体内代谢紊乱，胰腺可发生出血、坏死；糖尿病以体内碳水化合物、脂类及蛋白质代谢紊乱为特征；心血管疾病、癌症也与膳食不合理有关。

总之，营养不足则会出现相应的病理性改变，继而发生临床上可见的营养缺乏病。反之，过量摄入热能和某些营养素，则可导致肥胖、心血管疾病、肿瘤等发生，或因某些营养素过量而发生中毒，有碍健康。因此，合理膳食、平衡营养，是维持人体健康与生存的重要条件。

【知识链接】盲目节食或吃素，导致营养不良

小吴是梅城某中学初二年级女生，如今正是长身体的黄金时期，她身高165cm，看起来却显得很瘦弱，且精神状态很差，最近每天进食很少，一吃饭就想干呕。这究竟是怎么一回事呢？着急的吴妈妈日前连忙带她到市人民医院临床营养科问诊。"这是神经性厌食症。"主治营养医师张琳的这一判断，把吴妈妈和小吴本人都吓了一跳。经过医生的询问，吴妈妈才说出了实情：小吴平时竟然通过节食来保持苗条身材，对零食的依赖性较强。

"盲目节食或吃素，久而久之，对主食就会反感，甚至排斥，最终形成一种心理问题。"张医师说，随着生活水平的提高，中小学生挑食、厌食、偏食现象日益增多，很多学生都养成了喜欢喝碳酸饮料、吃煎炸膨化快餐，不爱吃主食和蔬果或是过分追求素食的习惯，导致学生中营养不良者有增多趋势，再加上学习、精神的压力很大，这就容易患上贫血等疾病。近年来，在他临床接诊中，像小吴这样盲目节食或吃素的中小学女生不时能遇到。

（二）我国居民膳食结构的现状与调整

1. 膳食结构

膳食结构是指人们消费的食物种类及其数量的相对构成，主要取决于人体对营养的生理需求和生产供应条件所提供食物资源的可能。食品生产者应恰当地将其结合起来，为人们提供丰富的可供选择的食物。良好的膳食结构通常与良好的健康相联系。

按动、植物性食物来源，膳食结构可分为三大类型。

（1）动物性食物为主的膳食结构 以欧美等发达国家的膳食为代表。此类膳食的优点是膳食质量好，即蛋白质的数量和质量好，某些矿物质和维生素，如钙、维生素A等较丰富；但最大的问题是存在着高热能、高脂肪、高蛋白、低纤维（"三高一低"）的缺陷，易诱发肥胖症、高脂血症、冠心病、糖尿病、脂肪肝等所谓"富裕型"疾病。

（2）植物性食物为主的膳食结构 以大部分发展中国家的膳食为代表。此类膳食虽然没有欧美发达国家"三高一低"膳食的缺陷，但膳食质量较差，如蛋白质和脂肪的数量均较低，蛋白质质量也较差。某些矿物质和维生素常显不足，易患营养缺乏病。

（3）动、植物性食物摄取比较均衡的膳食结构 以日本的膳食为代表。此类膳食既保持了以植物性食物为主的东方人膳食的优点，又避免了西方"三高一低"膳食的缺陷。

2. 我国膳食结构现状

20世纪80年代我国的改革开放政策实施以来，社会经济稳步发展，城乡居民的收入及生活水平明显提高。因此，居民的营养状况发生了明显的变化，总体来说，居民的营养状况、膳食营养摄入都得到了明显改善。但是，当前我国营养工作仍面临三大问题。

第一，我国的食物生产不能适应营养的需求。我国食物品种有待优化，从农产品来看，优质食用农产品比例偏低。优质食物如乳类和豆制品产业有待进一步发展。另外，食品加工过细，不但不适应营养需求，还造成食物浪费。

第二,居民营养不足与营养过剩并存。从居民的营养状况来说面临双重挑战,无论是城市还是农村的居民都存在营养不均衡的状况,同时,营养状况存在地区差异。在城市地区,由于生活方式和膳食摄入变化造成的营养过剩,使营养相关慢性病,如高血压、糖尿病近年来呈快速的发展趋势。而在贫困地区,营养缺乏却是突出的问题,比如低出生体重、贫血,及其他微量营养素的缺乏还保持在比较高的水平。

第三,居民的营养和健康知识缺乏。尽管广大的居民对营养健康的需求越来越强烈,但是我国居民的营养素养还是处于比较低的水平。中小学生、老师、家长、医务人员、普通居民都存在营养知识缺乏的现象。营养知识的缺乏,导致错误的健康行为。在农村地区,有的居民把自家产的鸡蛋、大豆、水果拿到集市卖钱来买方便面、膨化食品给孩子吃。有些城市居民觉得食品越贵越好。这些不合理的饮食行为和生活方式不仅造成了食物资源的浪费,同时也制约国民健康的提升。

3. 向营养健康转型

(1) 发展营养导向型农业,加快食物系统转型　加快农产品营养标准建设,指导动植物育种,种植养殖技术的创新,推进营养导向型食物生产体系建设;提倡适度加工、精准加工,推动农产品加工减损增效,加快营养导向型食品加工体系建设;将营养导向融入所有政策,增加健康膳食的可负担性和可及性,加快推进营养导向型消费体系建设。

(2) 打造第三口粮,提升主食多样性　教育消费者科学认识杂粮在实现健康膳食、均衡营养中的作用地位,培养消费习惯,增加杂粮主食,推动五谷杂粮回归居民餐桌主位,努力打造第三口粮,力争到2035年,杂粮与薯类摄入量占比翻一番,达到35%。

(3) 实施白肉增长计划,推动健康低碳饮食　初步预测,2035年我国居民肉类人均消费将达到75kg的峰值,在其他肉类产品保持不变的情况下,肉类消费增值部分由禽肉或水产品补充,在"碳达峰碳中和"的发展目标下,兼顾居民营养健康和不过度增加资源环境压力等因素,具有重要意义,建议实施白肉增长战略。

(4) 依靠科技减少损耗,厉行节约杜绝浪费　2021年,我国食物损耗和浪费率合计22.7%,初步估算约有一半的减损空间,即11.35个百分点,可节约2.3t食物,折合成热量为155.7万亿kcal,可满足1.9亿人一年的营养需求,减少2.5亿亩耕地资源使用、1.5亿m^3水资源消耗和1.6t温室气体排放。

(5) 从娃娃和掌勺人抓起,推进健康饮食教育　促进食育进校园,把食育纳入幼儿园、中小学教学体系;促进食育进家庭,发挥掌勺人在食育中的主导地位;加强主流科普团队培养,推进传播格局重构。

【知识链接】典型的膳食结构

1. 日本的膳食结构

日本的膳食结构比较合理,它融合东西方膳食精华,取长补短。其中植物性食物占较大比例,动物性食物也有适当的数量,膳食中的植物蛋白质与动物蛋白质搭配的较为合理,动物蛋白质约占蛋白质总量的50%。平均营养水平每人每天摄入热能大约2600kcal,蛋白质和脂肪均达到了80g以上,比较符合人体的正常需要。但日本人喜欢吃精米面和咸鱼的习惯不应借鉴。

2. 地中海式膳食结构

地中海式膳食结构主要是淀粉类食品和菜糊状调料，少量肉食，加上大量的绿叶和新鲜水果。常用的食物是橄榄油、大蒜、鱼、蔬菜、野菜、谷物、水果、红葡萄酒等。

人类的食物多种多样，各种食物所含的营养成分不尽相同。除母乳外，任何一种食物都不能提供人体所需的全部营养素。平衡的膳食必须由多种食物构成，才能满足人体营养所需，达到营养均衡、促进身体健康的目的。因此，要提倡人们广泛食用多种食物。

知识点二 我国的膳食指南——中国居民平衡膳食宝塔

（一）膳食指南及其由来

膳食指南是食物合理选择与搭配的陈述性建议，是根据有关营养学理论制定的饮食指导原则，其目的在于改善、优化饮食结构，倡导平衡膳食，以减少与膳食有关的疾病。

膳食指南并非营养学或公共卫生的新事物，作为卫生政策的一部分已有近百年的历史，它是由早期的食物目标，历经膳食供给量、膳食阶段目标演变而来。1918年，英国推荐儿童膳食必须包含一定量的牛乳。1968年，瑞典最先提出《斯堪的纳维亚国家人民膳食的医学观点》，用言简意赅的语言陈述了膳食指导原则，被群众理解接受，产生了积极的社会效果，得到世界卫生组织（WHO）和联合国粮农组织（FAO）的肯定，并建议各国效仿。目前世界上已有20多个国家公布了本国的膳食指南。

（二）我国的膳食指南

膳食指南又称膳食指导方针或膳食目标，它是一个国家或一个地区在一定时期内对所有居民或特殊人群的膳食总指导原则，是依据营养学理论，结合社区人群实际情况制定的，用以引导居民合理消费食物，全面摄取营养，促进健康的指导性意见。

1. 中国居民膳食指南

到目前为止，我国共制定并发布了五版膳食指南。1989年，中国营养学会制定并发布了我国第一版膳食指南，共8条，即食物多样；饥饱适当；油脂适量；粗细搭配；食盐限量；少吃甜食；节制饮酒；三餐合理。该指南发布后在指导教育人民群众采用平衡膳食，增强体质方面发挥了积极作用。但是，随着我国改革开放和经济的发展，我国居民的膳食结构出现了新的问题，之后根据出现的问题进行修订，差不多每隔10年，中国营养学会就组织专家委员会对膳食指南进行修订，并发布新版本。

1997年，中国居民膳食指南专家委员会根据全国营养调查资料、有关研究报告及我国居民膳食结构的变化及居民膳食中存在的缺陷，修订并发布了第二版《中国居民膳食指南》，共8条，即食物多样，谷类为主；多吃蔬菜、水果和薯类；常吃乳类、豆类或其制品；经常吃适量鱼、禽、蛋、瘦肉，少吃肥肉和荤油；食量与体力活动要平衡，保持适宜体重；吃清淡少盐的膳食；饮酒应限量；吃清洁卫生、不变质的食物。

2002年，全国居民营养与健康状况调查结果显示，我国城乡居民的膳食状况明显改善；但部分人群膳食结构不合理及身体活动减少，引起肥胖、高血压、糖尿病、高血脂等慢性疾病的患病率增加；在一些贫困农村地区还存在营养缺乏的问题。依据中国居民膳食消费和营养摄入的实际情况，以及存在的突出问题，结合营养素需要量和食物成分的新知识，对第二版膳食指南进行全面修订，在广泛征求相关领域专家、机构和企业意见的基础上，形成了《中国居民膳食指南（2007）》，共10条推荐条目。①食物多样，谷类为主，粗细搭配；②多吃蔬菜水果和薯类；③每天吃乳类、大豆或其制品；④常吃适量的鱼、禽、蛋和瘦肉；⑤减少烹调油用量，吃清淡少盐膳食；⑥食不过量，天天运动，保持健康体重；⑦三餐分配要合理，零食要适当；⑧每天足量饮水，合理选择饮料；⑨饮酒应限量；⑩吃新鲜卫生的食物。这就是第三版的膳食指南，适合于6岁以上的正常人群。

为了更加切合我国居民营养状况和健康需求，2014年起，国家卫生计生委疾控局委托中国营养学会再次启动指南修订工作。修订过程中，根据《中国居民营养与慢性病状况报告（2015）》中指出的我国居民面临营养缺乏和营养过剩双重挑战的情况，结合各民族饮食习惯以及不同地区食物可及性等多方面因素，参考其他国家膳食指南制定的科学依据和研究成果，对部分食物日摄入量进行调整，提出符合我国居民营养健康状况和基本需求的膳食指导建议。最终形成《中国居民膳食指南（2016）》，于2016年5月13日发布，该版膳食指南共有6条推荐条目，适合于2岁以上的正常人群，为最大程度地满足人体营养健康需要提供了建议。①食物多样，谷类为主；②吃动平衡，健康体重；③多吃蔬果、乳类、大豆；④适量吃鱼、禽、蛋、瘦肉；⑤少盐少油，控糖限酒；⑥杜绝浪费，兴新食尚。

为保证《中国居民膳食指南》的时效性和科学性，使其真正契合不断发展变化的我国居民营养健康需求，中国营养学会决定每五年修订一次，2020年6月，召开理事会启动《中国居民膳食指南》修订工作。在国家卫生健康委员会的指导和关心下，经对近年来我国居民膳食结构和营养健康状况变化做充分调查，依据营养科学原理和最新科学证据，形成《中国居民膳食指南研究报告》，并在此基础上顺利推进《中国居民膳食指南》修订。《中国居民膳食指南（2022）》由2岁以上大众膳食指南、特定人群膳食指南、平衡膳食模式和膳食指南编写说明组成。下面详细介绍2022版膳食指南和平衡膳食宝塔。

2. 一般人群膳食指南

（1）食物多样，合理搭配　坚持谷类为主的平衡膳食模式。每天的膳食应包括谷薯类、蔬菜水果、畜禽鱼蛋乳和豆类食物。平均每天摄入12种以上食物，每周25种以上，合理搭配。每天摄入谷类食物200~300g，其中包含全谷物和杂豆类50~150g，薯类50~100g。

（2）吃动平衡，健康体重　各年龄段人群都应天天进行身体活动，保持健康体重。食不过量，保持能量平衡。坚持日常身体活动，每周至少进行5d中等强度身体活动，累计150min以上；主动身体活动最好每天6000步。鼓励适当进行高强度有氧运动，加强抗阻运动，每周2~3d。减少久坐时间，每小时起来动一动。

（3）多吃蔬果、乳类、全谷、大豆　蔬菜水果、全谷物和乳制品是平衡膳食的重要组成部分。餐餐有蔬菜，保证每天摄入不少于300g的新鲜蔬菜，深色蔬菜应占1/2。天天吃水果，保证每天摄入200~350g的新鲜水果，果汁不能代替鲜果。吃各种各样的乳制品，摄入量相当于每天300mL以上液态乳。经常吃全谷物、大豆制品，适量吃坚果。

（4）适量吃鱼、禽、蛋、瘦肉　鱼、禽、蛋类和瘦肉摄入要适量，平均每天120~

200 g。每周最好吃鱼 2 次或 300~500 g，蛋类 300~350 g，畜禽肉 300~500 g。少吃深加工肉制品。鸡蛋营养丰富，吃鸡蛋不弃蛋黄。优先选择鱼，少吃肥肉、烟熏和腌制肉制品。

（5）少盐少油，控糖限酒　培养清淡饮食习惯，少吃高盐和油炸食品。成年人每天摄入食盐不超过 5 g，烹调油 25~30 g。控制添加糖的摄入量，每天不超过 50 g，最好控制在 25 g 以下。反式脂肪酸每天摄入量不超过 2 g。不喝或少喝含糖饮料。儿童青少年、孕妇、乳母以及慢性病患者不应饮酒。成年人如饮酒，一天饮用的酒精量不超过 15 g。

（6）规律进餐，足量饮水　安排一日三餐，定时定量，不漏餐，每天吃早餐。规律进餐、饮食适度，不暴饮暴食、不偏食挑食、不过度节食。足量饮水，少量多次。在温和气候条件下，低身体活动水平成年男性每天喝水 1700 mL，成年女性每天喝水 1500 mL。推荐喝白水或茶水，少喝或不喝含糖饮料，不用饮料代替白水。

（7）会烹会选，会看标签　在生命的各个阶段都应做好健康膳食规划。认识食物，选择新鲜的、营养素密度高的食物。学会阅读食品标签，合理选择预包装食品。学习烹饪、传承传统饮食，享受食物天然美味。在外就餐，不忘适量与平衡。

（8）公筷分餐，杜绝浪费　选择新鲜卫生的食物，不食用野生动物。食物制备生熟分开，熟食二次加热要热透。讲究卫生，从分餐公筷做起。珍惜食物，按需备餐，提倡分餐不浪费。做可持续食物系统发展的践行者。

> **【知识链接】** 怎样鉴别食物的新鲜度？
>
> 鱼、禽、肉、蛋、乳等动物性食物含有丰富的蛋白质，容易滋生细菌而发生腐败，因此大部分食物中毒是由动物来源的食品引起的。采购食物时应特别注意鉴别这类食物是否新鲜。病死的牲畜本身已经污染了病菌或毒素，应当坚决丢弃。
>
> （1）看、触、闻——鉴别畜禽肉类的新鲜度　①看颜色：肉色发暗，脂肪缺乏光泽；②试手感：外表干燥或黏手，指压后的凹陷恢复慢或不能完全恢复；③闻异味：有氨味或酸味，甚至有臭味。
>
> 发现上述现象就表明肉类不新鲜或已变质腐败。如果发现猪肉肉色较深，肉质鲜亮，后臀肌肉饱满突出，脂肪层非常薄，很可能是使用过"瘦肉精"的猪肉。
>
> （2）从五个部位鉴别变质鱼　不新鲜的鱼可在五个部位出现变化：①体表发暗无光泽；②鳞片不完整，易脱落；③鱼鳃颜色暗红，有腥臭，鳃丝粘连；④眼球浑浊或凹陷，角膜浑浊；⑤肌肉松弛，弹性差。
>
> （3）从五种形态识别变质蛋类　微生物的污染可使鸡蛋、鸭蛋等禽蛋变质腐败。变质禽蛋可出现五种改变：①蛋白质分解导致蛋黄移位，形成"贴壳蛋"；②蛋黄膜分解形成"散黄蛋"；③继续腐败，蛋清和蛋黄混为一体成为"浑汤蛋"；④蛋白质进一步被细菌破坏分解形成硫化氢和氨类，可出现恶臭味，形成"臭鸡蛋"；⑤真菌在蛋壳内壁和蛋膜上生长繁殖，形成暗色斑点，称为"黑斑蛋"。
>
> （4）乳类食物变质的鉴别　乳类食物可从色泽、气味、形状等方面鉴别是否变质。如果发现有异味、沉淀或凝块出现，或乳中混杂黏稠物，应当丢弃。酸乳表面生霉、有气泡和有大量乳清析出时也不得食用。

(5) 蔬菜和水果新鲜度的鉴别　蔬菜和水果大多颜色鲜艳，含水量较高，放置过久则可引起颜色和形态的改变。①水分减少：果皮或蔬菜表面发皱，整体发蔫；②颜色变化：绿色蔬菜可变成黄色，有些水果的颜色变暗变淡；③质地变化：水果或蔬菜出现软化、发黏，有汁液渗出甚至果体或茎叶腐烂。

(6) 如何鉴别豆腐变质　豆腐含有丰富蛋白质，储存稍久就容易发生变质。随着新鲜度的下降，豆腐颜色发暗，质地溃散，并有黄色液体析出，产品发黏、变酸并产生异味。

(7) 警惕"胖听"罐头　放置时间过长的罐头，由于内部微生物生长，或马口铁受到腐蚀，会导致食物腐败产气。肉眼可以看到的表现是罐头膨胀发胖。可以通过敲击观察罐头食品有无"胖听"现象，以鉴别是否出现了储存变质的情况。充气罐装食品在高原低气压地区也可能会出现"胖听"，属正常现象。

3. 特定人群膳食指南

特定人群包括备孕妇女、孕期妇女、哺乳期妇女、6月龄内婴儿、7~24月龄婴幼儿、学龄前儿童、学龄儿童、老年人以及素食人群。根据这些人群的生理特点和营养需要，在一般人群膳食指南的基础上对其膳食选择及生活方式提出特殊指导，达到提高健康水平和生命质量的目的。

(1) 备孕和孕期妇女膳食指南

①调整孕前体重至正常范围，保证孕期体重适宜增长；

②常吃含铁丰富的食物，选用碘盐，合理补充叶酸和维生素D；

③孕吐严重者，可少量多餐，保证摄入含必需量碳水化合物的食物；

④孕中晚期适量增加乳、鱼、禽、蛋、瘦肉的摄入；

⑤经常户外活动，禁烟酒，保持健康生活方式；

⑥愉快孕育新生命，积极准备母乳喂养。

(2) 哺乳期妇女膳食指南

①产褥期食物多样不过量，坚持整个哺乳期营养均衡；

②适量增加富含优质蛋白质及维生素A的动物性食物和海产品，选用碘盐，合理补充维生素D；

③家庭支持，愉悦心情，充足睡眠，坚持母乳喂养；

④增加身体活动，促进产后恢复健康体重；

⑤多喝汤和水，限制浓茶和咖啡，忌烟酒。

(3) 0~6月龄婴儿母乳喂养指南

①母乳是婴儿最理想的食物，坚持6月龄内纯母乳喂养；

②生后1h内开奶，重视尽早吸吮；

③回应式喂养，建立良好的生活规律；

④适当补充维生素D，母乳喂养无需补钙；

⑤任何动摇母乳喂养的想法和举动，都必须咨询医生或其他专业人员，并由他们帮助做出决定；

⑥定期监测婴儿体格指标，保持健康生长。

(4) 7~24月龄婴幼儿喂养指南

①继续母乳喂养，满6月龄起必须添加辅食，从富含铁的泥糊状食物开始；

②及时引入多样化食物，重视动物性食物的添加；
③尽量少加糖、盐、油脂，适当保持食物原味；
④提倡回应式喂养，鼓励但不强迫进食；
⑤注重饮食卫生和进食安全；
⑥定期监测体格指标，追求健康生长。

（5）学龄前儿童膳食指南
①食物多样，规律就餐，自主进食，培养健康饮食行为；
②每天饮奶，足量饮水，合理选择零食；
③合理烹调，少调料少油炸；
④参与食物选择与制作，增进对食物的认知和喜爱；
⑤经常户外活动，定期体格测量，保障健康成长。

（6）学龄儿童膳食指南
①主动参与食物选择和制作，提高营养素养；
②吃好早餐，合理选择零食，培养健康饮食行为；
③天天喝奶，足量饮水，不喝含糖饮料，禁止饮酒；
④多户外活动，少视屏时间，每天60min以上的中高强度身体活动；
⑤定期监测体格发育，保持体重适宜增长。

（7）一般老年人膳食指南
①食物品种丰富，动物性食物充足，常吃大豆制品；
②鼓励共同就餐，保持良好食欲，享受食物美味；
③积极户外活动，延缓肌肉衰减，保持适宜体重；
④定期健康体检，测评营养状况，预防营养缺乏。

（8）高龄老年人膳食指南
①食物多样，鼓励多种方式进食；
②选择质地细软，能量和营养素密度高的食物；
③多吃鱼禽肉蛋乳和豆，适量蔬菜配水果；
④关注体重丢失，定期营养筛查评估，预防营养不良；
⑤适时合理补充营养，提高生活质量；
⑥坚持健身与益智活动，促进身心健康。

（9）素食人群膳食指南
①食物多样，谷类为主，适量增加全谷物；
②增加大豆及其豆制品的摄入，选用发酵豆制品；
③常吃坚果、海藻和菌菇；
④蔬菜、水果应充足；
⑤合理选择烹调油；
⑥定期监测营养状况。

（三）中国居民平衡膳食宝塔的构成和使用

所谓平衡膳食是指膳食中所含营养素的种类齐全，数量充足，各营养素之间的比例适当，而且膳食中所供给的各种营养素与人体所需要的营养素之间能保持平衡。应该说营养平衡是膳食平衡的核心与目的。只有营养平衡才能使膳食中的各种营养素满足人体生长发育和各种生理及体力活动的需要。

1. 中国居民平衡膳食宝塔的构成

中国居民平衡膳食宝塔（Chinese Food Guide Pagoda，以下简称"宝塔"）是根据《中国居民膳食指南（2022）》的准则和核心推荐，把平衡膳食原则转化为各类食物的数量和所占比例的图形化表示（图4-1）。

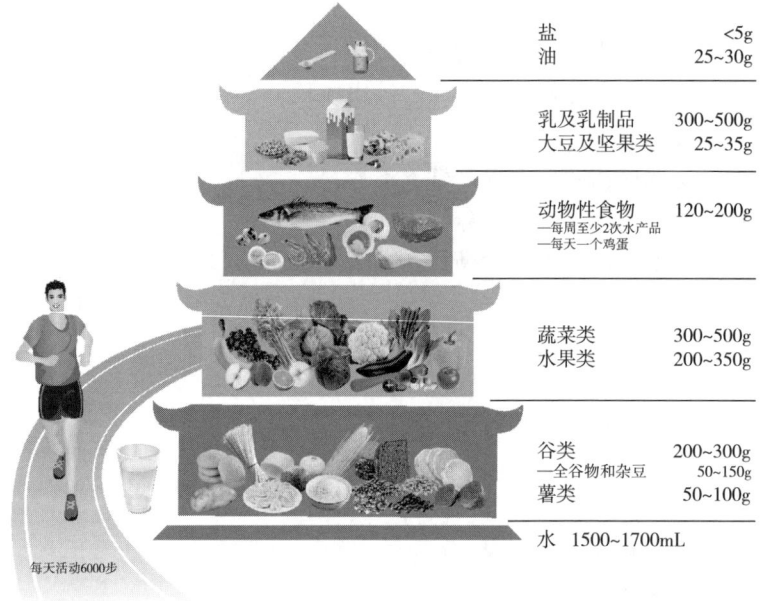

图4-1 中国居民平衡膳食宝塔（2022）

中国居民平衡膳食宝塔形象化的组合，遵循了平衡膳食的原则，体现了在营养上比较理想的基本食物构成。宝塔共分5层，各层面积大小不同，体现了5大类食物和食物量的多少。5大类食物包括谷薯类，蔬菜水果，动物性食物，乳及乳制品、大豆及坚果类，以及烹调用油和盐。食物量是根据不同能量需要量水平设计，宝塔旁边的文字注释，标明了在1600~2400kcal能量需要量水平时，一段时间内成年人每人每天各类食物摄入量的建议值范围。

①第一层：谷薯类食物。

谷薯类是膳食能量的主要来源（碳水化合物提供总能量的50%~65%），也是多种微量营养素和膳食纤维的良好来源。膳食指南中推荐2岁以上健康人群的膳食应做到食物多样、合理搭配。谷类为主是合理膳食的重要特征。在1600~2400kcal能量需要量水平下的一段时间内，建议成年人每人每天摄入谷类200~300g，其中包含全谷物和杂豆类50~150g；另外，薯类50~100g，从能量角度，相当于15~35g大米。

②第二层：蔬菜水果。

蔬菜水果是膳食指南中鼓励多摄入的两类食物。在1600~2400kcal能量需要量水平下，推荐成年人每天蔬菜摄入量至少达到300g，水果200~350g。蔬菜水果是维生素、膳食纤维、微量营养素和植物化学物的良好来源。蔬菜包括嫩茎、叶、花菜类、根菜类、鲜豆类、茄果瓜菜类、葱蒜类、菌藻类及水生蔬菜类等。深色蔬菜是指深绿色、深黄色、紫色、红色等有颜色的蔬菜，每类蔬菜提供的营养素略有不同，推荐深色蔬菜每天占总体蔬菜摄入量的1/2以上。水果多种多样，包括仁果、浆果、核果、柑橘类、瓜果及热带水果等。推荐吃新鲜水果，在鲜果供应不足时可选择一些含糖量低的干果制品和纯果汁。

③第三层：鱼、禽、肉、蛋等动物性食物。

鱼、禽、肉、蛋等动物性食物是膳食指南推荐适量食用的食物。在1600~2400kcal能量需要量水平下，推荐每天鱼、禽、肉、蛋摄入量共计120~200g。

新鲜的动物性食物是优质蛋白质、脂肪和脂溶性维生素的良好来源，建议每天畜禽肉的摄入量为40~75g，少吃加工类肉制品。目前，我国汉族居民的肉类摄入以猪肉为主，且增长趋势明显。猪肉含脂肪较高，应尽量选择瘦肉或禽肉。常见的水产品包括鱼、虾、蟹和贝类，此类食物富含优质蛋白质、脂类、维生素和矿物质，推荐每天摄入量为40~75g，有条件可以优先选择。蛋类包括鸡蛋、鸭蛋、鹅蛋、鹌鹑蛋、鸽子蛋及其加工制品，蛋类的营养价值较高，推荐每天1个鸡蛋（相当于50g左右），吃鸡蛋不能丢弃蛋黄，蛋黄含有丰富的营养成分，如胆碱、卵磷脂、胆固醇、维生素A、叶黄素、锌、B族维生素等，无论对多大年龄人群都具有健康益处。

④第四层：乳类、大豆及坚果。

乳类和豆类是鼓励多摄入的食物。乳类、大豆及坚果是蛋白质和钙的良好来源，营养素密度高。在1600~2400kcal能量需要量水平下，推荐每天应摄入至少相当于鲜乳300g的乳及乳制品。在全球乳制品消费中，我国居民摄入量一直很低，多吃各种各样的乳制品，有利于提高乳类摄入量。

大豆包括黄豆、黑豆、青豆，其常见的制品如豆腐、豆浆、豆腐干及千张等。坚果包括花生、葵花子、核桃、杏仁、榛子等，部分坚果的营养价值与大豆相似，富含必需脂肪酸和必需氨基酸。推荐大豆和坚果摄入量共25~35g，其他豆制品摄入量需按蛋白质含量与大豆进行折算。坚果无论作为菜肴还是零食，都是食物多样化的良好选择，建议每周摄入70g左右（相当于每天10g左右）。

⑤第五层：烹调用油和盐。

油盐作为烹饪调料必不可少，但建议尽量少用。推荐成年人平均每天烹调油不超过25~30g，食盐摄入量不超过5g。按照DRIs的建议，1~3岁人群膳食脂肪供能比应占膳食总能量35%；4岁以上人群占20%~30%。在1600~2400kcal能量需要量水平下，脂肪的摄入量为36~80g。其他食物中也含有脂肪，在满足平衡膳食模式中其他食物建议量的前提下，烹调油需要限量。按照25~30g计算，烹调油提供10%左右的膳食能量。烹调油包括各种动、植物油，植物油如花生油、大豆油、菜籽油、葵花子油等，动物油如猪油、牛油、黄油等。烹调油也要多样化，应经常更换种类，以满足人体对各种脂肪酸的需要。

我国居民食盐用量普遍较高，盐与高血压关系密切，限制食盐摄入量是我国长期行动目标。除了少用食盐外，也需要控制隐形高盐食品的摄入量。

酒和添加糖不是膳食组成的基本食物，烹饪使用和单独食用时也都应尽量避免。

⑥身体活动和饮水：身体活动和水的图示包含在膳食宝塔可视化图形中，强调增加身体活动和足量饮水的重要性。水是膳食的重要组成部分，是一切生命活动必需的物质，其需要量主要受年龄、身体活动、环境温度等因素的影响。低身体活动水平的成年人每天至

少饮水 1500~1700mL（7~8 杯）。在高温或高身体活动水平的条件下，应适当增加饮水量。

身体活动是能量平衡和保持身体健康的重要手段。运动或身体活动能有效地消耗能量，保持精神和机体代谢的活跃性。鼓励养成天天运动的习惯，坚持每天多做一些消耗能量的活动。推荐成年人每天进行至少相当于快步走 6000 步以上的身体活动，每周最好进行 150min 中等强度的运动，如骑车、跑步、庭院或农田的劳动等。

【知识链接】2022 版膳食宝塔与 2016 版的差异

①主食量降低，全谷物类食物含量增加。主食推荐量降低 50~100g，减少了热量的摄入。2022 版主食种类达 18 种，比 2016 版的多 4 种，而且分量变小。

②蔬菜水果总量未变，增加了抗氧化性高的食物。增加了菜花和紫甘蓝，草菇换成香菇，绿色蔬菜量增加，从趋势看增加了抗氧化性含量高的食物摄入。

③动物性食物总量未变，安排更灵活。2022 版推荐动物性食物总量为 120~200g，且每周至少两次水产品，每天一个鸡蛋。新的推荐在实际生活中更易操作。

④乳摄入量增加。2022 版推荐乳及乳制品每天 300~500g，2016 版为 300g，增加 200g，利于优质蛋白质和钙摄入。大豆及坚果类仍为 25~35g。

⑤降低盐摄入量。2022 版盐推荐摄入量为≤5g，2016 版推荐量为≤6g。油不变，仍为 25~30g。除了少用食盐外，也需要控制隐形高盐食品的摄入量。

---

2. 中国居民平衡膳食宝塔的使用

(1) 确定适合自己的能量水平　膳食宝塔中建议的每人每日各类食物适宜摄入量范围适用于一般健康成年人，在实际应用时要根据个人年龄、性别、身高、体重、劳动强度、季节等情况适当调整。年轻人、身体活动强度大的人需要的能量高，应适当多吃些主食；年老、活动少的人需要的能量少，可少吃些主食。能量是决定食物摄入量的首要因素，一般来说，人们的进食量可自动调节，当一个人的食欲得到满足时，对能量的需要也就会得到满足。但由于人们膳食中脂肪摄入的增加和日常身体活动减少，许多人目前的能量摄入超过了自身的实际需要。对于正常成年人，体重是判定能量平衡的最好指标，每个人应根据自身的体重及变化适当调整食物的摄入，主要应调整的是含能量较多的食物。

《中国居民膳食营养素参考摄入量》是消费者选择能量及营养素摄入水平的依据。在实际使用时每个人要根据自己的生理状态、生活特点、身体活动程度及体重情况进行调整。

(2) 根据自己的能量水平确定食物需要　膳食宝塔建议的每人每日各类食物适宜摄入量范围适用于一般健康成年人，建议量均为食物可食部分的生质量，应用时要根据自身的能量需要进行选择。膳食宝塔建议的各类食物摄入量是一个平均值。每日膳食中应尽量包含膳食宝塔中的各类食物。但无须每日都严格按照膳食宝塔建议的各类食物的量吃。在一段时间内，比如一周，各类食物摄入量的平均值符合膳食宝塔的建议量即可。

(3) 食物同类互换，调配丰富多彩的膳食　人们吃多种多样的食物不仅是为了获得均衡的营养，也是为了使饮食更加丰富多彩，以满足人们的口味享受。假如人们每天都吃同样的 50g 肉、30g 豆，难免久食生厌，那么合理营养也就无从谈起了。膳食宝塔包含的每一类食物中都有许多品种，虽然每种食物都与另一种不完全相同，但同一类中各种食物所含营养成分往往大体上近似,在膳食中可以互相替换。

应用膳食宝塔可把营养与美味结合起来,按照同类互换、多种多样的原则调配一日三餐。同类互换就是以粮换粮、以豆换豆、以肉换肉。例如,大米可与面粉或杂粮互换,馒头可与相应量的面条、烙饼、面包等互换;大豆可与相当量的豆制品互换;瘦猪肉可与等量的鸡、鸭、牛、羊、兔肉互换;鱼可与虾、蟹等水产品互换;牛乳可与羊乳、酸乳、乳粉或干酪等互换。

多种多样就是选用品种、形态、颜色、口感多样的食物和变换烹调方法。例如,每日吃40g豆类及豆制品,掌握了同类互换、多种多样的原则就可以变换出多种吃法,可以全量互换。即全换成相当量的豆浆或豆干,今天喝豆浆、明天吃豆干;也可以分量互换,如1/3换豆浆、1/3换腐竹、1/3换豆腐。早餐喝豆浆,中餐吃凉拌腐竹,晚餐再喝酸辣豆腐汤。表4-1至4-7分别列举了几类常见食物的互换表供参考,为了配合膳食宝塔的使用,编制了一套食物图谱。

表4-1　　　　　　　　谷类食物互换表（相当于100g米、面的谷类食物）

食物名称	市品质量/g	食物名称	市品质量/g
大米、糯米、小米	100	烧饼	140
富强粉、标准粉	100	烙饼	150
玉米面、玉米糁	100	馒头、花卷	160
挂面	100	窝头	140
面条（切面）	120	鲜玉米（市品）	750~800
面包	120~140	饼干	100
甘薯（生）	380	米粥	750

表4-2　　　　　　　　蔬菜类食物互换表（市品相当于100g食部质量）

食物名称	市品质量/g	食物名称	市品质量/g
萝卜	105	菠菜、油菜、小白菜	120
樱桃番茄	100	圆白菜	115
番茄	100	大白菜	115
柿子椒	120	芹菜	150
黄瓜	110	蒜苗	120
茄子	110	菜花	120
冬瓜	125	莴笋	160
韭菜	110	莲藕	115

表4-3　　　　　　　　水果类食物互换表（市品相当于100g食部质量）

食物名称	市品质量/g	食物名称	市品质量/g
苹果	130	柑橘、橙	130

续表

食物名称	市品质量/g	食物名称	市品质量/g
梨	120	香蕉	170
桃	120	芒果	150
鲜枣	115	火龙果	145
葡萄	115	菠萝	150
草莓	105	猕猴桃	120
柿子	115	西瓜	180

表4-4　　　肉类食物互换表（相当于100g生肉的肉类食物）

食物名称	市品质量/g	食物名称	市品质量/g
瘦猪肉	100	酱牛肉干	65
猪肉松	50	牛肉干	45
叉烧肉	80	瘦羊肉	100
香肠	85	酱羊肉	80
大腊肠	160	兔肉	100
蛋清肠	160	鸡肉	100
大肉肠	170	鸡翅	160
小红肠	170	白条鸡	150
小泥肠	180	鸭肉	100
猪排骨	160~170	酱鸭	100
瘦牛肉	100	盐水鸭	110

表4-5　　　鱼虾类食物互换表（相当于100g食部质量）

食物名称	市品质量/g	食物名称	市品质量/g
草鱼	170	大黄鱼	150
鲤鱼	180	带鱼	130
鲢鱼	160	鲅鱼	120
鲫鱼	190	墨鱼	140
鲈鱼	170	蛤蜊	260
鳊鱼（武昌鱼）	170	虾	160
鲳鱼（平鱼）	140	蟹	210

表4-6　　　豆类食物互换表（相当于40g大豆的豆类食物）

食物名称	市品质量/g	食物名称	市品质量/g
大豆（黄豆）	40	豆腐干、熏干、豆腐泡	80
腐竹	35	素肝尖、素鸡、素火腿	80

续表

食物名称	市品质量/g	食物名称	市品质量/g
豆粉	40	素什锦	100
青豆、黑豆	40	北豆腐	120~160
膨胀豆粉（大豆蛋白）	40	南豆腐	200~240
蚕豆（炸、烤）	50	内酯豆腐（盒装）	280
五香豆豉、千张	60	豆乳、酸豆乳	600~640
豌豆、绿豆、芸豆	65	豆浆	640~800

表4-7　　　　　　乳类食物互换表（相当于100g鲜牛乳的乳类食物）

食物名称	市品质量/g	食物名称	市品质量/g
鲜牛乳	100	酸牛乳	100
速溶全脂乳粉	13~15	干酪	15
速溶脱脂乳粉	13~15	奶片	25
蒸发淡乳	50	乳饮料	300
炼乳（罐头、甜）	40		

（4）要因地制宜充分利用当地资源　我国幅员辽阔，各地的饮食习惯及物产不尽相同，只有因地制宜充分利用当地资源，才能有效地应用膳食宝塔。例如，牧区乳类资源丰富，可适当提高乳类摄入量；渔区可适当提高鱼及其他水产品摄入量；农村山区则可利用山羊乳以及花生、瓜子、核桃、榛子等资源。在某些情况下，由于地域、经济或物产所限无法采用同类互换时，也可以暂用豆类代替乳类、肉类；或用蛋类代替鱼、肉；不得已时也可用花生、瓜子、榛子、核桃等坚果代替大豆或肉、鱼、乳等动物性食物。

（5）要养成习惯，长期坚持　膳食对健康的影响是长期的结果。应用于平衡膳食，膳食宝塔需要自幼养成习惯，并坚持不懈，才能充分体现其对健康的重大促进作用。

正确应用平衡膳食宝塔，应以平衡营养为目标，以居民的膳食实践为基础，因地制宜，选择群众喜闻乐见、易于接受的食物和烹调方法，持之以恒地合理膳食。

【知识链接】警惕食物中的反式脂肪酸

常用植物油的脂肪酸均属于顺式脂肪酸。部分氢化的植物油可产生反式脂肪酸，氢化油脂如人造黄油、起酥油等都含有一定量的反式脂肪酸。除此之外，在植物油精炼以及植物油反复油炸的过程中也可能形成一些反式脂肪酸。

研究表明，反式脂肪酸摄入量多时可升高低密度脂蛋白胆固醇，降低高密度脂蛋白胆固醇，增加患动脉粥样硬化和冠心病的危险性。反式脂肪酸会干扰必需脂肪酸代谢，可能影响儿童的生长发育及神经系统健康。

2021年，国家食品安全风险评估专家委员会对我国居民反式脂肪酸膳食摄入量进行了评估，我国居民膳食中的反式脂肪酸主要来自加工食品，占71%；其中又以所使用的植物油来源最高，约占50%，如使用人造黄油的蛋糕、含植脂末的奶茶等。

那么，怎样才能知道食品中是不是用了氢化油脂呢？根据 GB 7718—2011《食品安全国家标准　预包装食品标签通则》，从超市里买来的已经包装好了的食品标签上，必须写明它的配料。如果配料表里出现了"氢化植物油""植物奶油""植物黄油""人造黄油""人造奶油""植脂末""起酥油"等词语，这个时候你就要注意了，这些其实都是氢化植物油相关的产品，但是氢化植物油不等于反式脂肪酸。食品中到底有没有反式脂肪酸，我们还要看看它的营养成分表。如果配料表中使用了氢化植物油，那么营养成分表中应标注反式脂肪酸的含量，不过如果反式脂肪酸的含量低于或等于 0.3g/100g 的话，可以标注"无"或者"不含反式脂肪酸"。

知识点三　营养食谱的制定

（一）确定膳食营养供给量标准

为了保持健康，人类必须从膳食中获取各种各样的营养物质，营养素长期供给不平衡就可能危害健康。因此，必须科学地安排每日膳食以提供数量及质量适宜的各种营养素。

就餐人员的膳食营养供给量标准只能以就餐人群的基本情况或平均数值为依据，包括人员的平均年龄、平均体重，以及 80% 以上就餐人员的劳动强度。首先确定就餐人员平均每日需要的能量供给量。参照 2023 年《中国居民膳食营养素参考摄入量》标准（附录一），确定能量与营养素供给量。如就餐人员的 80% 以上为中等体力活动，则每日所需能量供给量标准男性应为 10.67MJ（2550kcal），女性应为 8.79MJ（2100kcal）。在确定能量供给量的基础上，则可以继续查找、选定相应的各种营养素的供给量标准。

（二）制定营养食谱的计算方法

1. 能量需要量的计算方法

能量需要量的计算方法分为两种：一种是根据人的身高、体重及体成分情况来推算，另一种是通过查表得知。

（1）能量需要量推算法

①根据成年人的身高，计算其标准体重。公式为：

$$\text{标准体重（kg）} = \text{身高（cm）} - 105 \tag{4-1}$$

②根据成年人的体质指数（body mass index，BMI）确定其胖瘦。体质指数即身体质量指数，又称体重指数，公式为：

$$\text{体质指数 BMI（kg/m}^2\text{）} = \text{体重（kg）} / [\text{身高（m）}]^2 \tag{4-2}$$

中国人的体质指数在 18.5~23.9 为正常，<18.5 为体重过低，24~27.9 为超重，28~30 为肥胖，>30 为极度肥胖。

③了解就餐对象体力活动及其胖瘦情况，根据成年人每日能量供给量表（表4-8）确定能量供给量。公式为：

全日能量供给量（kcal）＝标准体重（kg）×单位标准体重能量需要量（kcal/kg）　　　（4-3）

表 4-8　　　　　　　　　　　　成年人每日能量供给量　　　　　　　单位：kcal/kg 标准体重

体型	身体活动水平		
	低强度身体活动水平	中等强度身体活动水平	高强度身体活动水平
消瘦	35	40	40~45
正常	30	35	40
肥胖	20~25	30	35

注：年龄超过 50 岁者，每增加 10 岁，比规定值酌减 10% 左右。

例 4-1　某就餐者 40 岁，身高 176cm，体重 66kg，从事中等体力活动，求其每日所需能量。

解：标准体重 = 176-105 = 71（kg）

体质指数 = 66/（1.76×1.76）= 21.3（kg/m²）

查表 4-8 知正常体重、中等强度身体活动水平者单位标准体重能量供给量为 35kcal/kg，因此：

每日所需总能量 = 71×35 = 2485（kcal）

（2）查表法确定能量需要量　查看膳食能量需要量（EER）表（附表 1-1），可以直接查出不同人群及不同身体活动强度的能量需要量。如中等强度身体活动水平的男性每日需要 10.67MJ（2550kcal）的能量，女性需要 8.79MJ（2100kcal）的能量。集体供餐对象的能量需要量，也应根据查表得来的数据再进行计算。

例 4-2　根据膳食能量需要量表查看 12~14 岁中等强度身体活动男性的日能量需要量。

解：查附表 1-1 得，12~14 岁中等强度身体活动男性的平均日能量需要量为 10.88MJ（2600kcal）。据此也可计算出该人群一日三餐的能量供给量。

2. 主要营养素需要量的计算方法

（1）计算每餐能量需要量　我国居民的饮食习惯于一日三餐，三餐能量合适的分配比例为早餐占 30%，午餐占 40%，晚餐占 30%，可将全日能量需要量按此比例进行分配。

例 4-3　已知某身体活动者每日需要 2200kcal 的能量，求其早餐、午餐、晚餐三餐各需要摄入多少能量？

解：早餐　9.20MJ（2200kcal）×30% = 2.76MJ（660kcal）

　　午餐　9.20MJ（2200kcal）×40% = 3.68MJ（880kcal）

　　晚餐　9.20MJ（2200kcal）×30% = 2.76MJ（660kcal）

（2）计算三类产能营养素每餐应提供的能量　三类产能营养素占总能量的比例为蛋白质占 10%~20%，脂肪占 20%~30%，碳水化合物占 50%~65%（若取中等值计算则蛋白质占 15%、脂肪占 25%、碳水化合物占 60%），据此可求得三类产能营养素在各餐中的能量供给量。

或根据用餐者的营养需要（针对其年龄、性别、劳动强度来确定），也可根据本地实际生活水平，调整上述三类产能营养素占总能量的比例。

例 4-4　已知某人早餐摄入能量 2.76MJ（660kcal），午餐 3.68MJ（880kcal），晚餐 2.76MJ（660kcal），求三类产能营养素每餐各应提供多少能量？

解：早餐　蛋白质　2.76MJ（660kcal）×15%＝0.414MJ（99kcal）
　　　　脂肪　2.76MJ（660kcal）×25%＝0.690MJ（165kcal）
　　　　碳水化合物　2.76MJ（660kcal）×60%＝1.656MJ（396kcal）
　　午餐　蛋白质　3.68MJ（880kcal）×15%＝0.552MJ（132kcal）
　　　　脂肪　3.68MJ（880kcal）×25%＝0.920MJ（220kcal）
　　　　碳水化合物　3.68MJ（880kcal）×60%＝2.208MJ（528kcal）
　　晚餐　蛋白质　2.76MJ（660kcal）×15%＝0.414MJ（99kcal）
　　　　脂肪　2.76MJ（660kcal）×25%＝0.690MJ（165kcal）
　　　　碳水化合物　2.76MJ（660kcal）×60%＝1.656MJ（396kcal）

（3）计算三类产能营养素每餐需要量　根据三类产能营养素的能量供给量及其能量系数，可求出三餐中蛋白质、脂肪、碳水化合物的需要量。蛋白质的产能系数为16.7kJ/g（约4kcal/g），脂肪的产能系数为37.6kJ/g（约9kcal/g），碳水化合物的产能系数为16.7kJ/g（约4kcal/g）。

例4-5　根据例4-4计算结果求三类产能营养素每餐的需要量。
解：早餐　蛋白质　0.414MJ×1000÷16.7kJ/g＝24.8g
　　　　　　　　（99kcal÷4kcal/g＝24.8g）
　　　　脂肪　0.690MJ×1000÷37.6kJ/g＝18.4g
　　　　　　　（165kcal÷9kcal/g＝18.3g）
　　　　碳水化合物　1.656MJ×1000÷16.7kJ/g＝99.2g
　　　　　　　　　（396kcal÷4kcal/g＝99.0g）
　　午餐　蛋白质　0.552MJ×1000÷16.7kJ/g＝33.0g
　　　　　　　　（132kcal÷4kcal/g＝33.0g）
　　　　脂肪　0.920MJ×1000÷37.6kJ/g＝24.5g
　　　　　　　（220kcal÷9kcal/g＝24.5g）
　　　　碳水化合物　2.208MJ×1000÷16.7kJ/g＝132.2g
　　　　　　　　　（528kcal÷4kcal/g＝132.0g）
　　晚餐　蛋白质　0.414MJ×1000÷16.7kJ/g＝24.8g
　　　　　　　　（99kcal÷4kcal/g＝24.8g）
　　　　脂肪　0.690MJ×1000÷37.6kJ/g＝18.3g
　　　　　　　（165kcal÷9kcal/g＝18.3g）
　　　　碳水化合物　1.656MJ×1000÷16.7kJ/g＝99.0g
　　　　　　　　　（396kcal÷4kcal/g＝99.0g）

3. 主食、副食品种和数量的确定

已知三大产能营养素的需要量，根据食物成分表，即可确定配餐食物（主食和副食）的品种和数量。

（1）主食品种和数量的确定　主食的数量主要根据各类主食选料中碳水化合物的含量确定，品种主要根据用餐者的饮食习惯确定，北方习惯以面食为主食，南方则以大米为主食。

例4-6　已知上述身体活动水平的早餐应含有碳水化合物99.0g，如果本餐只吃面包一种主食，试确定所需面包的质量。

解：查食物成分表得知，面包中碳水化合物含量为58.6%，则

所需面包的质量=99.0g÷58.6%=169.0g

例4-7 午餐应含碳水化合物132.0g，要求以米饭、馒头为主食，并分别提供50%的碳水化合物，试确定所需大米、面粉的质量。

解：查食物成分表得知，大米含碳水化合物77.2%，面粉含碳水化合物75.2%，则

所需大米的质量=132.0g×50%÷77.2%=85.5g

所需面粉的质量=132.0g×50%÷75.2%=87.8g

例4-8 晚餐应含碳水化合物99.0g，要求以烙饼、小米粥、馒头为主食，并分别提供40%、10%、50%的碳水化合物，试确定各自的质量。

解：查食物成分表得知，烙饼含碳水化合物52.9%，小米粥含碳水化合物8.4%，馒头含碳水化合物49.8%，则

所需烙饼的质量=99.0g×40%÷52.9%=74.9g

所需小米粥的质量=99.0g×10%÷8.4%=118.0g

所需馒头的质量=99.0g×50%÷49.8%=99.4g

（2）副食品种和数量的确定　根据三大产能营养素的需要量，首先确定了主食的品种和数量，接下来就需要考虑副食蛋白质的食物来源了。蛋白质广泛存在于动植物性食物中，除了谷类食物能提供蛋白质外，各类动物性食物和豆制品是优质蛋白质的主要来源。因此，副食品种和数量的确定应在确定主食用量的基础上，依据副食应提供的蛋白质质量确定。具体计算步骤如下。

①计算主食中含有的蛋白质质量；

②用应摄入的蛋白质质量减去主食中蛋白质质量，即为副食提供的蛋白质质量；

③设定副食中蛋白质的2/3由动物性食物供给，1/3由豆制品供给，据此可求出各自的蛋白质供给量；

④查食物成分表并计算各类动物性食物及豆制品的供给量；

⑤设计蔬菜的品种和数量。

例4-9 已知午餐应含蛋白质33.0g，猪肉（脊背）中蛋白质的含量为21.3%、牛肉（前腿）为18.4%、鸡腿肉为20.2%、鸡胸脯肉为24.6%；豆腐（南）中蛋白质含量为6.8%、豆腐（北）为11.1%、豆腐干（熏）为15.8%、素虾（炸）为27.6%。假设以馒头（富强粉）、米饭（大米）为主食，所需质量分别为88.0g、85.0g。若只选择一种动物性食物和一种豆制品，请分别计算各自的质量。

解：①查食物成分表得知，面粉含蛋白质10.3%，大米含蛋白质7.9%，则

主食中蛋白质含量=88.0g×10.3%+85.0g×7.9%=15.8g

②副食中蛋白质的含量=33.0g-15.8g=17.2g

③副食中蛋白质的2/3应由动物性食物供给，1/3应由豆制品供给，因此

动物性食物应含蛋白质的质量=17.2g×2/3=11.5g

豆制品应含蛋白质的质量=17.2g×1/3=5.7g

④若动物性食物选择猪肉（脊背）、牛肉（前腿）、鸡腿肉或鸡胸脯肉，则所需质量分别为：

猪肉（脊背）的质量=11.5g÷21.3%=54.0g

牛肉（前腿）的质量=11.5g÷18.4%=62.5g

鸡腿肉的质量 = 11.5g÷20.2% = 56.9g
鸡胸脯肉的质量 = 11.5g÷24.6% = 46.7g

若豆制品选择豆腐（南）、豆腐（北）、豆腐干（熏）或素虾（炸），则所需质量分别为：

豆腐（南）的质量 = 5.7g÷6.8% = 84.0g
豆腐（北）的质量 = 5.7g÷11.1% = 51.4g
豆腐干（熏）的质量 = 5.7g÷15.8% = 36.1g
素虾（炸）的质量 = 5.7g÷27.6% = 20.7g

将上述任一种动物性食物和一种豆制品进行搭配即可。确定了动物性食物和豆制品的质量，就可以保证蛋白质的摄入。

⑤最后是选择蔬菜的品种和数量。

蔬菜的品种和数量可根据不同季节市场的蔬菜供应情况，以及考虑与动物性食物和豆制品配菜的需要来确定。

⑥确定纯能量食物的量。

油脂的摄入应以植物油为主，有一定量的动物脂肪摄入。因此，以植物油作为纯能量食物的来源。由食物成分表可知每日摄入各类食物提供的脂肪含量，将需要的脂肪总含量减去食物提供的脂肪含量即为每日植物油供应量。

（三）营养配餐的原则及应用

人类从事一切活动所需要的能量和各种营养素都来源于一日三餐，要落实我国居民膳食指南，使居民的营养水平和身体素质有较大改善，就必须认真做好营养配餐工作，根据不同人群的营养需求，灵活应用营养配餐原则，使居民达到合理膳食、平衡营养的目的。

1. 营养配餐的原则

结合我国膳食管理的整体要求，根据膳食指导方针，在膳食调配过程中应遵循营养平衡、饭菜适口、食物多样、定量适宜和经济合理的原则。

（1）保证营养平衡 营养问题的核心是膳食平衡，即确定合理的能量和各类营养素需要量，据此进行合理烹饪和调配，使餐食既美味可口又能达到膳食供给量标准。膳食平衡包括十大平衡，即主食与副食平衡、呈酸性食物与呈碱性食物平衡、荤与素平衡、杂与精平衡、饥与饱平衡、寒与热平衡、干与稀平衡、食物寒、热、温、凉四性的平衡、动与静平衡、情绪与食欲平衡，十大平衡理论的核心是酸碱平衡，是营养配餐的关键。

膳食调配首先要保证营养平衡，提供符合营养要求的平衡膳食。主要包括：热量营养素构成平衡、氨基酸平衡、各种营养素摄入量之间平衡、酸碱平衡、动物性食物和植物性食物的平衡等。

（2）注意饭菜的适口性 饭菜的适口性是膳食调配的重要原则，其重要性并不低于营养。因为就餐者对食物的直接感受首先是适口性，然后才能体现营养效能，只有首先引起食欲，让就餐者喜爱富有营养的饭菜，并且能吃进足够的量，才有可能发挥预期的营养效能。

①讲究色、香、味、形：饭菜是否适口，很大程度上取决于其感官性状。饭菜美好的外形，鲜明丰富的色彩，加上器皿的和谐，可以先声夺人，使人们在进食前就预感到饭菜的美味，诱导食欲的产生；香气刺激嗅觉，紧随着形象与颜色而来，有些时候，香气先于菜肴的形、色出现；味道和触觉是饭菜的滋味和口感，是更为直接的感官刺激，滋味和口

感美好，可使食欲大增，消化能力提高。反之，饭菜的滋味和口感差，会导致食欲下降，进食情绪差，甚至难以接受。滋味、口感美好，可以弥补其他感官性状的不足。

②博采众长、口味多样：中国饭菜的烹调以选料考究、配料严谨、刀工精细、调味独特、善控火候、技法多变而见长。各种菜系、菜式的调味基调，都离不开清鲜和浓香两种，千菜百味，都从这两个基调演变而来。因此，地方菜系既有个性，又有共性。要做到饭菜适口，既要发扬传统饭菜的优点和地方菜系的特色，又要学习新的加工技法，选用经济实惠、美味可口、富有营养的其他菜系饭菜，不断丰富饭菜的品种与风味，引导就餐人员享用多种风味的食品。

③因人因时、辨证施膳：就餐人员的职业、年龄、性别、籍贯以及生活习惯等，都不同程度地影响着他们的口味。环境、季节的改变，也会影响就餐人员的口味要求。对于不同的就餐人员，要适当兼顾其饮食习惯与口味嗜好，满足其消费要求。

(3) 强调食物的多样化 食物多样化是膳食调配的重要原则，也是实现合理营养的前提和饭菜适口的基础。在营养配餐过程中，要就地选用多样化的食物品种，并合理搭配，向就餐者提供花色品种繁多、营养平衡的膳食。

①多品种选用食物：综合营养平衡、酸碱平衡与性味调和的理论，根据调制饭菜口味的需要，每日膳食中选用的食物品种应达到五大类、12 种以上。其中应包括 3 种以上的粮食类食物（含薯类），3 种以上的动物性食物（包括肉、禽、乳、蛋、鱼类），4 种以上的蔬菜（包括根、茎、叶、花、果菜）和蕈类藻类，2 种以上的水果类食物（包括坚果类），2 种大豆及其制品，2 种食用植物油脂。

对于每餐膳食，也应该适当多品种地选用食物。早餐选用的食物不应少于 4 种，除粮食外，应有一种动物性食物。午餐和晚餐选用的食物不应少于 6~8 个品种，包括五大类食物，尤以粮食、动物性食物和蔬菜类不可缺少。

每日每餐选用足够品种的食物，首先是为了满足营养上的需要。因为即使是一餐内食物营养过于失衡，也会影响整体营养上的相互协调与促进。如食物中蛋白质的互补作用，必须是同时摄入，或是在 1h 以内分别摄入的食物才能有效，否则互补作用很低，或不能起到互补作用。当然，也只有多品种的选用食物，才能为调剂饭菜花样提供条件。

②食物搭配科学合理：不同营养特点、不同性质、不同口味的食物搭配，主料与配料的搭配，主食与副食的搭配，不同餐次间的搭配，以及在几天至一周内的饭菜搭配都十分重要。

首先，是不同食物之间的合理搭配。主食要注意大米与面粉、细粮与粗粮、谷类与薯类的搭配。南方产稻米地区，要搭配 10%~30% 的面粉或大米以外的其他粮食；北方小麦产地，要搭配不少于 10% 的大米和玉米、小米、高粱米，以及红豆、绿豆等杂粮。二米饭、红豆饭、双色糕、金银花卷、小豆粥、腊八粥等都是搭配合理的主食。有条件的地区还可采用甘薯、马铃薯，以兼补谷类粮食与蔬菜在营养成分方面的不足。

副食要注意荤素搭配。每份菜应兼有动物性食物和蔬菜类。动物性食物不仅限于肉类、禽类、蛋类，还应尽可能采用鱼、虾、贝及海带、紫菜等海产品。新鲜蔬菜应首选绿叶蔬菜，豆荚菜、根茎菜、瓜果菜等都应根据不同的上市季节搭配选用。豆制品种类多，应尽量做到每天有一餐以上和两种以上的豆制品。蕈类与藻类具有其他食物难得的营养功能，也应注意选用。

其次，要根据不同的食物性质（营养、口味、软硬、外形）确定搭配形式与制作方法。热菜与凉菜、熟食与生食、荤与素、干与稀、菜与汤、爆炒与红焖、干炸与清蒸、滑熘与烧烤等，都要合理搭配，以适应不同性质的食物，饭菜之间和几种菜之间的品种与口味的调剂。

另外，也可采用主副食混合搭配。主副食混配，集粮食与菜类于一体，是常用的配餐方式。如菜饭、炒饭、包子、饺子、馅饼、面条、米粉等。配制这类饭菜时，在米、面粮食外要配以足够的肉和菜，方能使营养平衡，否则副食部分往往不足。包子、饺子、馅饼等制馅时不宜用肉类或蔬菜单一配制，应该肉菜兼有。

(4) 每餐食物定量适宜

①饥饱适度：每餐进食量要适宜。摄食过少，不能满足机体的营养需要；过量进食则会引起肥胖，还可能产生"现代文明病"。通常情况下，成年人每日进食量为 1.0~2.0kg 的食物，多数在 1.2~1.6kg。一般早餐不超过 400g，午餐 500~800g，晚餐 400~500g。若食物中包括流质食物，如牛乳、豆浆等，则进食量可适当超出。

②各类食物用量得当：根据用餐者的膳食习惯和营养需求特点，注意科学搭配各类食物，并数量适宜。避免某类食物量过大而造成营养摄入不平衡。

在各类食物的分配方面，我国居民成年人每日进食的谷类粮食量在 350~400g，大多在 300~350g（成年人谷类进食量的多少，取决于活动量的大小和动物性食物与油脂的摄取量）。蔬菜的进食量应达到 400g 左右，其中有 200g 左右的绿叶蔬菜。每日膳食中动物性食物量应达到 120g 以上，最好为 150g 左右（牛乳等流质动物性食物除外）。烹调使用的植物油每日 25g 左右就可以满足需要。每日用糖量，包括糕点、牛乳、豆浆、烹调及零食糖果在内，以 50g 为限。烹调用食盐量每日应限制在 5g 以下，而通常往往超过 10g，应注意菜肴清淡，防止口味过重。

(5) 讲求经济效益　膳食调配必须讲求经济原则。调配膳食需要考虑现实经济状况，追求营养与经济的较高效益。就餐人员的食物消费标准必须为就餐人员的经济能力所能承受。选择食物时应该从食物的营养价值出发，兼顾价格与口味习惯，权衡食品营养价值与价格，做出科学、经济的选择。

"物价-营养指数"是指单位金额（1元人民币）可以购得的单位质量（可按千克计）食物中营养物质的量。在食物选择及搭配时尽量降低食用成本，避免不必要的浪费。

总之，在膳食调配过程中，应首先从保证营养合理的原则出发，兼顾饭菜适口、食物多样与定量适宜，并讲求经济合理，使各项要求得以全面贯彻。

【知识链接】四种食物和番茄搭配最营养

(1) 番茄烧茄子　做茄子很容易吸油，但有番茄就不同了。这道菜能融合番茄的酸和茄子的嫩，将二者营养合二为一，既除去了红烧茄子的油腻，又中和了番茄的酸气，味美色香。

(2) 番茄炒菜花　这道菜非常适合老年人吃，是一道开胃佳肴。番茄具有健胃消食、养阴生津的功效，菜花含有大量钾、钙、叶酸和硒，也是纤维素的极佳来源，有帮助消化、增强食欲、防治便秘的功效。

(3) 番茄马铃薯　这道菜的两种原料有一个共同的特点，都含有丰富的钾，钾能促进血液中钠盐的排出，有降压、利尿、消肿作用，对高血压、肾脏病有良好的辅助治疗作用。

(4) 番茄炒虾仁 虾仁肉质松软，易于消化，含蛋白质是鱼、蛋、乳的几倍到几十倍，和鸡蛋、番茄同炒，虾仁洁白，鸡蛋嫩黄，番茄鲜红，色泽美观，营养均衡，味道可口，还能健脾开胃。

2. 营养配餐原则的应用

日常膳食应根据不同人群的营养需求和实际生活与工作环境，按照营养配餐的原则，悉心调配。

(1) 脑力劳动者的营养配餐原则

①提供充足的碳水化合物食物：人类碳水化合物的主要来源是谷类，即米、面、杂粮等，它们只有被分解成葡萄糖进入血液后，才能供脑细胞利用。脑力劳动者必须保证碳水化合物供给充足，不可忽视谷类摄入，尤其是早餐不可少。

②多选富含不饱和脂肪酸的健脑食品：如坚果类（松子、葵花子、芝麻、花生仁、核桃等）、种子类（南瓜子、西瓜子、杏仁等）、鱼类、虾类以及牡蛎等水产品。

③提高优质蛋白质的供给量：如大豆、乳、蛋或鱼、瘦牛肉、羊肉、虾等，最好每日能搭配这些食品 3 种以上。

④增加磷脂食物的供应：脑内最多的脂类为卵磷脂，它构成并维护脑细胞膜及各种细胞器膜的完整性。经常摄入含磷脂类丰富的食物，可以使人感到精力充沛，使工作和学习效率提高。含磷脂丰富的食物品种有很多，除大豆、蛋黄外，花生仁、核桃、松子、葵花子、芝麻等，也富含卵磷脂。

⑤供应多种维生素：多吃蔬菜、水果是有益的，特别是含维生素 A 和 B 族维生素丰富的蔬菜、水果非常重要，它们对提高视力、保证碳水化合物代谢必不可少。

⑥控制总能量和脂肪：脑力劳动者宜吃一些含蛋白质、卵磷脂、维生素、矿物质丰富的食物，并注意少吃高糖、高脂肪食物。

(2) 高温环境下作业人员的营养配餐原则 高温作业可分为三种类型：高温、强热辐射作业（如炼钢、炼铁等）；高温、高湿作业（如纺织、印染、造纸等）；夏季露天作业（如建筑、部队等）。

①补充随汗液流失的大量水和矿物质：提高钠、钾、钙、镁、铁、锌等矿物质的供给量，对大量出汗者，宜在两餐进餐间补充一定量的含盐饮料。

②增加维生素的供给量：包括维生素 C、B 族维生素以及维生素 A 等，多食新鲜蔬菜、水果和动物性食物及大豆类食物。

③增加优质蛋白质的供给量：补充随汗液损失的氮。因高温环境下机体分解代谢的增加及氨基酸从汗液的丢失，蛋白质的摄入量也应适量增加。由于高温作业人群食欲的下降，建议补充优质蛋白质占总蛋白质的比例不低于 50%。

(3) 幼儿的营养配餐原则

①选择营养丰富的食品，多吃时令蔬菜、水果：按供给标准注意选择含钙、铁、锌、维生素 A、维生素 B_1、维生素 B_2、维生素 C 丰富的食品。

②配餐要注意搭配：主要有粗细粮搭配、主副食搭配、荤素搭配、干稀搭配、咸甜搭配等，充分发挥各种食物营养价值上的特点及食物中营养素的互补作用，提高其营养价值。

③少吃油炸、油煎或多油的食品，肥肉及刺激性强的酸辣食品等，不宜食生冷及辛辣食物。

④经常变换食物的种类，烹调方法多样化、艺术化：饭菜色彩协调，香气扑鼻，味道鲜美，可增进食欲，有利于消化吸收。

⑤幼儿膳食宜少食多餐，且宜4少1多，即少糖、少盐、少酱油、少味精、多食醋。

⑥多选用补气健脾和补肾养精的食品。

（4）青少年的营养配餐原则

①合理的膳食构成：在热能供给充分的前提下，注意保证蛋白质的摄入量和提高利用率。主副食搭配，充分发挥蛋白质的互补作用。

②注意保证富含钙、铁及维生素 A、维生素 B_2、维生素 C 食品的摄入：应设法摄食鲜牛羊乳（富含钙、维生素 A、维生素 B_2），并经常供给黄绿红色蔬菜，以保证各种维生素及矿物质供给。

③定期更换食谱：力争膳食多样化、粗细搭配、干稀适度。

④培养良好的饮食习惯：定时定量，不乱吃零食，不偏食、不暴饮暴食。

（5）老年人的营养配餐原则

①保证优质蛋白质的供给：老年人对食物蛋白质利用率下降，所以要食用含优质蛋白质丰富、又易于消化吸收的食品。

②少食甜食：老年人对葡萄糖耐受差，糖类过多易发生糖尿病及诱发糖源性高脂血症，所以，老年人膳食中碳水化合物可包括较多的果糖；膳食中应有适量的粗粮、水果和蔬菜，以提供膳食纤维。

③不宜过多进食脂肪：老年人宜食用含必需脂肪酸较高的植物油，如豆油、芝麻油、花生油等，动物油脂不能吃太多。少吃油炸或过于油腻的食品。

④吃富含钙、铁及维生素 A、维生素 B_2、维生素 C、维生素 E 的食物：如牛乳、动物的血液、新鲜有色的叶菜或各种水果、粗粮、豆类和瘦肉等。

⑤饮食清淡、柔软：少吃盐，食物应切碎煮烂或选较软的食物。

思考探究题

1. 何谓平衡营养？从哪些方面体现平衡？
2. 什么是合理膳食？合理膳食有哪些要求？
3. 简述平衡营养、合理膳食与人类健康的关系。
4. 什么是膳食结构？膳食类型有哪些？各有什么特点？
5. 评价自身膳食结构，并提出相应的调整方案。
6. 怎样安排饮食来保证人体平均每天75g蛋白质的需求？
7. 膳食指南是什么？简述我国居民的膳食指南。
8. 居民膳食宝塔使用时应注意哪些问题？
9. 营养配餐的原则有哪些？
10. 怎样确定膳食能量供给量？

技能操作题

试设计脑力劳动者（或大学生自己）一周的营养食谱。

模块五

营养调查与评价

思政映射与融入点

《中国居民营养素养核心信息及评估工具》的发布，可以全方位实现对居民营养素养的评估和监测，我们应学会运用这个科学的评价方法及手段，从关心及了解百姓的健康素养开始，了解现阶段存在的营养及健康问题。

通过营养调查与评价内容及方法的学习，掌握具体的调查方法及内容，在学习膳食调查、体格测量、临床检查，以及实验室检测的具体方法及步骤中养成细致入微的学习习惯，并培养坚持真理的宝贵品质；通过真实项目驱动课程任务，具有很强的实用性和实战性，《中国居民营养素养核心信息及评估工具》的制定是落实《"健康中国2030"规划纲要》等相关行动计划和政策的具体体现，健康素养不仅是健康的重要决定因素，也是衡量国民相关健康知识与技能的重要指标。提高居民营养素养是实现全民健康、建设健康中国的有效措施。

学习目标

【知识目标】

1. 了解营养调查与评价的基本内容，以及评价的方法。
2. 掌握标准人、人日数等的定义，以及膳食结构评价的内容和方法。
3. 掌握儿童及成年人体格测量及评价的方法及意义。

【能力与职业素养目标】

1. 能设计回顾法和记帐法食物消耗量登记表，并能用记帐法和24h回顾法，进行单人或人群的食物消耗量及营养素摄入调查，养成大事着眼，小处着手的职业习惯。
2. 能进行人日数和标准人系数计算，用严谨踏实的工作作风分析和评价膳食营养素摄入量及膳食结构的合理性。
3. 能测量婴幼儿、儿童的身长、胸围、臂围、头围、坐高等；能使用皮褶计测量成年人的皮褶厚度、上臂围等；能对成年人进行体格测量并进行评价。培养我们的参与意识和实践能力，养成精益求精的工作习惯。

导入案例

中国经济网北京2021年4月29日讯,4月28日,《中国居民营养素养核心信息及评估工具》在北京大学医学部正式对外发布。专家指出,国民对营养健康的需求日益提升,提高居民营养素养是实现全民健康、建设健康中国的有效措施。

据中国经济网了解,健康素养是指个人获取和理解基本的健康信息和服务,并运用这些信息和服务做出正确决定,以维护和促进自身健康的能力。健康素养不仅是健康的重要决定因素,也是衡量国民相关健康知识与技能的重要指标。2020年的调查数据显示,我国居民健康素养水平达到23.15%,总体水平不断稳步提升。

营养素养是健康素养的重要组成部分,也是提高人口素质、改善居民营养状况和防控营养相关慢性病的重要因素。为进一步提升居民的营养健康水平,多项重要国家政策文件均提出关注生命全周期的营养健康,提升国民营养素养水平。《健康中国行动(2019—2030年)》"合理膳食行动"中提出,居民营养健康知识知晓率在2022年时要比2019年提高10%,2030年时比2022年提高10%。《国民营养计划(2017—2030年)》中提出,到2030年时,居民营养健康知识知晓率要比2020年提高10%。

知识点一 营养调查与评价概述

营养调查是全面了解某人群或个体膳食和营养状况的重要手段。人群膳食营养状况在一定程度上可以反映一个国家或地区的经济发展和社会文明程度。我国曾于1959年、1982年、1992年和2012年分别进行了四次全国性的营养调查;2012年进行了中国居民营养与健康状况调查,即在营养调查的同时,进行了肥胖、高血压、糖尿病等慢性疾病调查。这些营养调查为研究不同时期人群膳食结构和营养状况的变化提供了基础资料,也为食物生产和加工的政策干预以及引导群众消费提供了依据。

(一)营养调查与评价的目的

营养调查与评价的目的是了解不同地区、不同年龄组人群的膳食结构和营养状况;了解与食物不足和过度消费有关的营养问题;发现与膳食营养素有关的营养问题,为进一步监测或进行原因探讨提供依据;评价居民现时的膳食结构和营养状况,并预测今后的发展趋势;为营养相关的综合性或专题性研究课题提供基础资料;为国家制定政策和社会发展规划提供信息。

(二)营养调查与评价的内容

全面的营养调查工作,一般包括膳食调查、体格测量、营养缺乏病的临床检查和实验室检测。这些调查内容是相互联系和相互验证的,所以一般应将这四部分调查工作同时进行。营养评价就是根据这四方面内容进行全面评价,采用不同的方法、指标对调查结果进行分析总结,从而发现人群中的营养问题,并提出解决措施。综合这四方面营养调查的内容可对被调查者个体进行营养状况的综合判定。

1. 膳食调查

膳食调查通常采用的方法有称重法、记账法、24h回顾法、化学分析法、询问法和食物频率法等。这些方法各有其优缺点,没有哪种方法可以满足所有的目的和要求,应根据研究目的和调查人群选择适宜的调查方法,可单独进行,也可联合进行。

2. 体格测量

体格测量数据是评价群体或个人营养状况的有用指标。体格测量资料可较好地反映营养状况，体格大小和生长速度是评价营养状况的灵敏指标。学龄前儿童的体格测量结果常被用来评价其生长发育状况。常用的体格测量项目包括身高（身长）、体重、上臂围、胸围、腰围、臀围及皮褶厚度等。

3. 临床检查

机体长期缺乏某种或数种营养素可引起系列临床表现，即营养缺乏病。调查人员运用临床医学知识和借助检查工具，检查被调查者是否存在与营养状况有关的症状、体征，尤其是营养缺乏病的常见体征。

4. 实验室检测

实验室检测是指借助生化检查、生理实验等手段，发现人体营养素储备不足或营养素过量。实验室检测指标常能客观地反映临床缺乏症状发生前的变化。通常采用生化检验方法，检测样品主要有血液、尿液等。

（三）新型营养评价方法

全面的大型营养调查和评价耗时长、工作量大。近年来，营养学界研究和发展了一些更为简单易行、快速有效的新型营养评价方法，如微型营养评定法（mini nutritional assessment，MNA）、营养风险筛查（nutrition risk screen，NRS）、主观全面评价法（subjective global assessment，SGA）等。利用简易的筛查表从各个方面对被调查者的营养状况进行综合评分，根据分值大小来评定发生营养不良的可能性。

【知识链接】 中国居民营养与健康状况监测抽样设计及步骤

（1）抽样设计概况　由国家统计局和中国疾病预防控制中心信息中心协助完成样本县（市、区）和居（村）委会的抽样工作。由县（区）级项目工作组按照统一抽样原则完成样本户的抽样。抽样时按经济发展水平及类型将中国县级行政单位（包括县、县级市、区）分为四层，分别是大城市、中小城市、贫困农村和普通农村，其中大城市指直辖市、计划单列市、城区人口100万以上的省会城市，共计32个大城市的中心城区；中小城市指上述大城市中心城区之外的所有的区、地级市城区和县级市；贫困农村指国家确定的扶贫开发重点县；普通农村指贫困农村以外的县。抽样样本具有全国代表性，并具有大城市、中小城市、贫困农村和普通农村四层代表性。

（2）抽样步骤　每个监测点共抽取6个居（村）委会，大城市抽样点只抽取居委会，中小城市、普通农村抽样点6个居（村）委会在城镇与乡村中的分配要与每个监测点中城镇和乡村常住人口比例基本相同，贫困农村抽样点只抽取村委会。每个抽中居（村）委会中以简单随机抽样法抽取75户。根据本居（村）委会住户分布的实际情况，按地理位置（楼群/村民小组）分成每25户为一群，将剩余户与邻近楼群或村民小组中的住户组织一群，使所有住户都在抽样群中；按简单随机抽样原则，每居（村）委会随机抽取3个群组成调查样本。在选定的3个群75户中，第1群的25户和第2群的前5户（共30户）作为3d 24h膳食回顾调查人群；第2群的25户作为食物频率法调查人群。

知识点二 膳食调查与评价

膳食调查是了解被调查对象一定时间内通过膳食所摄取的能量和各种营养素的数量和质量，以此来评定该调查对象正常营养需要得到满足的程度。膳食调查的目的是通过各种不同的方法对膳食摄入量进行评估，从而了解在一定时期内人群膳食摄入状况以及人们的膳食结构、饮食习惯等，借此来评定营养需要得到满足的程度。

（一）群体膳食调查的对象选择与抽样方法

1. 调查对象的选择

（1）特定人群抽样调查　只对按一定条件划分的人群进行调查，如儿童、中学生、运动员、老师、农民等的营养调查。按设定的调查中允许误差来确定调查人数。

（2）一定地区范围内全民抽样调查　对全国、全省、全市、全县等一定地区范围内全民营养状况进行调查。这是国家或地区安排食物生产供应、了解居民生活水平和健康水平等各方面所需的资料，故需定期进行调查，如我国已进行过的四次全国性营养调查。

2. 基本抽样方法

（1）简单随机抽样　简称随机抽样，即先将总体的全部观察单位编号，然后用随机的方法（随机数字表）直接从总体中抽取部分观察单位作为样本。

（2）分层随机抽样　又称分类抽样，即先将总体内的全部观察单位按某一标志划分为若个类型或组别（统计上称为"层"），然后再按随机原则从每一层内抽取若干个观察单位，由各层所抽取的这些单位合起来组成一个样本。

（3）整群抽样　是将总体划分为 k 个"群"，每个"群"内包括若干个观察单位，然后以"群"为初级抽样单位，从总体中随机抽取 k 个"群"，被抽取的各个"群"所包括的全部观察单位组成样本。

（4）系统抽样　又称机械抽样或等距抽样。它是把总体中的全部调查单位按某一标志排列起来，按固定顺序和间隔抽取样本。

3. 质量控制

（1）调查人员必须参与统一培训，熟悉调查内容和掌握调查方法后才能担任调查工作；调查完成后要对自己填写的调查表全面检查。

（2）质量控制人员要对调查表进行抽查，如发现遗漏、差错等项目应及时纠正。

（3）各项体检和实验室指标的检测要按照标准方法、使用统一仪器进行，测量员和实验员须熟悉检测流程，两次测量或检验结果相差不超过允许误差。

（4）质量控制人员要对每批标本进行抽样检测，按照质控的检测结果绘制质量控制图，并进行质控评价，发现问题要及时解决。

（二）膳食调查方法

膳食调查方法有多种，进行数据收集时可根据调查目的、研究对象、调查方法的准确性要求、调查操作方式、所用经费以及研究时限来选择。

研究者在选择一种膳食调查方法时，要认真考虑以下几个基本问题："谁"，即研究对象；"什么"，即要获取的信息，是关于食物、营养素还是食物成分；"何时"，关注当前的膳食还是通常的膳食模式；"在哪里"，即食物消耗的地点；"为什么"，即研究目的，如想了解膳食摄入状况与某些疾病发生之间的关系等。

1. 称重法

称重法又称称量法，是运用日常的各种测量工具对食物量进行准确称重，了解调查对象受调查期间的食物消耗量，从而计算出每人每日的营养素摄入量的方法，称重法可用于集体食堂、单位、家庭及个人的膳食调查。

（1）调查方法

①称量食物烹调前后的质量并计算生熟比值。称量烹调前每种食物原料可食部分的质量（即清洗除去不可食部分后的食物质量）和烹调后熟食的质量，得出各种食物的生熟比值（表5-1），因为相同食物在不同的加工方法、饮食烹调习惯情况下其生熟比值是不同的（如0.5kg大米煮成多少米饭），所以要做好实地调查。准确掌握生熟比值才能对一定量的熟食（如一碗饭、一个馒头）估计出其原料的生重。目前我国的食物成分表是以食物原料为基础的，因而在称重法调查中多数食物要将生熟比值换算成原料量，以便计算各种营养素摄入量。

②称量个人实际摄入的熟食质量。

③按生熟比值计算摄入各种食物原料的生重（表5-2）。

④通过食物成分表计算所摄入的各种营养素。

（2）特点与优缺点 称重法的特点是调查过程与膳食的加工、烹调和进餐过程同步，优点是比其他方法准确细致，能获得可靠的个人食物摄入量，准确计算和分析营养素摄入量及其变化状况，所以称重法是个体膳食调查的理想方法。常把称重结果作为标准评价其他方法的准确性。称重法的缺点是耗费人力、物力较多，对调查人员的技术要求较高。

表 5-1　　　　　　　　　　　生熟比值计算表

食物原料	烹调前质量 A/g	烹调后的熟食质量 B/g	生熟比值 C（$C=A/B$）

表 5-2　　　　　　　　　　　熟食量转换成生食量的计算表

食谱名称	食物原料名称	实际摄入的熟食质量 D/g	实际摄入的生食质量（$=C\times D$）/g

（3）注意事项

①进行称重记录时，调查者要在调查对象每餐食用前准确称量和记录各种食物，吃完后还要将剩余或废弃部分称重并加以扣除，得出每种食物的实际摄入量。

②三餐之外的水果、糖果和花生、瓜子等零食也要称重并记录。

③调查时间不宜太长，也不宜太短，一般以调查3~7d为宜，时间太长需要消耗大量

的人力和物力，时间太短则调查结果不能说明问题，失去调查的意义。

④不同地区、不同季节的人群膳食营养状况往往有明显差异，为了使调查结果具有良好的代表性和真实性，最好在不同季节分次调查，一般每年应进行4次（每季1次），至少应在春冬和夏秋各进行1次。

2. 记账法

记账法是指通过记录一定时期内的食物消耗总量，并根据同一时期进餐人数，计算每人每日对各种食物的平均摄入量。该法耗费人力少，适用于家庭调查，也适用于幼儿园、中小学或部队的调查。

(1) 调查方法

①食物消耗量的记录：开始调查前需记录现存（库存）的食物量，调查过程中详细记录各种食物的采购量，在调查结束时记录剩余（库存）的食物量（表5-3）。

②进餐人数登记：集体调查要记录每日每餐进餐人数，以计算总人日数（表5-4）。人日数是被调查者以一日三餐为标准折合的用餐天数，一个人吃早餐、中餐、晚餐三餐为一个人日，对于有伙食账目的集体食堂等单位，可查阅过去一定时期内全体人员的食物消耗量，并除以同一时期的进餐人日数，算出平均每人每日各种食物的摄入量。

(2) 特点与优缺点 记账法的优点在于操作简单，所用费用低，人力少，可调查较长时期的膳食，如1个月、1个季度或1年甚至更长时间，适用于大样本。其缺点是，调查结果只能得到集体的人均摄入量，不能反映某一个体的实际摄入水平和个体间的差异。平均摄入或中位摄入量不能用于评估人群摄入量是否适宜，因为摄入不足的概率决定于日常摄入量的分布形态和变异程度，而不决定于平均摄入量。人群对某种营养素的日常摄入量的变异一般比需要量的变异大，在个体间差异较大的情况下，即使平均摄入量高于推荐摄入量，也有相当比例的个体存在摄入量不足的可能。

(3) 注意事项 在调查过程中，注意要称量各种食物的食部。如果调查记录的某种食物为市品量（毛重），可以按食物成分表中各种食物的食部转换成可食部数量，计算食物营养成分时应按可食部分的质量计算。还要注意各种小杂粮和零食的登记，如绿豆、蛋类、糖果等。为了对调查对象所摄入的食物及营养素进行评价，应了解进餐人（如孕妇、乳母等）的性别、年龄、活动强度及生理状态。

表5-3　　　　　　　　　　家庭食物消耗量登记表（举例）

日期_____　家庭_____　编号_____　调查户_____　地址_____　电话_____

食物编码			
食物名称	米	猪肉	油菜
库存数量/g	1000	0	0
采购量/g	0	150	1500
剩余数量/g	700	0	0
实际消耗量/g	300	150	1500

注：家庭食物实际消耗量=（调查前的库存数量+采购量）−调查结束时的剩余数量

表 5-4　　　　　　　　　家庭成员每人每日用餐登记表（举例）

日期_____　家庭_____　编号_____　调查户_____　地址_____　电话_____

	姓名	刘××	郑××	刘××
	序号	01	02	03
	性别	男	女	女
	年龄	62	54	28
	职业	退休	家务	工人
	劳动强度（A）	1	3	3
	生理状况（B）	0	0	0
餐次比（C）	早（30%）	1	1	0
	中（40%）	1	1	0
	晚（30%）	1	1	1
	就餐人日数	1	1	0.3
	总人日数		2.3	

注：劳动强度（A）"1"代表轻体力劳动；"2"代表中等体力劳动；"3"代表重体力劳动。生理状况（B）"0"代表正常；"1"代表孕妇；"2"代表乳母。餐次比（C）早、中、晚三餐所摄入的能量占全天摄入量的百分比，"1"代表在家用餐；"0"代表未在家用餐。

3. 24h 回顾法

24h 回顾法是通过询问的方式，尽可能准确地回顾调查前一天的食物消耗情况。在实际工作中，一般连续调查 3d。24h 回顾法是一种粗略的调查方法，调查结果与称重法的结果具有高度的相关性。

（1）调查方法　24h 回顾法要求每个调查对象回顾和描述 24h 内所摄入的所有食物的种类和数量（包括在外就餐所消耗的食物）。24h 是指从最后一餐吃东西开始向前推 24h。具体询问的方式有多种，常用开放式调查表进行面对面询问。24h 回顾法调查表举例如表 5-5 所示。

表 5-5　　　　　　　　　24h 回顾法调查表（举例）

姓名_____　性别_____　年龄___（岁）　身高___（cm）　体重_____（kg）　职业_____

菜谱	食物原料	原料编码	原料质量/g	餐次	进餐地点
粥	大米		50	1	1
煮鸡蛋	鸡蛋		60	1	1
咸菜	萝卜干		20	1	1
米饭	大米		100	3	1
肉片炒菜	猪肉		250	3	1
	油菜		50	3	1
豆腐汤	豆腐		30	3	1
馒头	面粉		50	5	1

续表

菜谱	食物原料	原料编码	原料质量/g	餐次	进餐地点
粥	大米		30	5	1
炒茄子	茄子		200	5	1
⋮	⋮	⋮	⋮	⋮	⋮

注：餐次"1"代表早餐；"2"代表上午加餐；"3"代表午餐；"4"代表下午加餐；"5"代表晚餐；"6"代表夜宵。进餐地点"1"代表在家；"2"代表单位/学校；"3"代表饭馆/摊点；"4"代表亲戚/朋友家；"5"代表幼儿园；"6"代表节日/庆典场所。

（2）特点与优缺点　24h回顾法的优点在于所用时间短，一般需要15~40min即可完成；对于所摄入的食物可量化估计；面对面进行调查，应答率较高。常用于家庭中个体食物消耗状况的调查和评价。但有一定的局限性。如果回顾膳食不全面，可能对结果有很大的影响；要对调查者进行严格培训，不然食物量的估计不准确。

（3）注意事项　此调查方法对调查员的要求较高，调查员一定要认真培训，掌握一定的调查技巧。在调查前应做好充分准备，如要了解市场上主副食供应的品种和价格，食物生重、熟重和体积之间的关系，以便能准确估计其生重值；准备好调查表和其他记录工具；预约方便调查的时间和地点。

在调查过程中，引导调查对象回顾进餐情况时，要详细询问调查表中的具体项目，如进食时间、食物名称、原料名称、质量等，可通过家用量具、食物模型或食物图谱进行估计。通常情况是家人共用几盘菜，因而调查员要耐心地询问每人摄入的比例，尽可能地算出每人的实际摄入量。入户调查宜控制在较短的时间内完成。

还应注意的是，选用24h回顾法应连续进行3d；对于年龄太小的儿童或年龄太大的老人不宜选为调查对象；调查人员应做到态度诚恳、语言清晰、准确引导、客观记录；调查时应佩戴有效证件，守时并尊重对方的生活习惯和习俗。

4. 食物频率法

食物频率法是以调查问卷的形式获得一定时期内所摄入食物的种类和次数的一种方法。近年来，食物频率法常被应用于了解一定时间内各种食物的平均摄入量，以研究既往膳食习惯与某些慢性疾病的关系。

（1）调查方法　食物频率法的问卷应该包括两方面，一是食物名单，二是食物频率，即在一定时期内所吃的某种食物的次数。食物名单的确定要根据调查目的，选择被调查者经常食用的食物、含有所要研究营养成分的食物或被调查者之间摄入状况差异较大的食物。若进行综合性膳食状况评价，则采用被调查对象常用的食物。若研究营养相关疾病与膳食摄入的关系，则采用与相关疾病有关的几种食物或含有特殊营养素的食物。如要了解钙的摄入量与骨质疏松的关系，则要调查富含钙的食物（如牛乳、黑芝麻、大豆制品等）的摄入情况。

定性的食物频率法调查通常是指调查每种食物特定时期内食用的次数，而不收集食物量、份额大小的资料。回答者可回答从1周到1年内的各种食物的摄入次数，从每月吃1次到每周1次、每周3次或更多。调查表的设计举例见表5-6。半定量的食物频率法调查，要求受试者提供所吃食物的数量（表5-7）。

（2）特点与优缺点　食物频率法的优点是能够迅速得到平时摄入的食物的种类和数

量,反映长期营养素摄取模式;食物频率法可以作为研究慢性病与膳食模式的依据,其结果也可作为在群众中进行膳食宣教的参考。食物频率法的缺点是与其他方法相比,对食物份额大小的量化不准确,不能计算能量和各种营养素的摄入量。

(3)注意事项　调查过程中要注意收集研究相关的所有食物种类,这需要调查者对调查表进行严谨的设计,并按其内容耐心询问受试者,引导其回忆每种食物的食用频率;需要获取每次食用数量时,调查者可提供标准食物份额大小的样品,供受试者作为估计食物量的参考。

表5-6　　　　　　　　　　　　定性的食物频率法调查表

日期_____　　姓名_____　　年龄_____　　性别_____　　住址_____　　电话_____

食物名称	不吃（<1次/月）	很少吃（<1次/周）	偶尔吃（<3次/周）	经常吃（≥3次/周）
牛乳				
大豆				
⋮				

表5-7　　　　　　　　　　　　半定量的食物频率法调查表

日期_____　　姓名_____　　年龄_____　　性别_____　　住址_____　　电话_____

食物名称	次数/月（数量/次）	次数/周（数量/次）	次数/日（数量/次）
牛乳			
大豆			
⋮			

5. 其他调查方法

(1)电话调查　电话调查是询问法的一种,即通过电话来询问受访者的膳食调查方法,是国际上已广泛采用的调查手段,此法必须基于较高的电话拥有率。电话调查在一年中可以进行3~4次,分季节进行。电话调查的优点是费用低、使用灵活便捷、高效,结果相对可靠。电话调查的缺点是此调查方法覆盖人群低,可造成结果偏倚。调查时间受限,对收集信息的真实程度需要更深入论证。

(2)化学分析法　化学分析法是在实验室中固定调查对象一日内全部食物的营养成分,准确获得各种营养素摄入量的方法。最准确的样品收集方法是双份食物法,即制作两份完全相同的饭菜,一份供食用,另一份作为分析样品。受试者吃多少,相同量的食物应放进试验饭盒中以待检测。也可收集研究期间消耗的各种未加工的食物或从当地市场上购买相同食物作为样品。化学分析法优点是能够可靠的得出食物中各种营养素的实际摄入量,缺点是操作复杂、费用高、受设备条件的限制,常与其他收集食物消耗量的方法(如称重法)结合使用。仅适合较小规模的调查,如营养代谢实验,以了解营养素的吸收及代谢状况等。

(三) 膳食调查资料的收集、分类及整理

膳食调查资料的收集、分类及整理是膳食调查结果评价的前提和依据,尤其是个体膳食调查资料的整理,对群体营养状况评价是必不可少的。

1. 个体数据

(1) 个体数据的收集　设计表格，记录个体食物的摄入量。表 5-8 为收集的一日三餐食物摄入量调查表，可根据调查目的和方法进行调整。

表 5-8　　　　　　　　　　一日三餐食物摄入量调查表

日期_____　　姓名_____　　就餐地点_____

餐次	食物品种	熟重/g	生重/g
早餐			
午餐			
晚餐			
其他			

表 5-9 为收集的个体一天各类食物摄入量调查表。在进行食物归类时应注意有些食物要进行折算才能相加，如计算乳类摄入量时，不能将鲜乳与乳粉直接相加，应按蛋白质含量将乳粉算出一个系数，相乘折算成鲜乳量再相加。其他类食物如豆制品等也应如此。

表 5-9　　　　　　　　　个体一天各类食物摄入量调查表

食物类别	食物质量/g
粮谷类	
蔬菜类	
水果	
肉、禽	
蛋类	
鱼虾	
豆类及豆制品	
乳类及乳制品	
油脂	
食盐	

(2) 个体数据的分类整理　对餐次分类整理的目的是进行餐次分布的评价，见表 5-10。

表 5-10　　　　　　　　　　能量的餐次分布表

餐次	能量/kcal	百分比/%
早餐		

续表

餐次	能量/kcal	百分比/%
午餐		
晚餐		
合计		

对食物分类整理的目的是进行膳食结构的评价和能量、蛋白质来源分布的评价，参考表 5-11 至表 5-13。

表 5-11　　　　　　　　　　　　能量的食物来源分布表

食物来源	摄入量/kcal	占总能量/%
谷类		
豆类		
薯类		
其他植物性食物		
动物性食物		
纯能量食物		

表 5-12　　　　　　　　　　　　能量的营养素来源分布表

营养素来源	摄入量/kcal	占总能量/%
碳水化合物		
蛋白质		
脂肪		
合计		

表 5-13　　　　　　　　　　　　蛋白质的食物来源分布表

食物来源	摄入量/g	占总蛋白质/%
优质蛋白质（动物性蛋白质+豆类蛋白质）		
非优质蛋白质		
合计		

2. 群体数据

（1）群体数据的收集　群体数据的基础是个体数据，其收集方式参考个体数据的收集。在只收集到调查期间总的食物摄入量的情况下，还须登记就餐人数，以计算平均摄入量，计算步骤如下。

①就餐总人日数：在现场调查中，不一定能收集到整个调查期间被调查者的全部进餐次数，应根据餐次比来折算，计算公式为：

就餐总人日数＝早餐人次×早餐餐次比+中餐人次×中餐餐次比+晚餐人次×晚餐餐次比　　（5-1）

如规定餐次比是早餐占 20%，午餐、晚餐各占 40%，假设家庭中某一成员仅询问到早、午两餐,则其人日数为 1×20%+1×40%=0.2+0.4=0.6 人日。在做集体膳食调查时,假如在某幼儿园调查,如果三餐能量比均为 1/3,早餐有 20 名儿童进餐,午餐有 25 名,晚餐有 30 名,则总人日数为(20+25+30)×1/3=25 人日;如果三餐能量比为 30%、40%、30%,则总人日数为(20×0.3+25×0.4+30×0.3)=25 人日。

将调查对象在调查期间所消耗的各种食物量除以总人日数,即为平均每日各种食物摄入量。

②折合标准人系数:由于被调查的不同人群的年龄、性别和劳动强度有很大差别,所以无法用食物或营养素的平均摄入量直接进行比较。因此,一般将各人群都折合成标准人进行比较,各类人的折合系数和某人群的混合系数的计算公式为:

$$折合标准人系数 = 能量供给量(kcal)/2400(kcal) \qquad (5-2)$$

$$某人群的混合系数 = \sum(某类人的折合系数 \times 人日数)/总人日数 \qquad (5-3)$$

例如,某调查人群由 3 类人员组成,其中能量供给量为 2000kcal 的有 12 人,2400kcal 的有 8 人,2600kcal 的有 6 人,每类人群均进行了 3d 的膳食调查,则该人群的折合标准人系数(混合系数)的计算步骤如下。

能量供给量为 2000kcal 的人群的折合系数为 2000kcal/2400kcal=0.83,能量供给量为 2600kcal 的人群的折合系数为 2600kcal/2400kcal=1.08,混合系数=(0.83×12×3+1.0×8×3+1.08×6×3)÷(12×3+8×3+6×3)=0.94,假如调查人群的蛋白质平均摄入量为 70g,则该人群折合标准人的蛋白质摄入量为 70÷0.94=74.5g。以上计算也可由设计好的电脑软件完成。

(2)群体数据的分类整理 与个体数据的分类整理类似,进行餐次的分类和食物的分类,目的是进行餐次分布、膳食结构和蛋白质来源分布的评价等。

3. 食物营养成分的计算

(1)食物成分表基本知识 食物成分表(参考附录三)所列食物以原料为主,包括 1000 多种食物的营养成分数据,每条食物名录前均有基于"食物类和亚类"的食品编码,方便膳食调查数据的计算机录入。如鸡蛋黄的食物编码为 111107,其中前 2 位数字"11"是食物的类别编码,第 3 位数字"1"是食物的亚类编码,最后 3 位数字"107"是食物在亚类中的排序号。很多直接在市场购买的食物具有不可食的部分,从市场上买回来的食物称为"市品"。按照通常的加工、烹调方法和食用习惯,去掉其中不可食部分,剩余的即为可食部分,如香蕉要剥皮,鸡要去骨。食物成分表中"食部"一栏的系数表示某一食物中可食部分占市品的百分比(即每 100g 市品中有多少克是可食的)。表中各营养成分含量均以每 100g 食部(而不是 100g 市品)计算。计算市品中的某营养成分含量,可用以下公式:

$$某营养成分含量 = 市品质量 \times 食部(\%) \times 营养成分含量(\%) \qquad (5-4)$$

如计算 1kg 河虾中蛋白质的含量为 1000×86%×16.4%=141.04g。

(2)个体食物营养成分的计算 食物营养成分的计算有两种方法,即应用食物成分表进行计算和应用电脑营养软件进行计算。

食物成分表的应用是根据调查所得的个体食物摄入量,通过食物成分表中各种食物的能量及营养素的含量来计算个体食物营养成分摄入量。在计算时要注意两点:①调查的食物是生重还是熟重,因为大多数食物编码指的是生重食物,若记录的是熟重,须利用生熟比换算为生重;②调查的食物是市品质量(毛重)还是可食部分质量(净重)。

目前国内有多种营养应用软件,有条件的个人和单位可应用电脑营养软件进行计算。

(3) 群体食物营养成分的计算　根据个体数据分布状态采用适当的统计学方法进行群体资料的统计和描述。例如,如果数据分布状态呈偏态分布,一般可以用百分位数法进行描述;如果数据分布状态呈正态分布或接近正态分布,一般可采用"平均值±标准差"进行描述。

(四) 膳食调查结果的评价

1. 膳食结构评价

膳食结构评价只适用于具有人群代表性和时间代表性的大样本或大规模的膳食调查。例如,2002 年全国膳食营养调查和 2002 年广东省居民的膳食营养调查,由于调查样本是经过统计学处理的,具有代表性、数量足够,可进行膳食结构评价;又如国家统计局每年根据全国居民的食物消费量统计,可进行膳食结构评价。中国居民膳食指南是根据中国居民的膳食结构特点所提出的膳食指导方针,平衡膳食宝塔是膳食指南的量化和形象化表达,是中国居民比较理想的膳食模式。膳食结构评价一般可以参考平衡膳食宝塔的模式进行评价。膳食结构评价要特别注意食物是否多样化和各类食物之间的比例是否合适。

2. 能量和营养素摄入量的评价

应用"中国居民膳食营养素参考摄入量(DRIs)"对个体和群体的能量和营养素摄入量进行评价。

3. 能量来源分布评价

能量来源分布评价一般包括食物来源和营养素来源分布评价。我国推荐的 2022 年膳食目标要求总能量的 50%~60% 来自谷类,动物性食物比为 15%。在能量的三大营养素来源中,一般建议碳水化合物的供能比为 50%~65%,脂肪的供能比为 20%~30%,蛋白质供能比在 12%~18% 为宜。

4. 蛋白质的来源分布评价

对膳食蛋白质的评价不但要考虑其数量,还要对其质量进行分析评价。一般认为,在蛋白质供给数量充足的基础上,优质蛋白质(动物性蛋白质及豆类蛋白质)应占总蛋白质的 1/3 以上。值得注意的是,豆类蛋白质的氨基酸构成与谷类蛋白质的氨基酸构成之间有互补作用,豆类与谷类的合理搭配可以提高蛋白质的生物效价。

5. 能量餐次分配评价

我国居民的饮食习惯大部分为一日三餐,一般认为成年人三餐能量分配的适宜比例为早餐 25%~30%、午餐 30%~40%、晚餐 30%~40%。

【知识链接】 膳食评价

膳食评价是营养学研究的基本手段。无论是评价人群的膳食营养状况,或是探讨营养与疾病的关系,都需要进行膳食评价。膳食评价可分为以户或集体为单位的群体调查,和以个体为单位的个体调查。然而,探讨营养与健康和疾病关系的膳食调查必须采用个体调查。

知识点三 体格测量指标与评价

(一) 体格测量的常用指标及测量方法

1. 身长、身高

(1) 身长 3岁以下儿童需要测量身长。

①使用器材：卧式量板或量床。卧式量板由一长120cm的底板及在其一端与之垂直的顶板组成，另有一可以移动于底板纵槽上的足板。该足板必须与顶板平行，与底板垂直，在底板中线两侧要嵌有两条与长边平行的量尺，其刻度可读至0.1cm。

②测量方法：将量板平放在平坦地面或桌面；让母亲脱去小儿鞋帽和厚衣裤，使其仰卧于量板中线上；助手固定小儿头部使其接触头板，面向上，两耳在同一水平上，两侧耳廓上缘与眼眶下缘的连线与量板垂直；测量者位于小儿右侧，左手按着两膝，使两下肢并紧贴底板，右手移动足板，使其紧贴两侧足跟，然后读取足板在两侧尺上所指刻度数，至小数点后一位（0.1cm）；当两刻度一致时方可读取，如此重复两遍，取平均值。

(2) 身高

①使用器材：身高坐高计。使用前应校对零点，以标准刻度钢尺检查其刻度是否准确，全长误差不能大于0.5cm。同时应检查立柱是否垂直，连接处是否紧密，零件有无松脱等情况，有则及时纠正。

②测量方法：上肢自然下垂，足跟并拢，足尖分开呈60°，足、臀、肩臂紧靠立柱，躯干自然挺直，头部正直，两眼平视前方，耳廓上缘与眼眶下缘呈水平位。测试者持水平滑板下滑至受试者头顶。读数时双眼应与压板平面等高，读至小数点后一位（0.1cm）。

③注意事项：身高坐高计应置于平坦地面靠墙。测量姿势要求"三点靠立柱""两点呈水平"；水平压板与头部接触时松紧要适度，头顶的发辫要松开，发结等饰物要取下。

2. 体重

(1) 使用器材 杠杆式体重秤。使用前检验其准确度和灵敏度。准确度要求误差不超过0.1kg，检验方法是分别称量备用的10kg、20kg、30kg标准砝码，检查指标读数与标准砝码差值是否在允许范围。灵敏度检验方法是置100g砝码，观察刻度尺抬高3mm或游标向远移动0.1kg而刻度尺维持水平位则达到要求。

(2) 测量方法 杠杆式体重秤置于平坦地面上，调零。受试者测量前排空大小便，穿着短裤、短袖衣，站在秤台中央。测试者放置适当砝码并移动游码至刻度尺平衡。读数精确至0.1kg，两次读数误差不超过0.1kg。

(3) 注意事项 每次使用前要检查杠杆式体重秤，每天使用前进行校正。受试者站在秤台中央，上、下动作要轻。测量体重前不能进行体育运动和体力劳动。

3. 皮褶厚度

皮下脂肪含量约占全身脂肪总量的50%，测量一定部位的皮褶厚度，可以推算出体内的脂肪含量，间接反映能量的变化。最重要的三个测量部位是上臂肱三头肌、肩胛下角部、腹部，可分别代表个体肢体、躯干、腰腹部的皮下脂肪堆积情况，对判断肥胖和营养不良有重要价值。使用的器材为皮褶计，要求皮褶计压力要符合规定标准（100N/cm），在2s内读数，读至0.1cm。

(1) 肱三头肌皮褶厚度（TSF） 被测者上肢自然下垂，测量者找出其左上臂背侧中点（左肩峰至尺骨鹰嘴的中点）上约2cm处，以左手拇指、食指和中指将被测部分皮肤和皮下组织夹提起来（注意勿夹提肌肉），在该皮褶提起点下方用皮褶计测量其厚度；右手拇指松开皮褶计卡钳钳柄，使钳尖充分夹住皮褶；在皮褶计指针快速回落后立即读数，连续测量3次取平均值。注意皮褶计应与上臂围垂直。肱二头肌皮褶厚度测量位置为肱二头肌肌腹中点处，方法同前。

TSF的正常参考值为成年男性8.3mm，成年女性15.3mm。实测值占正常值90%以上为正常，80%~90%为轻度热能营养不良，60%~80%为中度热能营养不良，低于60%为重度热能营养不良。

（2）肩胛下角皮褶厚度　被测者上肢自然下垂，测量者在其左肩胛骨下角下方约2cm处，顺自然皮褶方向将皮褶纵向捏起测量其厚度，读数方法同上。注意皮褶计要与水平呈45°。

肩胛下角皮褶厚度的正常参考值为成年男性10~40mm，成年女性20~50mm。实测值男性>40mm、女性>50mm者为肥胖；男性在10~40mm、女性在20~50mm者为正常；男性<10mm、女性<20mm者为消瘦。

（3）腹部皮褶厚度　测量者用左手拇指及食指将距脐左侧1cm处的皮肤和皮下组织沿着与正中线平行方向捏起，用皮褶计测量距拇指约1cm处的皮褶根部厚度。

4. 上臂围（AC）

分为上臂紧张围和上臂松弛围，两者差值越大说明肌肉发育状况越好，反之说明脂肪发育状况良好。使用的器材为无伸缩性材料制成的卷尺。读数时需读至0.1cm。

（1）上臂紧张围　指上臂肱二头肌最大限度收缩时的围度。

令被测者斜平举左上臂约45°，手掌向上握举并用力屈肘；将卷尺在上臂肱二头肌最粗处绕一周进行测量。卷尺形成的围径要与上臂垂直，松紧度要适宜，测量误差不超过0.5cm。

（2）上臂松弛围　指上臂肱二头肌最大限度松弛时的围度。

在测量上臂紧张围后，将卷尺保持原位不动，令被测者将上臂缓慢自然下垂，卷尺在上臂肱二头肌最粗处绕一周进行测量。测量误差不超过0.5cm。

上臂肌围的计算：上臂肌围（AMC）是评价蛋白质-能量营养不良的常用指标之一，计算公式为AMC=AC（cm）-3.14×TSF（cm），此处AC一般指上臂松弛围，AMC的正常参考值为成年男性24.8cm、成年女性21.0cm。实测值相当于正常值的90%以上为正常；80%~90%为轻度营养不良；60%~80%为中度营养不良；<60%为重度营养不良。

5. 腰围

腰围与身高无关，但与BMI和腰臀比密切相关，是反映腹部肥胖的良好指标。

（1）使用器材　无伸缩性材料制成的卷尺，读数时需读至0.1cm。

（2）测量方法　被测者自然站立，保持自然呼吸状态。测量者选肋弓下缘与髂前上棘连线的中点，在此中点处将卷尺水平围绕腰部一周，被测者勿用力挺胸或收腹，保持自然呼吸，在被测者呼气末、吸气前读数。误差不超过1cm。

（3）评价标准　WHO和亚洲地区正常成年人腰围的判断标准见表5-14，超过此值为腹型肥胖。

表 5-14　　　　　　　　　　正常成年人腰围的判断标准　　　　　　　　　　单位：cm

性别	WHO	亚洲
男性	<94	<90
女性	<80	<80

6. 臀围

（1）使用器材　与测量腰围的一样。

（2）测量方法　被测者自然站立，臀部放松，自然呼吸。测量者用卷尺置于臀部向后最突出部位，水平围绕臀部一周测量读数。

7. 头围

对 3 岁以下儿童测量头围。

（1）使用器材　无伸缩性材料制成的卷尺，刻度需读至 0.1cm。

（2）测量方法　测量者用拇指将卷尺零点固定于头部右侧齐眉弓上缘处，卷尺从头部右侧经枕骨粗隆最高处回到零点，读至 0.1cm。测量时卷尺应紧贴皮肤，左右对称，长发者应将头发在卷尺经过处向上下分开。

8. 胸围

（1）使用器材　无伸缩性材料制成的卷尺；使用前应校正，每米误差不超过 0.2cm。

（2）测量方法　将卷尺上缘经肩胛下角下缘向胸前围绕一周。男生及未发育女生，卷尺下缘在胸前沿乳头上缘；已发育女生，卷尺在乳头上方与第四肋骨平齐。卷尺松紧度要适宜，以对皮肤不产生明显压迫为度。在被测者吸气前测量，读至 0.1cm。

（3）注意事项　被测者姿势要正确，不要低头、耸肩、挺胸、驼背等。

（二）体格测量的质量控制

1. 人员培训

负责体格测量的人员要经过严格培训，熟悉测量器材的操作方法和注意事项（详见各指标测量方法和注意事项），以保证测量结果的准确性。

2. 器材的校正

测量前要对器材进行常规检查和校正，避免出现不正常的测量误差。

3. 统一标准

使用统一的测量标准进行测量，尽量避免因不同测量人员、不同测量时间、不同测量条件等操作造成的偏差。

4. 准确记录

根据体格测量的目的设计方便记录的表格，按精确度要求如实记录测量值，3 次测量求平均值（表 5-15）。

表 5-15　　　　　　　　　　身高体重测量的调查记录表

姓名	性别	年龄	身高/cm				体重/kg			
			1	2	3	平均	1	2	3	平均

> **【知识链接】宝宝要定期体格检查**
>
> 请医生定期对孩子的体格发育和心理行为发展进行检查,这种方法称为定期体格检查。通过检查,家长可知道孩子的健康状况,早期发现一些平时不注意的疾病,如佝偻病、营养不良、贫血、牙病及智能行为方面的问题。家长也可以得到医生在科学育儿方面的指导,诸如预防接种、疾病防治和智力开发等方面的知识和技术。另外,家长也可对孩子的健康、护理、养育和教育等方面向医生提问咨询,以便更好地用科学的方法抚育孩子。所以定期体格检查是保护儿童健康的一种好办法。
>
> 定期检查的时间是:出生后30~42d第一次检查;以后每3个月检查一次,第一年检查4次;1~3岁每半年一次;3岁以后每年一次。这种检查方法简称"四二一体检"。每年还应验1~2次血,了解有没有贫血。有条件的医疗单位还应该每年为孩子做一次智力测试。定期体格检查可以到居住地区的妇幼保健院(所)或乡卫生院进行。

(三) 儿童的体格测量与评价

身高和体重的测量是体格测量的主要内容,其表示方法有年龄别身高(height-for-age, HT/A)、年龄别体重(weight-for-age, WT/A)及身高别体重(weight-for-height, WT/HT)。HT/A偏低表示长期慢性营养不良;WT/HT偏低则表示较急性的营养不良。不同年龄和性别人群的评价方法不同,特别是儿童评价方法繁多,其评价标准各国也不一致。常用的评价方法有以下几种。

1. 中位数百分比法

此法使用儿童的身高或体重测量值达到同年龄、同性别参考标准中位数的百分比进行营养评价。常用的评价方法有Gomez分类法(表5-16)和身高别体重中位数百分比评价法(表5-17)。

表5-16　　　　　　　　　　　　Gomez分类法

评价	参考标准体重(WT/A)中位数/%	参考标准身高(HT/A)中位数/%
营养正常	90~100	95~100
轻度营养不良	75~89	90~94
中度营养不良	74~60	85~89
重度营养不良	<60	<85

表5-17　　　　　　　　　身高别体重中位数百分比评价法

营养状况	身高别体重(WT/A)中位数(%)
肥胖	≥120
适宜	90~119
轻度营养不良	80~89
中度营养不良	70~79
重度营养不良	≤69

2. 标准差法

此法将所用的评价标准按平均值加减 1 个标准差（SD）、2 个标准差，共分成 5 个等级范围，见表 5-18 和图 5-1。

表 5-18　　　　　　　　　　标准差法评价人体营养状况

等级	标准
上等	＞（平均值+2 个标准差）
中上等	（平均值+1 个标准差）～（平均值+2 个标准差）
中等	（平均值-1 个标准差）～（平均值+1 个标准差）
中下等	（平均值-2 个标准差）～（平均值-1 个标准差）
下等	＜（平均值-2 个标准差）

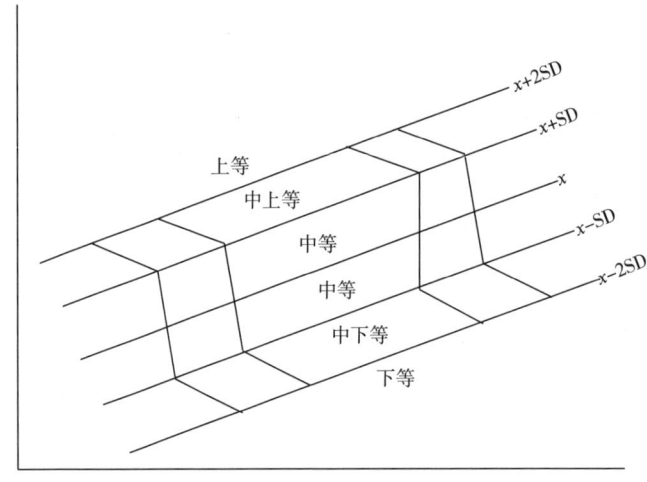

图 5-1　标准差法评价人体营养状况示意图

国际上对群体儿童生长发育的评价一般有以下 3 个指标：体重不足、发育迟缓和消瘦（表 5-19）。

表 5-19　　　　　　　　　　儿童生长发育评价

评价	等级	标准
体重不足	中度	WT/A＜（参考标准体重中位数-2 个标准差）
	重度	WT/A＜（参考标准体重中位数-3 个标准差）
发育迟缓	中度	HT/A＜（参考标准身高中位数-2 个标准差）
	重度	HT/A＜（参考标准身高中位数-3 个标准差）
消瘦	中度	WT/A＜（参考标准体重中位数-2 个标准差）
	重度	WT/A＜（参考标准体重中位数-3 个标准差）

目前，WHO 根据标准差法提出"标准差评分"（又称"Z 评分"）来表示测量结果，便于统计与比较，是目前对群体儿童评价的常用方法。

Z 评分 = （儿童测量数据-参考标准中位数）/参考标准的标准差 (5-5)

Z 评分法包括年龄别身高 Z 评分（HAZ）、年龄别体重 Z 评分（WAZ）、身高别体重 Z 评分（WHZ）。其评价标准见表 5-20。

表 5-20　　　　　　　　　　　　Z 评分的营养评价标准

分值	评价
HAZ<-2	生长迟缓
WAZ<-2	低体重
WAZ>2	超重
WHZ>2	肥胖
WHZ<-2	消瘦

3. 百分位法

由于人体体格测量数据多呈偏态分布，用百分位法评价更合理。百分位法是将不同性别、各种年龄参考标准的原始数据从小到大分成 100 份，第一份的数据即第 1 百分位，第 25 份的数据即第 25 百分位。然后根据需要将其分成若干组段，如 0~25 百分位、25~50 百分位等。评价时将所测量的数值与相应性别年龄段的参考标准百分位数相比较，看属于哪一组段（表 5-21）。此法优点是偏态和正态分布的数据均适用，数字表达直观，易于理解儿童生长发育所达到的实际水平。缺点是当调查的数据大于第 100 百分位或小于第 1 百分位时，就不能评价其离散程度。

表 5-21　　　　　　　　　　　　百分位法评价人体营养状况

等级	标准
上等	$>P_{97}$
中上等	$P_{75} \sim P_{97}$
中等	$P_{25} \sim P_{75}$
中下等	$P_3 \sim P_{25}$
下等	$<P_3$

注：P 表示百分位数。

应当注意的是，标准差法和百分位法均为筛查营养不良而设计的，属于"上等"的亚健康人群很可能是肥胖者而不一定是营养状况优良者。

（四）成年人的体格测量与评价

成年人营养状况常采用以下指标进行评价。

1. 成年人体质指数（body mass index，BMI）

BMI 是评价 18 岁以上人群营养状况的常用指标。它不仅较为敏感地反映体型的胖瘦程度，而且与皮褶厚度、上臂围等营养状况指标的相关性也较高。

WHO 对成年人 BMI 的评价标准为：

BMI 在 18.5~24.9 为正常

BMI<18.5 为体重过低（营养不良）

BMI≥25.0 为超重

超重的分级如下：

25.0<BMI<29.90 为肥胖前状态
30.0≤BMI<34.9 为一级肥胖
35.0≤BMI<39.9 为二级肥胖
BMI≥40.0 为三级肥胖

由于中国居民的体型与欧美国家居民存在较大差异，为预防和控制我国心血管疾病等慢性病的流行，我国有关专家提出如下的中国居民的 BMI 评价标准。

BMI 在 18.5~23.9 为正常
BMI<18.5 为体重过低
24.0≤BMI<28.0 为超重
BMI≥28 为肥胖

各国多推荐使用 WHO 对成年人 BMI 的分级标准，以方便国际间的相互比较。另外，体质指数公式不适合下列人群：年龄小于 18 岁者；竞赛运动员；肌肉发达的健美运动员；孕妇或哺乳妇女；体弱或需久坐的老人。

2. 腰围和腰臀比（WHR）

腰臀比（腰围与臀围的比值）是反映中央性肥胖（又称腹型肥胖、内脏型肥胖）的常用简单指标。正常成年人 WHR 的判断标准，男性>0.9、女性>0.8 为中央性肥胖。中国人虽然高 BMI 者数量不多，但在 BMI 不高的人群中存在腰围或 WHR 过高的人，表明存在脂肪堆积和（或）分布异常的情况。腰臀比与罹患冠状动脉粥样硬化性疾病的概率成正相关。

3. 体脂含量（body fat，BF）

体脂含量是评价肥胖程度的客观指标，适用于成年人和儿童。体脂含量可以用皮褶厚度测量法、生物电阻抗法（BIA）及密度法（常用水下称重法）等方法，通过各自的公式换算而得。用皮褶厚度测量值推算体脂百分含量（BF%），可参考以下公式：

$$男生\ BF\% = 6.931382 + 0.428359d$$
$$女生\ BF\% = 7.895667 + 0.428359d \tag{5-6}$$

其中，d 为皮褶总厚度，等于侧肱三头肌皮褶厚度与左侧肩胛下角皮褶厚度之和（mm）。或采用：

$$BF\% = 0.91137d_1 + 0.17871d_2 + 0.15381d_3 - 3.60146 \tag{5-7}$$

其中，d_1、d_2 和 d_3 分别为三头肌、肩胛下和腹部皮褶厚度（mm）。

按体脂百分含量（BF%）判定肥胖。轻度肥胖：20%≤BF%<25%（男），25%≤BF%<30%（女）；中度肥胖：25%≤BF%<30%（男），30%≤BF%<35%（女）；重度肥胖：男≥30%，女≥35%。

4. 标准体重

标准体重最为方便实用。评价标准：实际体重与标准体重比，体重超过标准体重的 10% 为超重，超过 20% 即为肥胖，其中超过 20%~30% 为轻度肥胖，超过 30%~50% 为中度肥胖，超过 50% 为重度肥胖。

（五）实验室检查

利用实验室检查可测定蛋白质、脂肪、维生素及微量元素，以了解个人的营养状况和免疫功能。由于营养素在组织及体液中浓度的下降，组织功能的降低及营养素依赖酶活力的下降等变化的出现均早于临床或亚临床症状的出现，故实验室检查对早期发现营养素缺乏有重要意义。

1. 血红蛋白

血红蛋白降低（俗称贫血）一般表明人体摄入的铁、维生素 B_2、叶酸等营养素不足，此外，蛋白质能量营养严重不良时，血红蛋白也明显降低。血红蛋白的正常值为男性 120~160g/L，女性 110~150g/L。血红蛋白指标要结合红细胞形态改变进行贫血类型的判断。

2. 血清蛋白

血清蛋白的测定值是蛋白质营养状况评定中重要的指标之一。常见的血清蛋白测定指标有清蛋白、前清蛋白、转铁蛋白等，正常参考值及营养评价见表5-22。

表5-22　　　　　　　　　　血清蛋白评定营养状况标准

血清蛋白	正常值	轻度缺乏	中度缺乏	重度缺乏
清蛋白/（g/L）	35~55	30~35	20~30	<20
前清蛋白/（mg/L）	167~296	100~150	50~100	<50
转铁蛋白/（g/L）	1.7~2.5	1.5~1.7	1~1.5	<1

3. 血浆氨基酸谱

血浆非必需氨基酸（NEAA）包括甘氨酸、丝氨酸、谷氨酰胺和牛磺酸，必需氨基酸（EAA）包括缬氨酸、亮氨酸、异亮氨酸和甲硫氨酸，用 NEAA/EAA 来评价蛋白质营养状况，比值大于3者，可认为蛋白质营养不良。

4. 淋巴细胞计数

在营养不良的情况下，淋巴细胞的数量会减少。总淋巴细胞数量（TLC）＝白细胞计数×淋巴细胞百分率。正常值为 2.5×10^9~3.0×10^9/L，1.5×10^9~1.8×10^9/L 表示轻度营养不良，0.9×10^9~1.5×10^9/L 表示中度营养不良，小于 0.9×10^9/L 表示重度营养不良。

（六）常见营养缺乏病的症状和体征

1. 临床检查

临床根据病人的面色、体重、精神状态可以对其营养状态进行初步估计。然后详细检查头发、眼、皮肤和口腔等，进一步判断可能缺乏的营养素以及病因。

（1）头发　蛋白质营养不良时头发颜色灰暗，变细、干、脆，严重缺乏时极易从头皮拔掉，发根容易断裂。

（2）眼　维生素A缺乏时常有毕氏斑，为角膜外侧的结膜上出现的白色或淡黄色小点，直径1mm，聚合呈三角形。维生素 B_2 缺乏引起角膜周围的结膜下小血管充血，眼的外侧角发红，怕光、烟、雾、尘埃的刺激。

（3）皮肤　萎缩、瘀斑、溃疡、角化过度脱皮，主要见于受刺激部位。

（4）口腔　口腔是对营养素缺乏最敏感的部位，如唇和口腔黏膜苍白，提示可能有贫血；口角炎提示可能存在维生素 B_2 缺乏；舌乳头萎缩可能存在烟酸缺乏或铁缺乏。

（5）牙齿　婴幼儿的营养缺乏常使出牙时间延缓和出牙部位发育不良，后者是因早期蛋白质缺乏引起牙床骨发育不良所致。

（6）神经系统　许多营养缺乏病都有神经精神症状，如维生素 B_1 缺乏引起周围神经性无力和感觉异常，维生素 B_6 缺乏引起婴儿惊厥，维生素 B_{12} 缺乏可引起脊髓的亚急性退化性变，烟酸缺乏引起的癞皮病常有精神症状。

2. 放射学检查

佝偻病、骨质软化症、婴儿维生素 C 缺乏病或蛋白质能量营养不良时，必须进行 X 射线检查。双能量 X 射线骨密度仪可测定骨矿物质含量。

3. 其他辅助检查

维生素 B_1、钾、硒缺乏（克山病）可累及心脏，心电图检查有助于诊断及治疗。

思考探究题

1. 营养调查与评价包括哪几个方面的内容？
2. 怎样选择调查对象？抽样的方法有哪些？
3. 膳食调查方法有哪些？各有什么特点及注意事项？
4. 体格测量常用的指标有哪些？分别是怎样进行测量的？
5. 儿童的体格测量与评价常用哪些方法？成年人又是怎样进行体格测量与评价的？

技能操作题

1. 居民膳食营养状况调查：用记账法调查本人或家人一周的膳食营养状况。
2. 分析题。

小李今年 25 岁，最近觉得无故疲劳，发现牙龈易出血，皮肤瘀斑。经医生询问，小李透露，由于平时工作繁忙，他的饮食单一且不规律，长期偏食，不喜欢蔬菜，也很少吃水果。

问题：

（1）小李可能出现的营养问题是什么？

（2）针对目前状况，他应该如何调整膳食？需要重点补充哪些食物？

模块六

特殊人群的营养和膳食

思政映射与融入点

婴幼儿、儿童是祖国的未来,而营养不良会对其身体发育、神经系统形成及智力水平造成不可逆的伤害,自2019年起,国家为了改善婴幼儿生长发育情况,实行给贫困地区家庭6~36个月婴幼儿免费发放婴幼儿辅食营养包,至2022年,有超过300万新生儿受益,儿童营养不良下降18%,成果显著。通过本模块学习,了解不同年龄阶段和工作生活环境人群对营养的特别需求,明白对于特殊人群的营养管控有助于提高全民族的健康水平和生活质量。

学习目标

【知识目标】

1. 掌握特定人群的营养与膳食,尤其婴幼儿、孕期、哺乳期、老年等不同阶段生理特点和营养需求。

2. 了解极端温度、航海、有毒有害等特殊环境下工作人员的营养需求。

【能力与职业素养目标】

1. 能够针对婴幼儿提出营养建议,设计出婴幼儿及学龄前儿童的营养食谱,培养用心服务、认真细致的工作作风。

2. 能够对孕妇、乳母、老年人进行膳食营养指导,学会亲切友善待人、为民众提供贴心的服务。

3. 能设计适合高温、低温、航海、运动员等特殊环境与行业人群的营养食谱,且书写规范,表达清晰。

> **导入案例**

新手妈妈的宝宝6个月了，妈妈想要给宝宝断奶，但对于宝宝断奶后吃什么，妈妈十分苦恼。有人告诉她，断奶后宝宝每日三餐都吃五谷杂粮，以后再不需要进食乳类或乳制品了，又有人告诉她喝牛乳。想到断奶宝宝出现的种种不适，妈妈更加焦虑。

其实绝大多数婴儿6个月后可以逐步引入其他营养丰富的食物，减少母乳。在此过程中，宝宝可能会出现焦虑、不安、哭闹等情绪，父母应该尽量安慰宝宝，给予关爱和支持，不要强行断奶，避免给宝宝及母亲带来不必要的伤害。妈妈可以从每天的母乳喂养次数减少开始，直到完全断奶，期间开始逐渐引入其他食物，如配方乳、米粉、果汁、菜汁等，让宝宝逐渐适应其他饮食。宝宝6个月以后，不能突然用母乳以外的食品代替母乳，更不能认为是完全断掉其他来源乳品，宝宝断奶是一个循序渐进的过程。

特殊人群的营养与膳食，包括特定人群的营养与膳食、特殊环境人群的营养与膳食，以及特殊行业人群的营养与膳食。

> **知识点一** 特定人群的营养与膳食

特定人群包括备孕和孕期妇女、哺乳期妇女、婴幼儿、儿童、老年人及素食人群。除一般人群膳食指南外，考虑到这些人群生理和营养需要的特殊性，中国营养学会特制定备孕和孕期妇女、哺乳期妇女、6月龄内婴儿、7~24月龄婴幼儿、学龄前儿童、学龄儿童、一般老年人、高龄老年人及素食人群共9个特定人群膳食指南。

（一）孕妇、乳母的合理营养与膳食

1. 备孕及孕期妇女的合理营养与膳食

女性是社会和家庭的重要组成部分。成熟女性承载着孕育新生命、哺育下一代的重要职责。女性的身体健康和营养状况与成功孕育新生命、获得良好妊娠结局及哺育下一代健康成长密切相关。育龄女性应在计划怀孕前做好身体健康状况、营养和心理准备，以获得孕育新生命的成功。

为保证孕育质量，夫妻双方都应做好充分的孕前准备，使健康和营养状况尽可能达到最佳后再怀孕。孕前应将体重调整至正常范围，即 BMI 为 $18.5\sim23.9kg/m^2$，并确保身体健康和营养状况良好，特别关注叶酸、碘、铁等重要营养素的储备。备孕妇女至少应从计划怀孕前3个月开始每天补充叶酸 $400\mu g$，坚持食用碘盐，每天吃鱼、禽畜瘦肉和蛋类共计150g，每周至少摄入1次动物血和肝脏替代瘦肉。

妇女一旦妊娠，体内正常的生理代谢过程会发生一系列的变化。孕妇不仅要提供胎儿生长发育所需的各种营养素，而且还要为自己的分娩和哺乳储存一定的营养素。因此，孕妇营养有其特殊性。孕妇的营养状况与婴儿体质密切相关，孕妇营养不良会引起流产、早产、胎儿大脑发育不全或畸形，新生儿体重低，不仅影响孕妇的身体健康，而且往往会造成孩子一生的不幸，即使在出生后千方百计地弥补，也常常无济于事，因此，必须注意孕妇的膳食营养，确保母婴健康。

（1）孕期的生理特点　妊娠期在大量的雌激素、孕激素、胎盘催乳素等的影响下，母体合成和分解代谢均增强，但总的来说是合成代谢大于分解代谢。一方面合成大量的蛋白质以构成胎儿组织、胎盘和羊水成分。同时,母体血红蛋白、子宫和乳房的增殖也需要合成大量的蛋白质;此外,母亲还要为分娩消耗及产后泌乳储备蛋白质和脂肪,所以合成代谢十分旺盛。

妊娠期胎盘产生的孕激素使胃肠道平滑肌张力降低,活动减弱,消化液分泌减少,胃肠蠕动减慢。孕妇常出现腹胀、消化不良和便秘。由于妊娠早期发生恶心、呕吐、择食等异常反应,以及胃肠功能的改变,可妨碍某些营养素的摄入。但随着妊娠的进行,胃肠道对钙、铁、维生素 B_{12} 及叶酸等营养素的吸收能力增强。

(2) 孕妇的营养及膳食　早孕反应不明显的孕早期妇女可继续维持孕前平衡膳食,早孕反应严重影响进食者,不必强调平衡膳食和规律进餐,应保证每天摄入至少含 130g 碳水化合物的食物。孕中期开始,应适当增加食物的摄入量,特别是富含优质蛋白质、钙、铁、碘等营养素的食物。孕中、晚期每天饮奶量应增至 500g;孕中期每天鱼、禽畜及蛋类合计摄入量增至 150~200g,孕晚期增至 175~225g;建议每周食用 1~2 次动物血或肝脏、2~3 次海产鱼类。

【核心推荐】
- 调整孕前体重至正常范围,保证孕期体重适宜增长。
- 常吃含铁丰富的食物,选用碘盐,合理补充叶酸和维生素 D。
- 孕吐严重者,可少量多餐,保证摄入含必需量碳水化合物的食物。
- 孕中晚期适量增加乳、鱼、禽、蛋、瘦肉的摄入。
- 经常户外活动,禁烟酒,保持健康生活方式。
- 愉快孕育新生命,积极准备母乳喂养。

定期测量体重,合理安排膳食和身体活动,有助于维持孕前体重正常和孕期体重适宜增长,获得良好妊娠结局。健康孕妇每天应进行不少于 30min 的中等强度身体活动,保持健康生活方式。母乳喂养对孩子和母亲都是最好的选择,夫妻双方应尽早了解母乳喂养的益处,学习正确哺乳的方法,为产后尽早开奶和成功母乳喂养做好各项准备。妊娠期妇女体重增长范围和妊娠中晚期周增重推荐值见表 6-1。

表 6-1　　　　　　妊娠期妇女体重增长范围和妊娠中晚期周增重推荐值

妊娠前 BMI/（kg/m²）	总增重范围/kg	妊娠早期增重范围/kg	妊娠中晚期每周体重增长值及范围/kg
低体重（BMI<18.5）	11.0~16.0	0~2.0①	0.46（0.37~0.56）②
正常体重（18.5≤BMI<24.0）	8.0~14.0	0~2.0	0.37（0.26~0.48）
超重（24.0≤BMI<28.0）	7.0~11.0	0~2.0	0.30（0.22~0.37）
肥胖（BMI≥28.0）	5.0~9.0	0~2.0	0.22（0.15~0.30）

注:①表示孕早期增重 0~2kg;②括号内数据为推荐范围。
资料来源:中国营养学会团体标准 T/CNSS 009—2021《中国妇女妊娠期体重监测与评价》。

2. 哺乳期妇女的合理营养与膳食

(1) 乳母的生理特点　在哺乳期,乳母要逐步补偿由于妊娠、分娩所消耗的营养素,还要保证分泌乳汁、哺育婴儿及维持自身的营养需要,因此所需的营养超过了妊娠期。乳母的膳食营养直接影响到乳汁的质量和数量,严重的营养不良,会引起母体营养缺乏,乳汁营养价值降低，分泌量减少，泌乳期缩短。乳母的心理及精神状态是影响乳汁分泌的重要因素，哺乳期间保持愉悦心情可以提高母乳喂养的成功率。坚持哺乳、适量的身体活动，有利于身体复原和体重恢复正常。

（2）乳母的营养及膳食　随着经济发展和生活方式改变，哺乳期，特别是产褥期（坐月子）妇女的营养和健康面临新的挑战，如膳食结构不尽合理，动物性食物摄入过多，致产后体脂含量及体重滞留率较高；也存在某些食物摄入不足或不均衡，致乳汁分泌不足及母乳成分中某些微量营养素缺乏，进而影响到母乳喂养的持续和婴儿生长发育；乳母身体活动不足和不健康生活方式将影响母婴健康。针对乳母当前存在的营养健康问题，结合近年来的研究证据，对哺乳期妇女膳食指南进行了修订。建议乳母在一般人群膳食指南基础上，还要遵从以下5条核心推荐，在实践中加以应用。

【核心推荐】
- 产褥期食物多样不过量，坚持整个哺乳期营养均衡。
- 适量增加富含优质蛋白质及维生素A的动物性食物和海产品，选用碘盐，合理补充维生素D。
- 家庭支持，愉悦心情，充足睡眠，坚持母乳喂养。
- 增加身体活动，促进产后恢复健康体重。
- 多喝汤和水，限制浓茶和咖啡，忌烟酒。

产妇在分娩后可能会感到疲劳无力或食欲较差，可选择较清淡、稀软、易消化的食物，如面片、挂面、馄饨、粥、蒸或煮的鸡蛋及煮烂的菜肴，之后就可过渡到正常膳食。剖宫产的产妇，手术后约24h胃肠功能恢复，应给予术后流食1d，但忌用牛乳、豆浆、大量蔗糖等胀气食品。情况好转后给予半流食1~2d再转为普通膳食。采用全身麻醉或手术情况较为复杂的剖宫产术后妇女的饮食应遵医嘱。

乳母整个哺乳期（包括坐月子）均应坚持食物多样，以满足自身营养需求，保证乳汁营养和母乳喂养的持续性。每天的膳食应包括谷薯类、蔬菜水果类、畜禽鱼蛋乳类、大豆坚果类食物。通过选择小份量食物、同类食物互换、粗细搭配、荤素双拼、色彩多样的方法，达到食物多样。乳母一天食物建议量为谷类225~275g，其中全谷物和杂豆不少于1/3；薯类75g；蔬菜类400~500g，其中绿叶蔬菜和红黄色等有色蔬菜占2/3以上；水果类200~350g；鱼、禽、蛋、肉类（含动物内脏）总量为175~225g；牛乳300~500mL；大豆类25g；坚果10g；烹调油25g，食盐不超过5g；饮水量为2100mL。为保证维生素A的需要，建议每周吃1~2次动物肝脏，总量达85g猪肝或40g鸡肝。动物性食物和大豆类食物之间可做适当的替换，豆制品喜好者可以适当增加大豆制品，减少动物性食物，反之亦可。

一日以4~6餐为宜，膳食的烹调以炖、煮、熬、蒸等不易损失各种营养成分的方法为好。

吸烟、饮酒会影响乳汁分泌，其含有的尼古丁和酒精也可通过乳汁进入婴儿体内影响婴儿睡眠及精神运动发育，哺乳期间应忌烟酒。茶和咖啡中的咖啡因可以造成婴儿兴奋，乳母应限制饮用浓茶和大量咖啡。

（二）婴幼儿的合理营养与膳食

1. 0~6月龄婴儿的合理营养与膳食

（1）0~6月龄婴儿的生理特点　6月龄内是人一生中生长发育的第一个高峰期，对能量和营养素的需要相对高于其他任何时期，但婴儿的胃肠道和肝肾功能发育尚未成熟，功能不健全，对食物的消化吸收能力及代谢废物的排泄能力仍较低。6月龄内婴儿需要完成从宫内依赖母体营养到宫外依赖食物营养的过渡，来自母体的乳汁是完成这一过渡最好的食物，用任何其他食物喂养都不能与母乳喂养相媲美。母乳中丰富的营养和活性物质是一个复杂系统，为婴儿提供全方位呵护和支持，助其在离开母体保护后，仍能顺利地适应自然环境，健康成长。

（2）0~6月龄婴儿的营养及膳食　6月龄内婴儿处于生命早期1000d健康机遇窗口期的第二个阶段，营养作为最主要的环境因素，对其生长发育和后续健康持续产生至关重要的影响。母乳既可提供优质、全面、充足和结构适宜的营养素，满足婴儿生长发育的需要，又能完美地适应其尚未成熟的消化能力，促进其器官发育和功能成熟，且不增加其肾脏的负担，使婴儿获得最佳的、健康的生长速率，为一生的健康奠定基础。一般情况下，母乳喂养能够完全满足6月龄内婴儿的能量、营养素和水的需要，6月龄内的婴儿应给予纯母乳喂养。

针对我国6月龄内婴儿的喂养需求和可能出现的问题，基于目前已有的充分证据，同时参考WHO、联合国儿童基金会（UNICEF）和其他国际组织的相关建议，提出6月龄内婴儿母乳喂养指南，包括如下6条准则。

①母乳是婴儿最理想的食物，坚持6月龄内纯母乳喂养。

母乳是婴儿最理想的食物。母乳喂养需要全社会的努力，专业人员的技术指导，家庭、社区和工作单位的积极支持。充分利用政策和法律保护母乳喂养。

a. 母乳是最适合婴儿消化、代谢能力，能满足婴儿全面营养需求的天然食物。

b. 母乳喂养能确保婴儿体格健康生长，有利于婴儿脑神经功能和认知发展。

c. 母乳喂养有助于母婴情感交流，促进婴儿行为和心理健康。

d. 母乳喂养有助于婴儿免疫系统发展，增加抗感染能力，降低过敏性疾病风险。

e. 母乳喂养有助于降低婴儿远期慢性病的发生风险。

f. 母乳喂养有助于母亲近期和远期健康。

②生后1h内开奶，重视尽早吸吮。

初乳富含营养和免疫活性物质，有助于婴儿肠道成熟和功能发展，并提供免疫保护。母亲分娩后应即刻开始观察新生儿觅食表现并不间断地母婴肌肤接触，在生后1h内让新生儿开始吸吮乳头和乳晕，除尽快获得初乳外，还可刺激乳头和乳晕神经感受，向垂体传递其需要母乳的信号刺激催乳素的产生，促进乳汁分泌（下奶），这是确保母乳喂养成功的关键。婴儿出生时具有一定的能量储备，可满足至少3d的代谢需求；开奶过程中不用担心新生儿饥饿，可密切关注新生儿体重，体重下降只要不超过出生体重的7%就应坚持纯母乳喂养。精神鼓励、专业指导、温馨环境、愉悦心情等可以辅助开奶。

③回应式喂养，建立良好的生活规律。

随着婴儿胃肠道成熟和生长发育过程，母乳喂养将从按需喂养模式到规律喂养模式递进。婴儿饥饿是按需喂养的基础，应及时识别婴儿饥饿及饱腹信号，及时做出喂养回应。哭闹是婴儿饥饿的最晚信号。应避免婴儿哭闹后才哺喂，这样会增加哺喂的困难。按需喂奶，两侧乳房交替喂养；不要强求喂奶次数和时间，特别是3月龄内的婴儿。婴儿生后2~4周就基本建立了自己的进食规律，家长应明确感知其进食规律的时间信息。一般2月龄后，婴儿胃容量逐渐增加，单次摄乳量也随之增加，哺喂间隔则会相应延长，特别是在夜间，喂奶次数减少，婴儿睡眠节律更好，逐渐建立起哺喂和睡眠的规律。如果婴儿哭闹明显不符合平日进食规律，应该首先排除非饥饿原因，如胃肠不适等。非饥饿原因哭闹时，增加哺喂次数只能缓解婴儿的焦躁心理，并不能解决根本问题，应及时就医。

④适当补充维生素 D，母乳喂养无需补钙。

母乳中维生素 D 含量低，母乳喂养儿不能通过母乳获得足量的维生素 D。阳光照射会促进皮肤中维生素 D 的合成，但鉴于养育方式的限制，阳光照射可能不是 6 月龄内婴儿获得维生素 D 的最方便途径。婴儿出生后应每日补充维生素 D 10μg。纯母乳喂养能满足婴儿骨骼生长对钙的需求，不需额外补钙。推荐新生儿（特别是剖宫产的新生儿）出生后补充维生素 K，以预防维生素 K 缺乏性出血。

⑤任何动摇母乳喂养的想法和举动，都必须咨询医生或其他专业人员，并由他们帮助做出决定。

一般情况下，通过及时有效的排空乳房和专业的指导，绝大部分婴儿都可以获得成功的纯母乳喂养。在某些医学状况下，如婴儿患有某些代谢性疾病、乳母患有某些传染性疾病时，可能暂时不宜进行纯母乳喂养，此时应遵循医生的建议，选择适合的哺喂方式。

任何婴儿配方乳或代乳品都不能与母乳相媲美，只能作为纯母乳喂养失败后无奈的选择。但当不能用纯母乳喂养婴儿时，建议首选适合 6 月龄内婴儿的配方乳喂养。普通液态乳、成人乳粉、蛋白粉、豆奶粉等不宜用于喂养婴儿。任何其他食物喂养不足 6 月龄的婴儿可能会由于营养不完全匹配、代谢不适宜等原因对婴儿健康造成不利影响。

⑥定期监测婴儿体格指标，保持健康生长。

身长和体重是反映婴儿喂养和营养状况的直观指标。疾病或喂养不当、营养不足会使婴儿生长缓慢或停滞。6 月龄内婴儿应每月测一次身长、体重、头围，病后恢复期可增加测量次数，选用 WS/T 423—2022《7 岁以下儿童生长状况判定》判断婴儿是否得到正确、合理喂养。婴儿生长有自身规律，过快、过慢生长都不利于儿童远期健康。婴儿生长存在个体差异，也有阶段性波动，不必相互攀比生长指标。母乳喂养儿体重增长可能低于配方乳喂养儿，这是完全正常的。只要处于正常的生长曲线轨迹，即是健康的生长状态。

2. 7~24 月龄婴幼儿的合理营养与膳食

（1）7~24 月龄婴幼儿的生理特点　7~24 月龄婴幼儿消化系统、免疫系统的发育，感知觉及认知行为能力的发展，均需要通过接触、感受和尝试，来体验各种食物，逐步适应并耐受多样的食物，从被动接受喂养转变到自主进食。这一过程从婴儿 7 月龄开始，到 24 月龄时完成。父母及喂养者的喂养行为对 7~24 月龄婴幼儿的营养和饮食行为也有显著的影响。回应婴幼儿摄食需求，有助于健康饮食行为的形成，并具有长期而深远的影响。

（2）7~24 月龄婴幼儿的营养及膳食　7~24 月龄婴幼儿处于生命早期 1000d 健康机遇窗口期的第三阶段，适宜的营养和喂养不仅关系到婴幼儿近期的生长发育，也关系到长期的健康。针对我国 7~24 月龄婴幼儿营养和喂养的需求以及现有的主要营养问题，基于目前已有的证据，同时参考 WHO、UNICEF 和其他国际组织的相关建议，提出 7~24 月龄婴幼儿的喂养指南，制定如下 6 条膳食指导准则。

①继续母乳喂养，满 6 月龄起必须添加辅食，从富含铁的泥糊状食物开始。

7~24 月龄婴幼儿应继续母乳喂养。母乳仍然是 6 月龄后婴幼儿能量的重要来源。母乳可为 7~12 月龄婴儿提供总能量的 1/2~2/3，13~24 月龄幼儿总能量的 1/3。母乳也为婴幼儿提供优质蛋白质、钙等重要营养素，以及各种免疫保护因子等。继续母乳喂养可减少感染性疾病的发生，持续增进母子间的亲密接触，促进婴幼儿认知发育。

必须在继续母乳喂养的基础上添加辅食。纯母乳喂养不能为满6月龄后婴儿提供足够的能量和营养素；满6月龄时开始添加辅食，不仅能满足婴儿的营养需求，也能满足其心理需求，并促进其感知觉、心理及认知和行为能力的发展。我国7~12月龄婴儿铁的推荐摄入量为10mg/d，其中97%的铁需要来自辅食。同时我国7~24月龄婴幼儿贫血高发，铁缺乏和缺铁性贫血可损害婴幼儿认知发育和免疫功能。添加富含铁的辅食是保证婴幼儿铁需要的主要措施。

②及时引入多样化食物，重视动物性食物的添加。

辅食添加的原则：每次只添加一种新的食物，由少到多、由稀到稠，由细到粗，循序渐进。从一种富铁泥糊状食物开始，如强化铁的婴儿米粉、肉泥等，逐渐增加食物种类，逐渐过渡到半固体或固体食物，如烂面、肉末、碎菜、水果粒等。每引入一种新的食物应适应2~3d，密切观察是否出现呕吐、腹泻、皮疹等不良反应，适应一种食物后再添加其他新的食物。

畜禽肉、蛋、鱼虾、肝脏等动物性食物富含优质蛋白质、脂类、B族维生素和矿物质。蛋黄中含有丰富的磷脂和活性维生素A。鱼类还富含$n-3$多不饱和脂肪酸。畜肉和肝脏中的铁主要是易于消化吸收的血红素铁，肝脏还富含活性维生素A。婴儿开始添加辅食后适时引入花生、鸡蛋、鱼肉等易过敏食物，可以降低婴儿对这些食物过敏或特应性皮炎的风险。

③尽量少加糖盐，油脂适当，保持食物原味。

家庭食物的质地多不适合婴幼儿食用，添加盐、糖等调味品常超过婴幼儿需要量，因此婴幼儿辅食需要单独制作，尽量不加盐、糖及各种调味品，保持食物的天然味道。淡口味食物有利于提高婴幼儿对不同天然食物口味的接受度，培养健康饮食习惯，减少偏食挑食的风险。淡口味食物也可减少婴幼儿盐、糖的摄入量，降低儿童期及成人期肥胖、糖尿病、高血压、心血管疾病的发生风险。吃糖还会增加儿童患龋齿的风险。辅食添加适量和适宜的油脂，有助于婴幼儿获得必需脂肪酸。

④提倡回应式喂养，鼓励但不强迫进食。

在喂养过程中，父母或喂养者应及时感知婴幼儿发出的饥饿或饱足的信号，并做出恰当的喂养回应，决定开始或停止喂养。尊重婴幼儿对食物的选择，耐心鼓励和协助婴幼儿进食，但绝不强迫进食。随着月龄增加，父母或喂养者应根据婴幼儿营养需求的变化，以及婴幼儿感知觉、认知、行为和运动能力的发展，给予相适应的喂养，帮助婴幼儿逐步达到与家人一致的规律进餐模式，并学会自主进食，遵守必要的进餐礼仪。

父母或喂养者还有责任为婴幼儿营造良好的进餐环境，保持进餐环境安静、愉悦，避免电视、玩具等对婴幼儿注意力的干扰。控制每次进餐时间不超过20min。父母或喂养者也应该是婴幼儿进食的好榜样。

⑤注重饮食卫生和进食安全。

选择新鲜、优质、无污染的食物和清洁的水来制作辅食。制作辅食前须先洗手。制作辅食的餐具、场所应保持清洁。辅食应煮熟、煮透。制作的辅食应及时食用或妥善保存。进餐前洗手，保持餐具和进餐环境清洁、安全。

婴幼儿进食时一定要有成人看护，以防进食意外。整粒花生、坚果、果冻等食物不适合婴幼儿食用。

⑥定期监测体格指标，追求健康生长。

适度、平稳生长是婴幼儿最佳的生长模式。每3个月一次监测并评估7~24月龄婴幼儿的体格生长指标有助于判断其营养状况，并可根据体格生长指标的变化，及时调整营养和喂养。对于营养不足、超重肥胖以及处于急慢性疾病期间的婴幼儿应增加监测次数。

（三）儿童的合理营养与膳食

满2周岁至不满18周岁的未成年人称为2~17岁儿童，分为2~5岁学龄前儿童和6~17岁学龄儿童少年两个阶段。该阶段儿童的膳食指南是在一般人群膳食指南基础上的补充建议和指导。

1. 学龄前儿童的合理营养与膳食

（1）学龄前儿童的生理特点　2~5岁（即学龄前期）儿童生长发育速率与婴幼儿相比略有下降，但仍处于较高水平，该阶段儿童的生长发育状况和饮食行为，直接关系到青少年和成年期发生肥胖及相关慢性病的风险。与成人相比，2~5岁儿童对各种营养素需要量较高，但消化系统尚未完全成熟，咀嚼能力较差，因此其食物的加工烹调应与成人有一定的差异。

（2）学龄前儿童的营养与膳食　随着2~5岁儿童生活自理能力不断提高，其自主性、好奇心、学习能力和模仿能力也增强，需要进一步强化和巩固在7~24月龄初步建立的多样化膳食结构，为一生健康和良好饮食行为奠定基础。针对满2周岁至满6周岁前（2~5岁）的学龄前儿童，结合其膳食营养和饮食行为现状，在一般人群膳食指南基础上增加5条核心推荐。

> 【核心推荐】
> - 食物多样，规律就餐，自主进食，培养健康饮食行为。
> - 每天饮奶，足量饮水，合理选择零食。
> - 合理烹调，少调料少油炸。
> - 参与食物选择与制作，增进对食物的认知和喜爱。
> - 经常户外活动，定期体格测量，保障健康成长。

家庭和托幼机构应遵循食物丰富、规律就餐原则安排学龄前儿童的膳食和餐次，注重合理烹调，控制高盐、高脂、高糖食品及含糖饮料摄入。有意识地培养儿童使用餐具、自主进食，养成每天饮奶、足量饮水、正确选择零食和不挑食、不偏食的良好饮食习惯。

学龄前儿童的均衡营养应由多种食物构成的平衡膳食提供，规律就餐是儿童获得全面充足的食物摄入、促进消化吸收和建立健康饮食行为的保障。鼓励儿童反复尝试新食物的味道、质地，提高对食物的接受度，强化之前建立的多样化膳食模式。随着儿童自我意识、模仿力和好奇心增强，容易出现挑食、偏食和进食不专注，需引导儿童有规律地自主、专心进餐，保持每天三次正餐和两次加餐，尽量固定进餐时间和座位，营造温馨进餐环境。

乳类是优质蛋白质和钙的最佳食物来源，应鼓励儿童每天饮奶，建议每天饮奶量为300~500mL或相当量的乳制品。2~5岁儿童新陈代谢旺盛、活动量大、出汗多，需要及时补充水分，建议每天水的总摄入量为（含饮水和汤、乳等）1300~1600mL，其中饮水量为600~800mL，并以饮白水为佳，少量多次饮用。

①学龄前儿童的合理膳食及餐次安排。

膳食安排：学龄前儿童的膳食应由多样化食物构成，建议平均每天食物种类数达到12

种以上，每周达到 25 种以上，烹调油和调味品不计算在内。

按照食物大类建议：a. 谷类、薯类及杂豆类食物，平均每天 3 种以上，每周 5 种以上；b. 蔬菜、菌藻及水果类食物，平均每天 4 种以上，每周 10 种以上；c. 鱼、蛋、畜肉及禽肉类食物，平均每天 3 种以上，每周 5 种以上；d. 乳、大豆及坚果类食物，平均每天有 2 种，每周 5 种以上。

按照餐次建议：早餐 4~5 种；午餐 5~6 种；晚餐 4~5 种；加餐 1~2 种。

为了让儿童膳食更加丰富，推荐以下几种方法：a. 小份量选择；b. 与家人共餐；c. 同类食物互换；d. 荤素搭配；e. 根据季节更换和搭配食物；f. 变换烹调方式。

餐次安排：学龄前儿童应每天安排早、中、晚三次正餐和两次加餐，即三餐两点。两正餐之间间隔 4~5h，加餐与正餐之间间隔 1.5~2h，加餐分别安排在上、下午各一次，若晚餐较早时，可在睡前 2h 安排一次加餐。加餐以乳类、水果为主，配以少量松软面点，尽量不选择油炸食品、膨化食品、甜点及含糖饮料。

食谱举例：学龄前儿童每日各类食物建议摄入量和一日食谱，按照 2~3 岁和 4~5 岁儿童的营养需要和膳食特点分别列出，详见表 6-2 和表 6-3。

表 6-2　　学龄前儿童每日各类食物建议摄入量　　单位：g

食物	2~3 岁	4~5 岁
谷类	75~125	100~150
薯类	适量	适量
蔬菜	100~200	150~300
水果	100~200	150~250
畜禽肉鱼	50~75	50~75
蛋类	50	50
乳类	350~500	350~500
大豆（适当加工）	5~15	15~20
坚果（适当加工）	—	适量
烹调油	10~20	20~25
食盐	<2	<3
饮水量/mL	600~700	700~800

表 6-3　　一日食谱举例

餐次	2~3 岁儿童	4~5 岁儿童
	食物名称及主要原料重量	食物名称及主要原料重量
早餐	山药大米猪肝粥：大米 25g、山药 10g、猪肝 5g	彩色饺子：小麦面粉 45g、菠菜 30g、紫甘蓝 30g、胡萝卜 30g、瓢儿白 50g、猪里脊肉 10g
	黄瓜炒鸡蛋：鸡蛋 30g、黄瓜 30g	鸡蛋羹：鸡蛋 30g、基围虾 6g
	牛乳：高钙牛乳 100g	
上午加餐	牛乳及水果：高钙牛乳 100g、香蕉 60g	水果：猕猴桃 50g、香蕉 50g、苹果 50g

续表

餐次	2~3岁儿童	4~5岁儿童
	食物名称及主要原料重量	食物名称及主要原料重量
午餐	番茄牛肉饭：大米40g，牛肉（前腱）10g，番茄50g，红薯30g，胡萝卜20g，青豆10g	米饭：大米45g，扁豆30g，玉米（鲜）30g，黑芝麻5g
	鲜蘑菠菜汤：鲜蘑20g，菠菜50g，紫菜3g	香菇炒菜心：鲜香菇20g，油菜心50g
	清蒸黄花鱼：小黄花鱼20g	番茄鱼片汤：番茄50g，龙利鱼20g
		牛乳及坚果：高钙牛乳150g，核桃5g
下午加餐	牛乳及水果：高钙牛乳100g，草莓60g	二米饭：大米40g，小米10g
晚餐	彩色焖饭：大米40g，去骨鸡腿肉10g，玉米（鲜）20g，豌豆20g	什锦鸡丁：鸡腿肉20g，彩椒50g，菜豇豆30g
	牛乳南瓜羹：南瓜30g，高钙牛乳50g	水煮小白菜：小白菜50g
晚加餐	牛乳：高钙牛乳150g	牛乳：高钙牛乳250g
全天	植物油：15~20g，食用加碘盐<2g	植物油：20~25g，食用加碘盐<3g

零食是指一日三餐时间之外吃的所有食物和饮料，不包括水。零食作为学龄前儿童正餐之外的营养补充，可以合理选用。建议零食尽可能与加餐结合，安排在两次正餐之间，零食量不宜多，以不影响正餐食欲为宜，进食零食前洗手，吃完漱口，睡前30min内不吃零食。

选择零食应注意以下几点：a. 优选乳制品、水果、蔬菜和坚果；b. 少吃高盐、高糖、高脂及可能含反式脂肪酸的食品，如膨化食品、油炸食品、糖果甜点、冰淇淋等；c. 不喝或少喝含糖饮料；d. 零食应新鲜卫生、易消化；e. 要特别注意儿童的进食安全，避免食用整粒豆类、坚果，防止食物呛入气管发生意外，建议坚果和豆类食物磨成粉或打成糊食用，推荐和限制的零食见表6-4。

表6-4　　　　　　　　　　　　　推荐和限制的零食

推荐	限制
新鲜水果、蔬菜（黄瓜、番茄）	果脯、果汁、果干、水果罐头
乳及乳制品（液态乳、酸乳、干酪等）	乳饮料、冷冻甜品类食物（冰淇淋、雪糕等）、奶油、含糖饮料（碳酸饮料、果味饮料等）
谷类（馒头、面包、玉米）、薯类（紫薯、甘薯、马铃薯等）	膨化食品（薯片、虾条等）、油炸食品（油条、麻花、油炸马铃薯等）、奶油蛋糕
鲜肉及鱼肉类	咸鱼、香肠、腊肉、鱼肉罐头等
鸡蛋（煮鸡蛋、蒸蛋羹）	烧烤类食品
豆及豆制品（豆腐干、豆浆等）	高盐坚果、糖浸坚果
坚果类（磨碎食用）	

②学龄前儿童饮食及健康行为的养成：从小培养儿童淡口味有助于形成终身的健康饮

食行为，烹制儿童膳食时应控制盐和糖的用量，不加味精、鸡精及辛辣料等调味品，保持食物的原汁原味，让儿童首先品尝和接纳食物的自然味道。建议多采用蒸、煮、炖，少用煎、炒的方式加工烹调食物，有利于儿童食物消化吸收、控制能量摄入过多以及淡口味的培养。

家庭和托幼机构应有计划地开展食育活动，为儿童提供更多接触、观察和认识食物的机会；在保证安全前提下鼓励儿童参与食物选择和烹调加工过程，增进对食物的认知和喜爱，培养尊重和爱惜食物的意识。

积极规律的身体活动、较少的久坐及视屏时间和充足的睡眠，有利于学龄前儿童的生长发育和预防超重肥胖、慢性病及近视。应鼓励学龄前儿童经常参加户外活动，每天至少120min。同时减少久坐行为和视屏时间，每次久坐时间不超过1h，每天累计视屏时间不超过1h，且越少越好。保证儿童充足睡眠，推荐每天总睡眠时间10~13h，其中包括1~2h午睡时间。家庭、托幼机构和社区要为学龄前儿童创建积极的身体活动支持环境。

学龄前儿童的身高、体重能直接反映其膳食营养和生长发育状况，应定期监测儿童身高、体重等体格指标，及时发现儿童营养健康问题，并做出相应的饮食和运动调整，避免营养不良和超重肥胖，保障儿童健康成长。

> **【知识链接】2~5岁儿童成长中应牢记的关键点**
>
> ◆平衡膳食、合理营养是学龄前儿童正常生长发育和健康的物质基础，食物多样是实现平衡膳食的前提条件。
>
> ◆2~5岁是儿童健康饮食行为培养的关键时期。
>
> ◆规律就餐与学龄前儿童消化能力相适应，有助于保障儿童获得均衡营养，降低发生肥胖和成年后患慢性病的风险。
>
> ◆自主进食有利于培养儿童独立性和自信心，促进精细动作及运动协调能力发育。充足的乳制品摄入有助于儿童骨骼生长和维护远期骨健康。过量摄入高盐、高脂、高糖食品及含糖饮料可增加儿童患龋齿、肥胖和慢性病的风险。
>
> ◆参与食物选择和制作可增进儿童对食物的认知与喜爱，促进食欲，避免挑食、偏食，有助于培养良好的饮食行为和尊重爱惜食物的意识。
>
> ◆充分户外活动和减少久坐及视屏时间有助于提高儿童新陈代谢，促进维生素D合成，提高睡眠质量，预防超重肥胖和近视，促进身心健康。
>
> ◆体格生长指标与儿童膳食质量和营养状况密切相关，定期体格测量可及时发现和纠正儿童营养健康问题，保障儿童健康成长。

2. 学龄儿童的合理营养与膳食

（1）学龄儿童的生理特点　学龄儿童是指从6周岁到不满18周岁的未成年人。6岁儿童进入学校教育阶段，生长发育迅速，两性特征逐步显现，学习和运动量大，对能量和营养素的需要相对高于成年人。学龄儿童生理、心理发展逐步成熟，膳食模式已经成人化，充足的营养是他们正常生长发育乃至一生健康的物质保障。

（2）学龄儿童的营养与膳食　营养素养与膳食营养摄入及健康状况密切相关，学龄儿童应主动学习营养健康知识，建立为自己的健康和行为负责的信念；主动参与食物选择和制作，并逐步掌握相关技能。一日三餐、定时定量、饮食规律是保证学龄儿童健康成长的基本要求。应每天吃早餐，并吃好早餐，早餐食物应包括谷薯类、蔬菜水果、乳、动物性食物、豆、坚果等食物中的三类及以上。适量选择营养丰富的食物作零食。在外就餐时要注重合理搭配，少吃含高盐、高糖和高脂的菜肴。做到清淡饮食、不挑食偏食、不暴饮暴食，养成健康饮食行为。

> 【核心推荐】
> - 主动参与食物选择和制作，提高营养素养。
> - 吃好早餐，合理选择零食，培养健康饮食行为。
> - 天天喝奶，足量饮水，不喝含糖饮料，禁止饮酒。
> - 多户外活动，少视屏时间，每天60min以上的中高强度身体活动。
> - 定期监测体格发育，保持体重适宜增长。

乳制品营养丰富，是钙和优质蛋白质的良好食物来源。足量饮水是机体健康的基本保障，有助于维持身体活动和认知能力，学龄儿童应每天至少摄入300g液态乳或相当量的乳制品，要足量饮水，少量多次，首选白水。饮酒有害健康，常喝含糖饮料会增加患龋齿、肥胖的风险，学龄儿童正处于生长发育阶段，应禁止饮酒及含酒精饮料；应不喝含糖饮料，更不能用含糖饮料代替白水。

①学龄儿童的合理膳食及餐次安排：学龄儿童应从小养成健康的饮食行为。吃好一日三餐，做到三餐规律、定时定量，尤其要重视早餐的营养质量；合理选择和吃零食。在外就餐也要注重食物多样、合理搭配。做到不偏食挑食、不过度节食、不暴饮暴食。

保证每天吃早餐，并吃好早餐。应在6：30~8：30之间吃早餐，留出充足的就餐时间，最好15~20min。

早餐的食物品种要多样，尽量色彩丰富，适当变换口味，提高儿童食欲。早餐应包括以下四类食物中的三类及以上。

a. 谷薯类：如馒头、花卷、全麦面包、面条、米饭、米线、红薯等；
b. 蔬菜水果：新鲜蔬菜，如菠菜、番茄、黄瓜等；水果，如苹果、梨、香蕉等；
c. 动物性食物：鱼禽肉蛋等，如乳类、鸡蛋、鱼、虾、鸡肉、猪肉、牛肉等；
d. 豆、坚果：豆类及其制品，如豆浆、豆腐脑、豆腐干等；坚果，如核桃、榛子等。

早餐的食物量要充足，提供的能量和营养素应占全天的25%~30%；午餐占30%~40%、晚餐占30%~35%。

②学龄儿童饮食及健康行为的养成：学龄儿童的日常饮食应少盐少油少糖，享受食物天然的味道。减少含盐较高的菜品以及腌菜、酱菜的摄入，同时不能忽视面条、饼干、果脯等食物中"隐形盐"的摄入。少吃含脂肪较高的油炸食品，如炸薯条、炸鸡腿等；限制含反式脂肪酸食物的摄入，如人造奶油蛋糕、起酥糕点等。控制添加糖的摄入，少吃糖果、糕点、蜜饯等食物，不喝含糖饮料。

积极规律的身体活动、充足的睡眠有利于学龄儿童的正常生长发育和健康。学龄儿童应每天累计进行至少60min的中高强度身体活动，以全身有活动为主，其中每周至少3d的高强度身体活动。身体活动要多样，其中包括每周3d增强肌肉力量和/或骨健康的运动，至少掌握一项运动技能。多在户外活动，每天的视屏时间应限制在2h内，保证充足睡眠。家庭、学校和社会应为学龄儿童创建积极的身体活动环境。

营养不足和超重肥胖都会影响儿童生长发育和健康。学龄儿童应树立科学的健康观，正确认识自己的体型，定期测量身高和体重，通过合理膳食和充足的身体活动保证适宜的体重增长，预防营养不足和超重肥胖。对于已经超重肥胖的儿童，应在保证体重适宜增长的基础上，控制总能量摄入，逐步增加身体活动时间、频率和强度。家庭、学校和社会应共同参与儿童肥胖防控。

【知识链接】6 周岁到不满 18 周岁的未成年人成长中应牢记的关键点

◆平衡膳食、合理营养是学龄儿童正常生长发育和维持健康的物质基础。

◆营养充足的早餐可以改善认知能力，降低超重肥胖的发生风险。学龄儿童超重肥胖快速上升，增加儿童期、成年期慢性病发生风险。

◆不健康饮食行为会影响学龄儿童的健康，在外就餐，常吃快餐特别是西式快餐，是诱发儿童超重肥胖的饮食因素之一，过多摄入高盐、高糖、高脂的食物增加儿童慢性病发生风险。

◆乳制品可以促进学龄儿童的骨骼健康。水摄入不足影响儿童青少年认知和体能；足量饮水可降低含糖饮料和能量的摄入。

◆过多摄入含糖饮料可增加学龄儿童患龋齿、肥胖等的风险。

◆学龄儿童饮酒易引起酒精中毒及脏器功能损害，并导致学习能力下降、产生暴力或者攻击他人的行为。

◆增加身体活动促进学龄儿童身体和心理健康，有助于促进学龄儿童智力发展、提高学习效率、预防近视。

（四）老年人的合理营养与膳食

年龄在 65 岁及以上的为老年人，分为 65～79 岁的一般老年人和 80 岁及以上的高龄老年人两部分。这两个人群的膳食指南是在一般人群膳食指南基础上，针对老年人特点的补充建议。

1. 一般老年人的合理营养与膳食

（1）一般老年人的生理特点　随着年龄增加，尤其是超过 65 岁，衰老的特征比较明显地表现出来。生理上的变化主要体现在代谢能力下降；呼吸功能衰退；心脑功能衰退；视觉和听觉及味觉等感官反应迟钝；肌肉衰减等。这些变化会影响老年人摄取、消化食物和吸收营养物质的能力，使他们容易出现蛋白质、微量营养素摄入不足，产生消瘦、贫血等问题，降低了身体的抵抗能力，增加罹患疾病的风险。

老年人应积极主动参与家庭和社会活动，积极与人交流；尽可能多与家人或朋友一起进餐，享受食物美味，体验快乐生活。老年人应积极进行身体活动，特别是户外活动，更多地呼吸新鲜空气、接受阳光，促进体内维生素 D 合成，延缓骨质疏松和肌肉衰减的进程。需要关注老年人的体重变化，定期测量；用体质指数评判，适宜范围在 20.0～26.9kg/m²。

（2）一般老年人的营养与膳食　在一般成年人平衡膳食的基础上，应为老年人提供更加丰富多样的食物，特别是易于消化吸收、利用，且富含优质蛋白质的动物性食物和大豆类制品。不要求偏胖的老年人快速降低体重，而是应维持在一个比较稳定的范围内。

【核心推荐】
- 食物品种丰富，动物性食物充足，常吃大豆制品。
- 鼓励共同进餐，保持良好食欲，享受食物美味。
- 积极户外活动，延缓肌肉衰减，保持适宜体重。
- 定期健康体检，测评营养状况，预防营养缺乏。

老年人对能量的需求随着年龄的增长而减少，但对大多数营养素的需求并没有减少，对某些重要营养素（如蛋白质和钙）的需求反而是增加的。然而老年人的味觉、嗅觉、视觉功能下降往往会导致缺乏食欲，其口味和食物选择随年龄增加逐渐固化，造成食物品种单一的问题。因此，建议充分认识食物品种丰富的重要性，保障供应，不断丰富老年人的餐食。

人体对动物性食物中蛋白质和微量营养素的吸收利用率高。但有不少老年人由于担心动物性食物中含有较多的饱和脂肪酸和胆固醇会增加慢性病的发生风险，很少甚至拒绝食用动物性食物，结果导致贫血、低体重、肌肉过快丢失进而造成抵抗力降低、衰弱等问题。建议老年人群合理选择并摄入充足的动物性食物。此外，大豆及其制品富含优质蛋白质、脂肪及其他有益成分，建议老年人保持食用大豆制品的饮食习惯。具体做到以下几点。

①食物品种丰富，合理搭配：主食品种多样化；努力做到餐餐有蔬菜；尽可能选择不同种类的水果；动物性食物换着吃；吃不同种类的乳类和豆类食物。

②摄入足够量的动物性食物和大豆类食品：摄入总量应争取达到平均每日 120~150g，并应选择不同种类的动物性食物，其中鱼 40~50g，畜禽肉 40~50g，蛋类 40~50g。食用畜肉时，尽量选择瘦肉，少吃肥肉；推荐乳及乳制品的食用量是相当于每日 300~400mL 牛乳的量，每日豆及豆制品的摄入量相当于 15g 大豆的量。

③营造良好氛围，鼓励共同制作和分享食物：制作和分享食物已成为改善、调整心理状态的重要途径，有利于帮助保持积极乐观的情绪，保持良好的精神状态。

④努力增进食欲，享受食物美味：老年人身体功能衰退，容易出现食欲减退，极易导致营养不良的发生。第一要鼓励老年人积极参加群体活动，排除厌倦，保持乐观的情绪；第二是在确保安全的前提下，适度增加身体活动量，增强身体对营养的需求，提升进食欲望；第三是采取不同烹调方式，丰富食物的色泽风味，增加食物本身的吸引力。

⑤合理营养是延缓老年人肌肉衰减的主要途径：人体在 40 岁左右开始出现肌肉量的减少，在 70 岁以前每 10 年大概会丢失 8%，以后肌肉丢失的速度明显增快，每 10 年丢失可达 15%。肌肉衰减可导致骨质疏松的风险增加，是老年人死亡的独立危险因素。良好的营养状况对延缓老年人肌肉衰减具有关键作用。有研究表明，优质蛋白质、脂肪酸、维生素 D、维生素 C、维生素 E、类胡萝卜素、硒等抗氧化营养素都有益于延缓肌肉衰减。

⑥主动参加身体活动，积极进行户外运动：生命在于运动，多动才能促进身体健康，让生命有活力。老年人更应该认识到"动则有益"的重要性，在日常生活中应主动、积极地锻炼身体。老年人在选择锻炼方法和安排运动负荷时，应根据自己的生理特点和健康状况来确定运动强度、频率和时间；同时也兼顾自己的兴趣爱好和运动设施条件，选择多种身体活动的方式，应尽可能使全身都得到活动。

⑦减少久坐等静态时间：长时间保持同一姿势，没有变换，一则可导致局部肌肉的劳

损，诱发各种疾病，如腰肌损伤、腰酸背痛、心肺功能下降、头昏脑胀；二则容易加重痔疮等老年常见病的发生或发作。因此老年人要避免久坐，减少日常生活中坐着和躺着的时间。

⑧保持适宜体重：肥胖是许多慢性病的危险因素，减重是人们关注的热点。但老年人身体过瘦会导致抵抗力降低，增加死亡风险。老年人的体重不宜过低，BMI 在 20.0~26.9kg/m² 更为适宜。

⑨参加规范体检，做好健康管理：体检是做好健康管理的首要途径，有利于及时发现健康问题。在国家基本公共卫生服务老年人健康服务中，健康体检是一个主要项目，也是国家惠民政策的体现。因此，老年人应该根据自身状况，定期到有资质的医疗机构参加健康体检。一般情况下每年可以参加 1~2 次健康体检。

⑩及时测评营养状况，纠正不健康饮食行为：老年人应关注自己的饮食，经常自我测评营养状况；定期称量体重，看是否在推荐的正常范围内，如果在短时间内出现较大波动，应及时查找原因，进行调整。另外，还可以记录自己的饮食情况，看看进食的食物种类是否丰富，尽可能达到膳食指南中每天 12 种，每周 25 种食物的推荐。了解自己的饮食是否基本合理。

对于患有多种慢性病，身体功能明显变差的老年人，由于活动受限，并在进行医学治疗，其有着特殊的营养需求，应该接受专业的营养不良风险评估、评定，接受医学营养专业人员的指导，科学精细调控饮食，做好疾病治疗、康复中的营养支持。

2. 高龄老年人的合理营养与膳食

（1）高龄老年人的生理特点　高龄老年人常指 80 岁及以上的老年人。多数高龄老年人身体各个系统功能显著衰退，常患多种慢性病。此外，高龄、衰弱老年人往往存在进食受限，味觉、嗅觉、消化吸收能力降低，生活自理能力和心理调节能力显著下降，营养摄入不足，营养不良发生率高，需要他人照护，在营养方面有更加多样复杂的要求，需要专业、精细、个体化的膳食指导。体重丢失是营养不良和老年人健康状况恶化的征兆信号，增加患病、衰弱和失能的风险。老年人要经常监测体重，对于体重过轻（BMI<20kg/m²）或近期体重明显下降的老年人，应进行医学营养评估，及早查明原因，从膳食上采取措施进行干预。

（2）高龄老年人的营养与膳食　高龄老年人需要能量和营养密度高、品种多样的食物，多吃鱼、畜禽肉、蛋类、乳制品及大豆类等营养价值和生物利用率高的食物，同时配以适量的蔬菜和水果。精细烹制，口感丰富美味，食物质地细软，适应老年人的咀嚼、吞咽能力。根据具体情况，采取多种措施鼓励进食，减少不必要的食物限制。

如膳食摄入不足目标量的 80%，应在医生和临床营养师指导下，适时合理补充营养，如特医食品、强化食品和营养素补充剂，以改善营养状况，提高生活质量。高龄、衰弱老年人需要坚持健身和益智活动，动则有益，维护身心健康，延缓身体功能的衰退。具体做到以下 7 点。

【核心推荐】
- 食物多样，鼓励多种方式进食。
- 选择质地细软，能量和营养素密度高的食物。
- 多吃鱼禽肉蛋乳和豆，适量蔬菜配水果。
- 关注体重丢失，定期营养筛查评估，预防营养不良。
- 适时合理补充营养，提高生活质量。
- 坚持健身与益智活动，促进身心健康。

①多种方式鼓励进食,保证充足食物摄入:鼓励老年人和家人一起进食、力所能及地参与食物制作,融入家庭活动,有助于增进食欲和进食量。对空巢和独居老年人强调营造良好的社会交往氛围,集体进餐改善心理状态,保持乐观情绪。让老年人认识到一日三餐不仅是物质上的需求,更是精神上的抚慰。对于不能自己进食的老年人,陪护人员应辅助老年人进餐,注意观察老年人进食状况和用餐安全,预防和减少误吸的发生。老年人一般喜欢吃热的食物,餐食要保证温度,尽量选用保温性能良好的餐具。

②选择适当加工方法,使食物细软易消化:高龄、衰弱老年人的咀嚼吞咽能力、消化功能减退更为明显,在食物选择上受到一定的限制。因此食物不宜太粗糙、生硬、块大、油腻,应尽量选择质地松软易消化的食品。比如细软的米面制品(软米饭、烂面条、馒头、包子、面包、各种糕点等);各种畜禽肉及肉末制品(肉末、肉丝、肉丸、鸡丝、蛋饺等);肉质细的鱼虾和豆制品;杂粮或粗粮(糙米、荞麦、燕麦、薏米等)可加水浸泡2~3h后再蒸煮;应尽量不吃油炸、烧烤、质硬的食品(如烤鱼片、蚕豆、炸臭豆腐、熏鱼等)。此外,高龄老年人的口腔分辨能力减弱,应选择少带刺、带骨的食物。

③经常监测体重,进行营养评估和膳食指导:老年人应经常监测体重,最好保持BMI在20~26.9kg/m^{2}范围内。建议每个家庭都应该配置体重秤,并将体重秤放在平整且不会晃动的地方,早上起床排尿、排便后穿着最少的内衣进行称量,一个月最少称两次,并记录体重,以便比较。有条件的机构,也可以测量人体成分来判断体脂、瘦组织量、骨质及水分含量的变化。对于体重过轻或近期体重下降的老年人,应进行医学营养评估。

④衰弱及其测评:衰弱(frailty)指老年人生理储备下降导致机体易损性增加、抗应激能力减退的非特异性状态。衰弱涉及多系统病理、生理变化,包括神经肌肉、代谢及免疫系统等。衰弱、失能和多病共存是不同的概念,三者关系密切、相互影响并伴有一定的重叠。衰弱常为多种慢性病、某次急性事件或严重病的后果。除遗传因素外,增龄和营养不良是衰弱发生的重要危险因素。

⑤合理使用营养品:关注老年人的进食情况,鼓励摄入营养素密度高的食物。高龄和衰弱老年人进食量不足目标量80%时,可以在医生和临床营养师指导下,合理使用特医食品。特医食品的选择中,标准整蛋白配方适合大多数老年人的需要;氨基酸和短肽类的特医食品适合胃肠功能不全(如重症胰腺炎等)的老年人;高能量密度配方有利于实现老年人营养充足性;不含乳糖的特医食品适合乳糖不耐受易出现腹泻的老年人。添加膳食纤维的特医食品可改善老年人的肠道功能,减少腹泻和便秘发生。特医食品常用口服营养补充(ONS)方式,使用量400~600kcal/d,含蛋白质15~30g,分2~3次服用,至少连续使用4周以上。ONS应在两餐间使用,这样既可以达到营养补充目的,又不影响正餐进餐。对不能摄入普通食物的老年人,建议啜饮(50~100mL/h),以改善营养状况,维护身体功能,提高生活质量。

膳食不能满足老年人的营养需求时,可以选择强化食品。常见的有强化钙、铁、锌、碘、维生素A、维生素D、维生素C等营养素食品,如强化营养素的饼干、麦片、牛乳、果汁、食用盐等。营养素补充剂具有预防相应营养素缺乏的作用,对于已经出现营养素缺乏临床表现的老年人,营养素补充是最快速有效的干预措施。应在医生或营养师的指导下,选择适合于自己的营养素补充剂,机体对矿物质、维生素的需要量有一定的范围,补充剂量应依据中国居民膳食营养素参考摄入量(DRIs),使用过程中既不能剂量太低,无法满足需要量要求,又不能过量摄入,对机体造成毒副作用。

⑥吞咽障碍老年人选用及制作易食食品：吞咽障碍是指由于下颌、双唇、舌、软腭、咽喉、食管等器官结构和/或功能受损不能安全有效地把食物输送到胃内的临床表现。吞咽障碍常见并发症有误吸、肺炎、营养不良、脱水以及由此导致的心理与社会交往障碍，增加患者的病死率和不良预后。

⑦坚持身体活动和益智活动：高龄老年人身体活动原则有以下几点。a. 少坐多动，动则有益；坐立优于卧床，行走优于静坐。b. 建议每周活动时间不少于150min，形式因人而异。c. 活动量和时间缓慢增加，做好热身和活动后的恢复。活动过程中要注意安全。d. 强调平衡训练、需氧和抗阻活动有机结合。高龄老年人可先进行平衡训练和抗阻活动。e. 卧床老年人以抗阻活动为主，防止和减少肌肉萎缩。f. 坚持脑力活动，如阅读、下棋、弹琴、玩游戏等，延缓认知功能衰退。高龄老年人一周活动举例见表6-5。

表6-5　　　　　　　　　　　　高龄老年人一周活动举例

运动分类	形式	时长	频次
有氧运动	步行、快走、自行车	15~20min	每天1次
抗阻运动	坐位直抬腿、徒手伸展上肢、拉弹力带、推举重物、哑铃	10~15min	每周2次
平衡训练	站立或扶物站立、睁眼或闭眼单腿站立、靠墙深蹲、打太极	5~10min	每周2次（也可作为运动前的热身）

【知识链接】衰老的变化

形态变化：包括细胞变化如细胞数的逐步减少；由于内脏器官和组织的细胞数量减少，从而发生萎缩、质量减轻。随着年龄的增长，体形和外形出现变化，如头发变白；皮肤弹性降低，出现皱纹和老年斑；牙齿松动脱落，耳聋、眼花、驼背，身高逐渐变矮等。

生理功能减退：包括心血管系统功能的衰退，如心肌纤维逐渐萎缩，心瓣膜变得肥厚硬化、弹性降低等。呼吸器官老化，表现为肺容量降低，呼吸功能明显减退，代偿能力降低。消化系统的变化主要是口腔、胃肠功能减弱，牙龈、牙齿发生萎缩性变化。肌肉骨骼运动系统变化为肌纤维变细、弹性降低、收缩力减弱；骨骼中有机成分减少，无机盐增多，骨的弹性韧性降低，易骨折等。神经系统变化主要表现为脑细胞随着年龄增长而减少、神经传导速度降低，动作迟缓，反映灵活性减弱等。

感觉器官功能减退：如视觉、听觉、嗅觉、味觉、皮肤感觉（包括触觉、温觉、痛觉）能力减退。此外，老年人心理运动反应也相应迟缓。

（五）素食人群的合理营养与膳食

素食人群是指以不食畜禽肉、水产品等动物性食物为饮食方式的人群，主要包括全素和蛋乳素。

素食人群更应认真设计自己的膳食，合理利用食物，搭配恰当，以确保满足营养需要和促进健康。建议素食人群尽量选择蛋乳素。所有素食者更应做到食物多样化，保证每周25种以上；谷类是素食者膳食能量主要来源，全谷物、薯类和杂豆可提供更多的蛋白质、维生素、矿物质、膳食纤维和其他膳食成分,应每天食用;大豆及其制品是素食者的重要食物,含有丰富的蛋白质、不饱和脂肪酸和钙;发酵豆制品中还含有维生素 B_2,建议素食者应比一般人摄入更多大豆及其制品,特别是发酵豆制品;蔬菜水果含有丰富的维生素 C、β-胡萝卜素、膳食纤维、矿物质及植物化学物,应足量摄入;藻类(特别是微藻)含有 $n-3$ 多不饱和脂肪酸及多种矿物质,菌菇、坚果也应当经常适量食用;选择多种植物油特别是亚麻籽油、紫苏油、核桃油,以满足素食者 $n-3$ 多不饱和脂肪酸的需要。定期监测营养状况,及时发现和预防营养缺乏。

【核心推荐】
- 食物多样,谷类为主;适量增加全谷物。
- 增加大豆及其制品的摄入,选用发酵豆制品。
- 常吃坚果、海藻和菌菇。
- 蔬菜、水果应充足。
- 合理选择烹调油。
- 定期监测营养状况。

据估计,目前我国素食人群已超过 5000 万,其中女性占比较高。基于信仰等因素已经选择素食者应给予尊重,对于自由选择者,建议选择蛋乳素,不主张婴幼儿、儿童、孕妇、体质虚弱者和老年人选择全素膳食。

素食人群膳食除动物性食物外,能量摄入和其他食物的种类与一般人群膳食类似,因此,除了动物性食物,一般人群膳食指南的基本原则也适用于素食人群。对于自由选择素食者而言,蛋乳素可能更容易达到营养目标。推荐全素和蛋乳素膳食食物组成见表6-6。

表 6-6　　　　　　　　　全素和蛋乳素成年人的推荐膳食组成

全素人群		蛋乳素人群	
食物种类	摄入量(g/d)	食物种类	摄入量/(g/d)
谷类	250~400	谷类	225~350
其中全谷物和杂豆	120~200	其中全谷物和杂豆	100~150
薯类	50~125	薯类	50~125
蔬菜	300~500	蔬菜	300~500
其中菌藻类	5~10	其中菌藻类	5~10
水果	200~350	水果	200~350
大豆及其制品	50~80	大豆及其制品	25~60
其中发酵豆制品	5~10	—	
坚果	20~30	坚果	15~25
烹调用油	20~30	烹调用油	20~30
—		乳	300
—		蛋	40~50
食盐	5	食盐	5

素食人群容易出现缺乏的营养素主要有 $n-3$ 多不饱和脂肪酸、维生素 B、维生素 D、钙、铁和锌等。菌菇富集微量元素的能力极强，菌菇中丰富的维生素与矿物质，可作为素食人群维生素（尤其维生素 B_{12}）和矿物质（如铁、锌等）的重要来源。藻类富含长链 $n-3$ 多不饱和脂肪酸（DHA、EPA、DPA），可作为素食人群 $n-3$ 多不饱和脂肪酸的来源之一。为了避免这些微量营养素的缺乏，建议有意识地选择和多吃富含表 6-7 中营养素的食物或营养素补充剂。

表 6-7　　素食人群容易缺乏的营养素的主要食物来源

容易缺乏的营养素	主要食物来源
$n-3$ 多不饱和脂肪酸	亚麻籽油、紫苏油、核桃油、大豆油、菜籽油、奇亚籽油、部分藻类
维生素 B_{12}	发酵豆制品、菌菇类、必要时服用维生素 B_{12} 补充剂
维生素 D	强化维生素 D 的食物，多晒太阳
锌	大豆、芝麻、海带、黑木耳、绿色蔬菜；乳及乳制品（蛋乳素人群）
铁	黑木耳、黑芝麻、扁豆、大豆、坚果、苋菜、豌豆苗、菠菜等
钙	全谷物、大豆、坚果、菌菇类

【知识链接】素食人群需要吃营养素补充剂吗？

通过合理搭配食物可以满足机体对营养素的需要，素食者应优先选择从膳食中获取充足的营养素。因为天然食物中除了含有营养成分外，还含有许多其他有益健康的成分，也是一个可持续的膳食方式。只有当膳食不能满足营养需要时，素食者才需要根据自身的生理特点和营养需求，选择适当的营养素补充剂。

正确选择营养素补充剂，可咨询注册营养师或医师。一般原则为：①选择的种类要有针对性，根据可能缺少的营养素种类进行补充；②补充剂量要适宜，营养素的补充量并非多多益善，应避免盲目补充；③阅读标签，根据补充剂中的营养素含量和适宜人群进行选择。

知识点二　特殊环境人群的营养与膳食

（一）高温、低温环境人群的营养与膳食

1. 高温环境人群的营养与膳食

高温环境通常指 32℃以上的工作环境和 35℃以上的生活环境。与机体处于一般常温下不同，高温环境使体温和环境温度之间温差缩小，高温下的机体不可能像常温下通过简单体表辐射散热，而必须通过生理适应性改变，维持体温相对恒定，这种适应性改变导致机体对营养的特殊要求。

（1）高温环境生理适应性改变　人在高温环境下劳动和生活时，高温刺激体温调节中枢，通过神经和体液共同调节引起大量出汗，通过出汗及汗液蒸发，散发机体代谢所产生能量，以维持体温相对恒定。出汗的多少因气温及劳动强度的不同而异，一般为 1.5L/h，最高可达 4.2L/h。大量出汗可导致以下生理改变。

①水和矿物质的丢失：人体汗液的99%以上为水分，0.3%为无机盐，包括钠、钾、钙、镁、铁等多种。其中最主要的为钠盐，可达15~25g/d，其次为钾，钾的丢失可使血钾及红细胞内钾浓度下降而使机体对热的耐受能力下降。

②水溶性维生素的丢失：随着汗液排出，水溶性维生素的丢失较多，尤其是维生素C，其次为维生素B_1和维生素B_2。每排出1L汗液可丢失维生素C 10mg，维生素B_1 14mg。

③可溶性含氮物丢失：汗液中可溶性氮含量为0.2~0.7g/L，其中主要为氨基酸。此外，由于机体处于高温失水状态，加速了组织蛋白质的分解，使尿氮排出也增加。

④消化液分泌减少，消化功能下降：高温环境下大量出汗失水，造成消化液分泌减少，胃肠蠕动减弱，消化功能减退及食欲下降。

⑤能量代谢增加：一方面，高温引起机体基础代谢的增加；另一方面，机体在对高温进行应激和适应的过程中，通过大量出汗、心律加速等进行体温调节，可引起机体能量消耗的增加。

（2）高温环境人群的膳食　高温环境人群能量和营养素的供给要适当增加，但高温环境下人群的消化功能及食欲下降，因此必须精心安排合理的膳食。

①合理搭配、精心烹制谷类、豆类及动物性食物，讲究食物的色、香、味，多使用酸味和辣味的调味品，促进食欲，以补充优质蛋白质及B族维生素。

②补充含矿物质和维生素丰富的蔬菜、水果和豆类，水果中的有机酸可增强食欲并利于食物消化。

③以各种汤类如菜汤、肉汤、鱼汤等作为补充水及矿物质的主要手段。餐前适量饮用汤还可增强食欲。

2. 低温环境人群的营养与膳食

低温环境指环境温度在10℃以下，常见于寒带及海拔较高地区的冬季及冷库作业等。低温环境下，机体生理及代谢改变，导致对营养素有特殊要求。

（1）低温环境人群的营养特点　低温环境下生活或作业的人员对能量的需求增加，原因有：①寒冷刺激使甲状腺素分泌增加，分解代谢加强，机体散热增加，以维持体温恒定。②低温下出现寒战和其他不随意动作也造成能量需要量增高。③笨重的防寒服可使人体增加5~10kg的负担，防寒服装不仅增加负重而且使活动耗能更多。因此低温环境下，人群能量供给较常温下应增加10%~15%。

低温环境下机体营养素代谢发生明显改变的是从碳水化合物供能型，逐步转变为脂肪蛋白质供能型。低温环境下机体利用脂肪增加，较高脂肪供给可增加人体对低温的耐受，脂肪供能比应提高至35%~40%。碳水化合物供能比为50%，蛋白质供能比为13%~15%。而蛋白质中的甲硫氨酸可通过甲基转移作用提供适应寒冷所必需的甲基，所以含甲硫氨酸较多的动物性蛋白质应占总蛋白质的45%。

低温环境下能量消耗增加，与能量代谢有关的维生素B_1、维生素B_2及烟酸的需要量增加，建议供给量为硫胺素2~3mg/d，核黄素2.5~3.5mg/d，烟酸15~25mg/d。此外，维生素C和维生素A有利于增强机体对寒冷的耐受。而寒冷地区因条件限制，蔬菜及水果供给通常不足，应额外补充维生素C，日补充量为70~120mg/d；维生素A的日供给量为1.5mg。寒冷地区居住的居民户外活动少，日照短，因而体内维生素D合成不足，每日应补充10μg维生素D。

寒冷地区人群容易缺乏的矿质元素主要是钙和钠。较多的食盐摄入可使机体产热功能增强，寒带地区居民钠盐的供给可高于温带居民。而钙缺乏的主要原因是膳食钙供应不足，应尽可能增加富含钙的食物，如乳及乳制品。

（2）低温环境人群的膳食　首先，要供应充足的能量，总能量应比常温下同一人群增加 10%～15%。脂肪供能比增加到 35%～40%，蛋白质供能比为 13%～15%，碳水化合物供能比为 45%～50%。其次，保证优质蛋白质的供给，除了注意鱼、禽、肉、蛋、豆类及其制品的供给，还可适当选择含高脂肪、高蛋白的坚果类食品。最后，提高富含维生素和矿物质的新鲜蔬菜和水果的摄入，适当补充维生素 C、维生素 B_1、维生素 B_2、维生素 A 和烟酸等。食盐推荐摄入量为每人 10~15g/d。

（二）接触有毒、有害物质人群的营养与膳食

对职业性接触有毒物质的从业人员，有目的地对营养和膳食加以调整，可改变机体对有毒物质的易感性，使机体抵抗力有所提高。

1. 接触重金属人群的营养与膳食

（1）重金属对人体的损害　职业接触的重金属主要是铅、汞和镉。

铅作业常见于冶金、蓄电池工厂。人体因职业接触铅时，铅可通过呼吸和消化系统进入体内，引起神经系统损害和血红蛋白合成障碍。铅在体内主要分布于肝、肾、脾、肺、脑中，以肝内含量最高，神经系统的损害主要表现为神经衰弱症。

汞在工业上的用途很广。汞为原浆毒，在体内与蛋白质中的巯基有很强的亲和力，能抑制许多酶活力，影响机体代谢过程。有机汞易溶于类脂质，所以容易透过含有类脂质的细胞膜，作用于内脏和神经系统。另外，汞作业人员若营养不良，可增加对汞毒性的敏感性，降低机体解毒能力，代谢调控系统失调，重要器官功能易受损害，并容易并发其他疾病。

镉是一种有毒元素，在工业生产上用途很广，环境污染较普遍，镉在生物体的蓄积性很强。镉进入机体后，主要在肾脏、肝脏等器官中蓄积，损害肾近曲小管上皮细胞，表现为细胞的溶酶体增大、增多，线粒体膨大变形，出现蛋白尿、氨基酸尿、高钙尿和糖尿，使体内呈负钙平衡而导致骨质疏松，发生骨痛病、骨骼畸形及多发性骨折。尿浓缩能力减弱，肾小管功能紊乱。

（2）接触重金属人员的营养与膳食

①补充富含含硫氨基酸的优质蛋白质：接触重金属的人群蛋白质供给量占总能量的 14%～15%，其中动物性蛋白质宜占 50%。

②补充 B 族维生素：维生素 B_1、维生素 B_{12} 和叶酸可促进血红蛋白合成和红细胞生成，还可保护神经系统，促进神经系统功能恢复。维生素 B_1 的食物来源主要是豆类、谷类和瘦肉；叶酸来源于绿叶蔬菜；维生素 B_{12} 的食物来源主要为动物肝脏及发酵制品。

③供给充足的维生素 C：接触重金属毒物人群应供给 150~200mg/d 的维生素 C。除每日供给 500g 蔬菜外，至少还应补充维生素 C 100mg/d。

④镉作业人员补充足够的钙和维生素 D：镉使肾不能将 $25-OH-D_3$ 羟化成 $1,25-(OH)_2-D_3$，从而阻碍钙结合蛋白的形成，影响钙的吸收和利用，尿钙排出也增加。机体缺钙又可增加镉在肠道的吸收及其在骨骼组织中的沉积，引起镉对骨骼的损害。同时维生素 D 对镉中毒有一定防治作用，在较大剂量补充维生素 D 的同时，每天补充 4g 葡萄糖酸钙，可获得良好效果。

⑤保证铁、锌、硒的膳食供应：以抵抗有毒金属的吸收并促进其排出。

⑥适当限制膳食脂肪的摄入：为避免高脂膳食所导致的毒物在小肠吸收的增加，脂肪供能比不宜超过 25%。

⑦保证蔬菜和水果的摄入量：蔬菜水果中丰富的维生素和矿质元素不仅有利于增加机体解毒功能，而且其中丰富的植物纤维、果胶、植酸等成分，对于促进毒物排出具有重要作用。例如，蔬菜中含有大量的膳食纤维和果胶，能螯合重金属离子，减少其吸收，加速其排出，降低体内毒物的浓度。

2. 电离辐射条件下人群的营养与膳食

天然存在的电离辐射主要来自宇宙射线及地壳中的铀、镭、钍等。非天然的电离辐射可以来自核试验、核动力生产、医疗照射和职业照射等。

放射性物质或放射线作用于机体，可以引起体内能量和各种营养素，如蛋白质和脂肪代谢紊乱。对机体还可造成一系列病理生理变化，同时营养素代谢紊乱又可使放射病更加恶化，给予合理营养饮食可以减少辐射损伤。

（1）电离辐射对健康和营养素代谢的影响

①能量代谢的变化：机体代谢率高低与其辐射敏感性有关，一般规律是放射损伤越重，则代谢率越高，反之则较轻。

②蛋白质代谢的变化：当机体受电离辐射作用后，蛋白质分解代谢增强。由于 DNA 的损伤和 mRNA 的生成不足，蛋白质合成代谢出现障碍，出现负氮平衡，尿氮排出增加，尿中氨基酸、肌酸、肌酐、牛磺酸和尿素排出增加，表明氨基酸分解增加。

③脂肪代谢变化：电离辐射产生的自由基可引发脂质过氧化，从而促进生物膜的老化，影响生物膜的功能。同时，照射后体内自由基的生成与清除失去平衡，自由基浓度增高，也会加重脂质过氧化。在接受较大剂量照射后，由于组织分解增加，甘油三酯的合成加快，分解减少，出现高脂血症。总脂含量中，以中性脂肪酸增加最多，其次是磷脂与胆固醇。

④碳水化合物代谢变化：较大剂量射线照射后糖原异生作用增强，糖酵解作用减弱，表明机体对糖利用能力下降。但电离辐射不影响果糖的利用。

⑤对维生素代谢的影响：辐射产生大量的自由基，对有抗氧化作用的维生素影响较大，维生素 C 和维生素 E 损失较多。机体受照射后，维生素 B_1 的消耗增加，同时尿中排出增加。在照射后初期食欲不振，消化吸收能力可能受到影响，维生素 A 与胡萝卜素的吸收下降，单独缺乏一种维生素常使机体对辐射敏感性增高，多种维生素缺乏对辐射的耐受性下降。

⑥对盐代谢的影响：电离辐射后由于组织分解和细胞损伤，出现高钾血症，尿中 K^+、Na^+、Cl^- 排出增多。放射损伤时伴有呕吐和腹泻，Na^+、Cl^- 丢失较多，可使水盐代谢发生紊乱。

（2）接触电离辐射人群的膳食　接触电离辐射人员的膳食应该供给充足的能量。蛋白质可占总能量的 15%~20%，蛋白质以优质蛋白质为主，以肉、蛋、乳为佳，可以减轻小肠吸收功能障碍，改善射后产生的负氮平衡。膳食中要有适量的脂肪，脂肪应选用富含必需脂肪酸和油酸的油脂，如葵花子油、大豆油、玉米油、茶籽油或橄榄油等。碳水化合物供给应占总能量的 60%~65%。碳水化合物应适当选用对辐射防护效果较好的富含果糖和葡萄糖的水果，如苹果、梨、葡萄等。此外，还应选用富含维生素、矿物质和抗氧化剂的蔬菜，如卷心菜、马铃薯、番茄等。酵母、蜂蜜、杏仁、银耳等食物的摄入对辐射损伤也有良好的防护作用。

知识点三　特殊行业人群的营养与膳食

特殊行业包括运动员、高空飞行、航海、地质勘探等，这里主要介绍运动员及航海人员的营养与膳食。

（一）运动员的营养与膳食

机体运动时，物质代谢加强，能量消耗增加，激素分泌和酶活力改变，酸性代谢物堆积。运动引起的这些生理生化变化导致机体对营养物质需要的改变。合理的膳食营养有助于消除运动员疲劳，保持人体良好的机能状态。合理营养、科学训练是创造优异运动成绩的基本保证。

1. 运动员营养需要

（1）能量　人体处于运动状态特别是中强度以上运动时，能量代谢消耗率增高，消耗量增大，并可伴有不同程度的氧债。影响运动能量代谢的因素除年龄、性别、体重或体表面积、气候环境外，不同的运动项目由于运动强度、密度和持续时间不同，也可影响能量的消耗率和消耗量。如举重、体操、短跑等项目持续时间短、强度大、密度小，虽然运动中的能量消耗率高，但总能量消耗量并不比强度小、密度大、持续时间长的长跑或长距离自行车运动多。

运动员能量总消耗包括基础代谢、运动消耗、食物生热效应以及适应生热作用（由于环境温度、情绪应激和其他因素变化引起的能量消耗）。青少年运动员还有生长发育的能量需要。多数项目的运动每天能量需要在12.55~16.73MJ（3000~4000kcal）。若按体重计算，多在210~280kJ/kg（50~67kcal/kg）。

（2）碳水化合物　碳水化合物既可氧化供能也可无氧酵解供能。氧化供能时耗氧量少，代谢终产物为二氧化碳和水，不增加体液的酸度，是机体基本的、首选的供能物质。在耗氧量相同的条件下，碳水化合物的产能效率比脂肪高4.5%，这一优点在氧不足时尤为重要。高强度、短时间运动中，碳水化合物几乎是唯一的能量来源。运动开始阶段，也主要由碳水化合物供能。当运动中糖原储备大量消耗后，脂肪氧化供能的比例才升高。

（3）脂肪　脂肪是运动的主要能量来源之一，具有产能高、体积小、耐饥饿的特点，是运动员理想的储能形式，是持久运动的重要能源。但运动员不宜从饮食中摄入过多脂肪，因为脂肪不易消化吸收，代谢耗氧量高；脂肪还可引起血脂增高，使血液黏稠度上升，血流变慢，影响氧的供给，对运动造成不利。高脂饮食可使运动员在运动后血丙酮酸和乳酸含量增加。通常普通运动项目的运动员脂肪摄入量为总能量的25%~30%，游泳和冰雪项目可增加到35%。饱和脂肪酸、多不饱和脂肪酸和单不饱和脂肪酸的摄入比例为1∶1∶1，同时注意控制饱和脂肪酸和胆固醇的摄入量。

（4）蛋白质　在三大供能营养素中，蛋白质在运动中供能的比例最小。一般运动情况下，蛋白质提供6%~7%的能量。运动员在高强度和大运动量的训练比赛时，机体处于应激状态，不仅能量消耗增大，也使体内蛋白质分解代谢加强，甚至可出现负氮平衡，表明运动引起蛋白质消耗量和需要量增加。高强度和大运动量的训练比赛可造成肌肉组织的损伤，而组织细胞的修复需要蛋白质；剧烈运动和高温下运动机体汗液排出增加，可溶性含氮物排出增加；大运动量训练可使尿中氮和硫的排出量增加，剧烈运动还能导致蛋白尿。

蛋白质供给不足，可造成体内蛋白质和氨基酸的缺乏，影响运动组织器官的适应性，不利于细胞组织对运动性损伤的修复，还可引起运动性贫血。但蛋白质摄入过多，可加重肝肾负担，还可增加酸性代谢产物，使疲劳提前出现。

（5）维生素 运动造成物质代谢加强，使机体对维生素的需要量和供给量增加，这是因为运动训练使胃肠道对维生素吸收功能下降，汗液、尿液及粪便中排出量增加，体内维生素周转速率加快；高强度运动训练最初适应期需要增加，急性运动训练使能量代谢突然增加等。因此运动员维生素的推荐摄入量均高于普通人，不同项目的运动员维生素的推荐摄入量也不相同。

运动员摄取能量充足和多样化的平衡膳食，进行中、小强度的运动训练，可满足各种维生素的生理需要量，一般不会出现维生素缺乏。如果膳食摄入不足或不合理，又没有进行餐外补充，可出现维生素的缺乏，影响身体健康和运动能力。如果维生素不能从食物中充足供给，应通过补充维生素制剂来满足需要。

（6）矿物质 矿物质对维持细胞外液的渗透压、水盐代谢、酸碱平衡、肌肉神经的兴奋性、金属酶活力、组织细胞构成、自由基代谢等机体功能意义重大。运动可使矿物质的代谢和需要量发生变化。运动可使尿中钾、磷、氯排出减少，尿钙排出增多。钠、钾、钙、镁、锌、铁、铜等无机离子可因排汗而大量丢失。

（7）水 水在运动营养中占有重要地位。水是机体细胞内、外液的基本构成成分，是保持组织细胞外形及构成的必需物质。水参与体温调节、物质代谢和化学反应，还有润滑黏膜上皮和关节腔的作用。

人在剧烈或大量运动时，体内能量代谢加强，能量物质氧化分解产生的能量只有25%用于做机械功，而大部分转化为热能，这些热能需要排出体外，以保持体温恒定。当外界温度高于或等于体温时，机体的散热方式只有蒸发，即以出汗的形式进行散热，每排出2.4MJ（580kcal）的热量，需蒸发1L汗液。日常性的、大运动量的训练和比赛使水代谢速率高于普通状态，不仅因为大量出汗，还因通气量增加而通过呼吸道丢失大量水分，使人体运动能力下降，给身体造成损害。应根据运动情况和运动特点，在运动前、中、后补水补液，补水的原则是少量多次进行补充，同时还应适量补充无机盐。

2. 运动员膳食

（1）根据运动员的营养特点和存在的主要问题，运动员的合理膳食应遵循以下原则。①食物多样，谷类为主，营养平衡。②食量和运动量平衡，保持适宜体重和体脂。③多吃蔬菜、水果、薯类、豆类及其制品。④每天喝牛乳或酸乳，肉类食物适量，多吃水产品。⑤注重早餐和必要的加餐。⑥重视补液和补糖。⑦在医生指导下合理使用营养补品。

（2）合理的膳食制度 ①进食时间：剧烈运动时机体血液重新分配，皮肤和肌肉血流量增多，胃肠道和消化腺体血流量减少，致使消化、吸收能力减弱。食物在胃内容量过多，运动时可在胃内振荡，引起恶心、呕吐、腹痛，导致运动能力下降，因此运动员进食时间应该与训练或比赛时间相适应。在条件允许时，运动员应该每日4~5餐，或者一日三餐再有1~2次简单的加餐，这样既可减少胃肠负担，不影响运动，又可保证能量源源不断地供应。

一般食物在进食后3~4h可以从胃排空，含脂肪少的食物排空快，含脂肪多的食物排空慢，可在饭后2~2.5h后开始运动。但进食与运动之间的时间也不宜过长，过长可出现空腹感或血糖降低,影响运动的兴奋性和耐久性。如果间隔时间长,可采取中间加餐的措施。运动结束后一定时间内,胃肠道血液分布才会逐步恢复正常,运动后一般休息30min再进食,大量运动后应休息40~60min再进食。

运动员进食的时间和餐次应有规律,定时进餐可使大脑皮层的兴奋性有规律升高,促进食物的消化吸收。进食不规律,则可引起消化机能的紊乱。

②进食方式:运动前进餐,食物的体积不能过大,能量密度应该较高,而且易消化吸收。以谷类食物为主,动物性食物为辅,特别保证碳水化合物的充足。运动后进餐可适量增加蔬菜、水果的摄入,满足维生素、矿物质和膳食纤维的需要。

如果膳食制度为一日三餐,各餐食物能量的分配应以早餐30%~35%,中餐35%,晚餐30%~35%为宜。若有加餐,可安排早餐25%~30%,中餐35%,晚餐25%~30%,加餐10%~15%,忌暴饮暴食。

(3) 营养素补充品的合理使用　营养素补充品的使用已经非常普遍。由于运动代谢和运动员营养饮食的特殊性,正常的膳食难以满足某些营养素,如维生素、矿物质以及碳水化合物的需要,因此使用营养素补充品对一些项目的运动员是不可缺少的。但补充应是适量的,因为过多地补充会增加组织器官代谢的负担,引起营养素之间的不平衡,影响营养素的消化吸收利用,甚至还可能导致中毒。所以运动员应遵循适量平衡的营养素补充原则。

(二) 航海人群的营养与膳食

航海人员常年生活工作在舰船上,执行运输或其他任务。因海洋气候、舰船环境和作业所处特定部位,形成航海营养的特点。

1. 航海人群营养

航海人员工作环境的特点是摇摆、噪声、振动,存在少量的电离辐射、高温等。这样的环境条件会影响机体的营养素代谢,随着航海工具的现代化,航海人员脑力劳动增加,注意力高度集中,精神一直处于高度紧张状态,可能出现的应激状态会对物质代谢产生影响。

(1) 能量代谢及营养　随着航海设备日益机械化、自动化,航海人员能量消耗逐渐下降;但航海环境因素如高温、寒冷、小剂量辐射、振动及精神紧张等因素的影响,可使航海人员的能量消耗增加。我国船员在134d航行中平均每人每天摄入能量13.13MJ (3138kcal),即可满足消耗需要。各国舰船人员能量供给为12.55~14.64MJ (3000~3500kcal)。在北极地区航行时,能量供给量应增加,每天可为16.73MJ (4000kcal)。

(2) 蛋白质代谢及营养　高温、器官受刺激、小剂量电离辐射或精神紧张都会引起蛋白质代谢的变化,主要引起蛋白质分解代谢增强,氮排出量增加,蛋白质消耗较多,应注意供给优质蛋白质。船员供给蛋白质占总能量比为12%~20%,舰艇人员供给蛋白质占总能量比为14%~20%。

(3) 脂肪代谢及营养　摇摆及高温环境使人们厌恶脂肪,使脂肪摄入量减少。长期航行对脂类代谢影响主要表现为血清胆固醇明显增加,α-脂蛋白含量下降,β-脂蛋白含量增加。各国船员供给脂肪占总能量比为20%~35%,舰艇人员供给脂肪占总能量比为25%~40%。

(4) 碳水化合物代谢及营养　在对潜艇航行艇员进行糖代谢试验中发现,55%的人有某种糖代谢缺陷。在供给100g葡萄糖1h与2h后,血糖含量明显高于非潜艇艇员。2h后血清胰岛素也明显增高，可能是由于运动减少所致。各国船员供给碳水化合物占总能量比为50%~65%，舰艇人员供给碳水化合物占总能量比为41%~62%。

（5）维生素代谢及营养　晕船时，血中维生素 B_6 含量与尿中吡哆酸排出量减少，不供给充足的维生素可增加对晕船的敏感性。给予含有吡哆醇的维生素可预防前庭功能紊乱。含维生素 B_6 及维生素 B_1 的制剂，对防治晕船也有良好效果。长期航行，除维生素 C 不足外，维生素 B_2、维生素 D 也易缺乏。

每天各种维生素的供给量为维生素 A 750~1000μg 视黄醇当量，维生素 B_1 及维生素 B_2 供给量依供给能量计算，即每供给能量 4.184MJ（1000kcal）应供给维生素 B_1、维生素 B_2 各 0.5~0.8mg，维生素 C 150mg。对于长期在水下航行的潜艇人员，要补给维生素 D。在低纬度地区航行时要注意钾、钠、钙、镁等是否能满足消耗的需要。

2. 航海人群膳食

航海时，大多数营养素需要量增加。航海食物既要营养丰富，能满足航海人员消耗需要，又要体积小、耐储存、多样化、口味好，能受到大多数人欢迎。航海食品主要包括新鲜食品和经过加工的冷冻食品、干燥食品及罐头食品等。为延长新鲜水果蔬菜的保质期，可调节储存空间气体成分，增加 CO_2 浓度，减少 O_2 浓度，以抑制代谢及微生物的生长。或在 3℃ 冷藏库内定期供给 2.0~2.5mg/m³ 的臭氧，以防食物生霉。

航海人员在航海期间，维生素、矿物质的补给可采用强化补给，如强化饮料及巧克力等糖果类，也可添加于主食和调料中。

思考探究题

1. 如何根据婴儿营养特点进行辅食添加？
2. 儿童、青少年的营养特点是什么？如何保障他们的营养需求？
3. 试述孕妇的营养特点及其膳食需求。
4. 老年人的膳食应注意哪些问题？
5. 如何安排高低温环境条件下人员的膳食？
6. 如何对职业接触有毒、有害物质的人员进行合理营养？
7. 运动员应如何合理补糖、补水？

技能操作题

1. 根据乳母的营养特点设计出乳母一周的膳食食谱。
2. 航海人员的膳食应怎样安排？为航海人员设计一天的食谱。

拓展训练题

组织学习小组面向附近饮用水市场开展调查。为运动员设计运动前后的饮水方案。

模块七

营养与健康

思政映射与融入点

通过了解世界肥胖日、世界高血压日、联合国糖尿病日、全国肿瘤防治宣传周等活动,提升对慢性病的认知水平,宣扬营养与健康的关系,引导我们自觉服务《"健康中国2030"规划纲要》,主动关爱糖尿病、高血压等慢性病群体,积极开展疾病预防等宣教活动。

通过收集历届世界肥胖日、世界高血压日、联合国糖尿病日、世界骨质疏松日、全国肿瘤防治宣传周的宣传主题,深入了解宣传日(周)的历史意义;组织开展家庭、学校、社区等慢性病调查与预防宣传活动;培育关爱家人、服务社区的意识与情怀,激发学习热情,提高学习的积极性、主动性。

学习目标

【知识目标】

1. 熟悉营养不良的概念,了解营养不良与健康的关系。

2. 了解肥胖、高血压、糖尿病、骨质疏松症、肿瘤对健康的危害及形成原因。

3. 掌握肥胖、高血压、糖尿病、骨质疏松症、肿瘤患者的膳食预防措施。

【能力与职业素养目标】

1. 能够组织、实施营养不良调查;分析营养不良成因;提出膳食预防和干预建议;养成科学、客观处理问题的职业素养。

2. 结合慢性病宣传日,为家庭、社区开展营养与健康宣教活动,提高居民健康意识,服务"健康中国"战略。

导入案例

《中国居民营养与慢性病状况报告（2020年）》（以下简称《报告》）显示，我国18岁及以上居民男性和女性的平均体重分别为69.6kg和59kg，与2015年发布结果相比分别增加3.4kg和1.7kg。城乡各年龄组居民超重肥胖率继续上升，18岁及以上居民超重率和肥胖率分别为34.3%和16.4%，6至17岁儿童青少年超重率和肥胖率分别为11.1%和7.9%，6岁以下儿童超重率和肥胖率分别为6.8%和3.6%。

《报告》显示，我国居民健康意识逐步增强，部分慢性病行为危险因素流行水平呈现下降趋势，定期测量体重、血压、血糖、血脂等健康指标的人群比例显著增加；重大慢性病过早死亡率逐年下降，因慢性病导致的劳动力损失明显减少，2019年我国居民因心脑血管疾病、癌症、慢性呼吸系统疾病和糖尿病四类重大慢性病导致的过早死亡率为16.5%，与2015年的18.5%相比下降2个百分点，降幅达10.8%，提前实现2020年国家规划目标。2019年我国因慢性病导致的死亡占总死亡的88.5%，其中心脑血管疾病、癌症、慢性呼吸系统疾病死亡比例为80.7%，防控工作仍面临巨大挑战。

营养不良是指营养素缺少或过多及其代谢障碍造成的机体营养失调。营养素缺乏可引起各种不适的症状，还可能诱发其他并发症。如蛋白质-能量营养不良症。营养素过剩会影响其他营养素的吸收、利用及代谢，可能会引起急性或慢性非传染病的发生。肥胖是营养过剩的普遍表现，肥胖同时会增加糖尿病、高血压、高血脂、癌症和心血管病等慢性病的发生概率。

营养缺乏病按发病原因可分为原发性营养缺乏病和继发性营养缺乏病。原发性营养缺乏病是指食物供应不足、饮食搭配不当或食物加工过于精细、烹调方法不合理，造成饮食中某种或某些营养素含量不足或损失、破坏过多所引起的营养缺乏病。继发性营养缺乏病是指某些疾病影响机体对营养素的消化吸收和利用，机体营养素需要增加，或营养素消耗排泄过多所引起的营养缺乏症状，儿童和成年均可发生。

本模块主要介绍肥胖、高血压、糖尿病、骨质疏松症、恶性肿瘤等常见慢性病，分析常见慢性病对健康的危害，提出预防与治疗措施。

知识点一 营养与肥胖

肥胖是指机体由于生理生化功能的改变而引起体内脂肪沉积量过多，造成体重增加，导致机体发生一系列病理生理变化的病症。表现为脂肪细胞增多和（或）细胞体积增大，与其他组织失去正常比例的一种状态，常表现为体重超重。一般成年女性身体中脂肪组织的正常含量为20%~25%，>30%为肥胖；成年男性脂肪组织的正常含量为15%~20%，>25%为肥胖。女性指标定得比男性高的原因是，一般正常女性的脂肪组织比正常男性多。

肥胖可分为单纯性肥胖和继发性肥胖两大类。单纯性肥胖也称原发性肥胖，是指摄入大于消耗，致使脂肪在体内过多积聚，体重超常的病症，占肥胖总人数95%以上，包括体质性肥胖（在婴幼儿时期，营养过度，脂肪细胞增生所致，饮食运动疗效差，多半有遗传史，脂肪细胞增生肥大呈全身性分布）和营养性肥胖病（成年以后营养过剩引起，饮食运动疗效较好，脂肪细胞单纯肥大而无增生，以四肢肥胖为主）；继发性肥胖是由于内分泌或代谢性疾病所引起的肥胖，占肥胖总人数5%以下。包括下丘脑性肥胖、垂体性肥胖、甲状腺功能减退、库欣综合征、高胰岛素性肥胖、性腺功能低下、多囊卵巢综合征、先天异常性肥胖及长期服用药物引起的药物性肥胖。

肥胖症的发生受多种因素的影响，主要因素有饮食、遗传、劳作、运动、精神以及其他疾病等。目前建立了许多判定肥胖的标准和方法，常见的有人体测量法、物理测量法和化学测量法，其中最常用的是人体测量法，包括标准体重评价法、皮褶厚度和体质指数。

> 【知识链接】世界肥胖日的由来
>
> 肥胖问题已呈现全球流行态势。为了倡导全社会共同应对这一重大公共卫生问题，国际肥胖联盟于2015年设立"世界肥胖日"，2020年国际肥胖联盟正式宣布，世界肥胖日从每年的10月11日改为3月4日。2025年世界肥胖日主题是"改变系统，更健康的生活"。而每年的5月11日是"世界防治肥胖日"。

（一）肥胖对健康的危害

肥胖是脂肪肝、高脂蛋白血症、动脉硬化、高血压、冠心病、脑血管病的基础。肥胖者比正常者冠心病的发病率高2~5倍，高血压的发病率高3~6倍，糖尿病的发病率高6~9倍，脑血管病的发病率高2~3倍。肥胖使躯体各脏器处于超负荷状态，可导致肺功能障碍（脂肪堆积、膈肌抬高、肺活量减小）；骨关节病变（压力过重引起腰腿病）；还可能引起代谢异常，出现痛风、胆结石、胰脏疾病及性功能减退等。肥胖者死亡率也较高，而且寿命较短。肥胖还易发生骨质增生、骨质疏松、内分泌紊乱、月经失调和不孕等，严重时会出现呼吸困难。

1. 肥胖对儿童健康的危害

近些年来，儿童青少年的肥胖率也在不断增加。大量观察证实，许多成年人肥胖始于童年。儿童肥胖对其心血管系统、呼吸系统、内分泌系统、免疫系统及体力、智力、生长发育等多方面都会带来许多不良影响，因此儿童时期的肥胖更应引起注意。

2. 肥胖对成年人健康的危害

（1）肥胖与成年人死亡率的关系　　大量流行病学调查发现，肥胖与死亡率有明显的关系，脂肪分布是比超重本身对死亡率更重要的危险因素。

①上身性肥胖（苹果型肥胖）：俗称将军肚，多发生于男性，以腹部肥胖为主，还有颈项、头部等，患糖尿病和心血管疾患的危险性增加，同时死亡率也明显增加。

②下身性肥胖（梨型肥胖）：多发生于女性，以臀部和大腿肥胖为主，患糖尿病和心血管疾患的危险性相对较低。

从解剖学上看，腹部更接近肝门静脉，所以腹部脂肪比臀部脂肪在代谢上更活跃，更能增加血中脂肪水平，易被肝脏吸收，形成低密度脂蛋白胆固醇（LDL-C），而LDL-C是动脉粥样硬化的主要因素，因此腹部肥胖更容易患冠心病与脑卒中。所以，在肥胖者中腰围与臀围的比例（腰臀比）非常重要，一般认为，腰围的尺寸必须小于臀围15%或腰围与身高的比值<0.6，否则就是一危险信号。

（2）并发症　肥胖容易引起多个器官和系统的疾病。

①糖尿病：肥胖是糖尿病的危险因素，糖尿病发病率比正常人高4倍，因为肥胖者脂细胞中的胰岛素受体相对减少，且对胰岛素的亲和力低，对胰岛素敏感性弱，常表现为对葡萄糖不耐受，诱发糖尿病。

②心血管疾病：肥胖者周围动脉阻力增加，从而使血压升高，30%～50%的肥胖者合并高血压。超重和肥胖可大大促进动脉粥样硬化的形成，是冠心病和动脉粥样硬化疾病的重要危险因素。腰围超标肥胖患者发生心血管疾病的患病率为腰围正常者的2.1倍。

③肝脏与胆囊疾病：20～30岁肥胖妇女比正常体重妇女患胆囊疾病的危险性高6倍，到60岁时，肥胖妇女中几乎有1/3可能发生胆囊疾病。其原因可能是由于肥胖者胆固醇合成增加，从而导致胆汁排出的胆固醇增加，以致胆固醇过饱和而结晶析出形成胆固醇结石。

④癌症：肥胖与癌症的发生关系密切，结肠癌、前列腺癌、乳腺癌、宫颈癌的发病率均会增高，这与脂肪摄入过高及体内脂肪不易转化和影响性激素的分泌有关。

（二）肥胖的预防与治疗

根据营养科学理论、中医理论和膳食相关肥胖科学研究文献，国家卫生健康委员会制定《成人肥胖食养指南》，对成人肥胖患者的日常食养提出6条原则和建议。控制总能量摄入，保持合理膳食；少吃高能量食物，饮食清淡，限制饮酒；纠正不良饮食行为，科学进餐；多动少静，睡眠充足，作息规律；食养有道，合理选择食药物质；安全减重，达到并保持健康体重。

1. 控制总能量摄入，保持合理膳食

控制总能量摄入和保持合理膳食是体重管理的关键。控制总能量摄入，可基于不同人群每天的能量需要量推荐每日能量摄入平均降低30%～50%或降低500～1000kcal，或推荐每日能量摄入男性1200～1500kcal、女性1000～1200kcal的限能量平衡膳食；也可根据不同个体基础代谢率和身体活动相应的实际能量需要量，分别给予超重和肥胖个体85%和80%的摄入标准，以达到能量负平衡，同时能满足能量摄入高于人体基础代谢率的基本需求，帮助减重、减少体脂。必要时，可在医生或营养师等专业人员指导下，选用高蛋白膳食、低碳水化合物膳食、间歇式断食膳食或营养代餐等其他膳食减重干预。

2. 少吃高能量食物，饮食清淡，限制饮酒

控制三大产能营养素的供能比，即蛋白质占总能量的25%，脂肪占总能量的10%，碳水化合物占总能量的65%。在选择食物种类上，应多吃瘦肉、乳、水果、蔬菜和谷类食物，少吃肥肉等油脂含量高的食物。同时应减少烹饪过程中烹调油、盐、糖的用量，多选用蒸、煮、汆、凉拌等烹调方式。

3. 纠正不良饮食行为，科学进餐

科学选择，进餐规律，定时定量，养成良好饮食行为是维持健康体重的基础。不暴饮暴食，控制随意进食零食、饮料，避免夜宵。就餐时，力求做到饮食有节制、科学搭配，进行标准化、定量的营养配餐，合理计划每日餐次和能量分配。减缓进餐速度可以增加饱腹感，降低饥饿感；按照蔬菜—肉类—主食的顺序进餐，也是一种简单、易行、有效的减重方法。

4. 多动少静，睡眠充足，作息规律

运动可提高新陈代谢，减少饥饿的感觉，还可促进甲状腺素的生理反应和减少胰岛素的分泌，使脂肪合成减少。肥胖者中低强度有氧运动为主，抗阻运动为辅。每周进行150~300min中等强度的有氧运动，每周5~7d，至少隔天运动1次；抗阻运动每周2~3d，隔天1次，每次10~20min。每周通过运动消耗能量2000kcal或以上。经常熬夜、睡眠不足、作息无规律可引起内分泌紊乱，脂肪代谢异常，增加肥胖风险，导致"过劳肥"。肥胖患者应按昼夜生物节律，保证每日7h左右的睡眠时间。

5. 食养有道，合理选择食药物质

遵循"药食同源"理论，结合中医辨证分型论治。药物治疗主要用于治疗中度或重度肥胖患者及非药物治疗不佳患者，主要有影响中枢神经系统食欲的药物和干扰胃肠道系统消化吸收的药物。药物治疗需要在临床医师或营养医师的指导下进行。

6. 安全减重，达到并保持健康体重

科学减重需遵照循序渐进的原则，使大脑思维、体脂肪、肌肉和各个器官适应新能量状态，逐步达到新平衡。孕妇、乳母、老年人及患有慢性代谢性疾病的人群应在医生或营养指导人员等专业人员的指导下科学减重，避免不合理的减重对健康造成损害。

知识点二 营养与高血压

高血压存在着"三高"（发病率高、致残率高和死亡率高）和"三低"（知晓率低、服药率低和控制率低）的发病特点，对人类的健康具有极大的危害性。

高血压分为原发性高血压和继发性高血压（也称并发性高血压）两种。继发性高血压是病因明确的高血压，涉及肾和肾血管、内分泌、睡眠呼吸、自身免疫、神经、精神、心理、血液等多个系统的上百种疾病，以及药物、机械血流障碍、单基因突变等病理生理状态。一般消除病因，症状随即消失。原发性高血压又称自发性高血压，膳食失衡（高钠盐）、缺乏锻炼、遗传、环境与职业是导致高血压的主要因素。

测量血压有诊室血压、自测血压、动态血压三种，高血压一般以诊室血压为标准。表7-1是血压水平定义和分类标准。

表7-1 血压水平定义和分类标准

类别	收缩压/mmHg	舒张压/mmHg
正常血压	<120 和	<80
正常高值	120~139 和（或）	80~89
高血压	≥140 和（或）	≥90
1级高血压（轻度）	140~159 和（或）	90~99
2级高血压（中度）	160~179 和（或）	100~109
3级高血压（重度）	≥180 和（或）	≥110
单纯收缩期高血压	≥140 和	<90

注：若患者的收缩压与舒张压分属不同等级时，以较高的分级为准。

> **【知识链接】世界高血压日的由来**
>
> 高血压是心脑血管疾病的危险因素，是最常见的心血管病，也是脑卒中和冠心病发病的最重要危险因素，被称为影响人类健康的"无形杀手"。自20世纪70年代世界高血压联盟成立以来，该组织对一直致力于高血压的防治工作，并把每年的5月17日定为"世界高血压日"，以更好地在全球范围内唤起人们对高血压防治的重视。2024年世界高血压日主题是"精准测量，有效控制，健康长寿"。
>
> 为提高广大群众对高血压危害健康严重性的认识，引起各级政府、各个部门和社会各界对高血压工作的重视，动员全社会都来参与高血压预防和控制工作，普及高血压防治知识，增强全民的自我保健意识，我国卫生部决定自1998年起，将每年的10月8日定为全国高血压日。2024年全国高血压日的宣传主题是"健康体重，理想血压"。

（一）高血压对健康的危害

高血压会直接产生头痛、头晕、失眠、烦躁、心悸、胸闷等一系列症状，长期高血压患者会损害心、脑、肾等重要器官，造成脑卒中、心肌梗死、肾功能衰竭等严重后果，病死率和病残率都很高。

（1）脑血管意外　脑血管意外又称脑卒中，病势凶猛，致死率极高，即使不死，也大多数致残，是急性脑血管病中最凶猛的一种。高血压患者血压越高，脑卒中的发生率越高。高血压病人有动脉硬化的病理存在，如脑动脉硬化到一定程度时，再加上一时的激动或过度的兴奋，如愤怒、突然事故的发生、剧烈运动等，使血压急骤升高，脑血管破裂出血，血液便溢入血管周围的脑组织，此时，病人立即昏迷，倾跌于地，俗称中风。

（2）肾动脉硬化和尿毒症　高血压合并肾功能衰竭的约占10%。高血压与肾脏有着密切而复杂的关系，一方面，高血压引起肾脏损害；另一方面，肾脏损害加重高血压病，高血压与肾脏损害可相互影响，形成恶性循环。急骤发展的高血压可引起广泛的肾小动脉弥漫性病变，导致恶性肾小动脉硬化，从而迅速发展为尿毒症。

（3）高血压性心脏病　动脉压持续性升高，增加心脏负担，形成代偿性左心肥厚。高血压患者并发左心室肥厚时，即形成高血压性心脏病，该病最终导致心力衰竭。

（4）冠心病　血压变化可引起心肌供氧量和需氧量之间的平衡失调。高血压患者血压持续升高，左室后负荷增强，心肌强力增加，心肌耗氧随之增加，合并冠状动脉粥样硬化时，冠状动脉血流储备功能降低，心肌供氧减少，因此出现心绞痛、心肌梗死、心力衰竭等。

（5）其他　长期的高血压还可导致眼睛的损坏，甚至失明。

（二）高血压的预防与治疗

高血压患者一般采用饮食防治、运动治疗、调整生活方式及药物治疗等综合预防治疗模式。

（1）饮食防治

①控制膳食总能量和减少食盐摄入量：控制膳食总能量的目的是控制体重，减轻体重10%，可使高血压的发生率降低28%~40%。高血压患者根据病情给予不同程度的限制钠

盐的摄入。轻度患者，食盐 3~5g/d，中度患者，食盐 1~2g/d，重度患者或急进型患者，应采用无盐膳食。同时应注意少食或不食含钠盐含量较高的加工食品，如咸菜、火腿等。

②合理选择三大营养素：在控制总能量的基础上，碳水化合物占总能量的 55%~65%，蛋白质占总能量的 15%~20%，脂肪占总能量的 20%~25%。注意控制动物性蛋白质占总蛋白质的 20%，适量食用鲜乳、鱼类、禽类、瘦肉等动物性食品，多吃豆类及其制品。限制动物性脂肪摄入，提高不饱和脂肪酸的比例，限制胆固醇在 300mg/d 以下。

③补充钾、钙、镁，增加膳食纤维：钙的摄入量为 1000mg/d，对治疗高血压病有一定疗效，大剂量维生素 C 可使胆固醇氧化为胆酸排出体外，改善心脏功能和血液循环。

（2）运动治疗　适当的体育运动，可放松精神，减轻大脑的紧张，调节情绪，对血压下降有帮助。运动项目可以根据自身爱好、身体状况及气候条件灵活选择，如爬楼梯、步行、慢跑、骑自行车、气功、太极拳、跳舞等。运动量应循序渐进，发现不适应立即停止运动。运动频率为 3~5 次/周，每次控制在 20~60min。冬泳容易造成小动脉痉挛，有可能引起血压骤升出现严重后果，应注意避免。

（3）调整生活方式

①保持平衡的心态，避免过度紧张，保持心情舒畅：紧张过度或者长时间的紧张、焦虑，易造成大脑皮层功能失调，影响交感神经和肾上腺素，促使心脏收缩加速，导致血压升高。所以，我们必须时刻保持平衡的心态，有益身心健康。

②坚持定时定量进食，采用清淡饮食方式，少吃或不吃腌制品、蛤贝类、虾米、皮蛋、钠含量较高的绿叶蔬菜及辛辣的刺激性食品；戒烟有利于高血压防治，尼古丁能使血压一次性地升高，降低患者服药的依从性并增加降压药物的剂量。

（4）药物治疗　根据病情合理使用降压药物，使血压维持在正常或接近正常水平，对减轻症状、延缓病情进展以及防止脑血管意外、心力衰竭和肾功能衰竭等并发症都有作用。常用的降压药物有利尿降压剂、中枢神经和交感神经抑制剂、β-阻滞剂、α-阻滞剂、酶抑制剂、钙离子、血管扩张剂、神经节和节后交感神经抑制剂、5-羟色胺受体拮抗剂、复方制剂等。根据不同病人的病理生理特点，病程进展和并发症，而采用不同的药物、不同的剂量。对一般高血压，先用副作用少的药物，如未取得满意疗效，可逐步加用一种或多种作用机制不同的药物。可考虑分级治疗。

知识点三　营养与糖尿病

糖尿病是一种由于胰岛素分泌缺陷或胰岛素作用障碍所致的以高血糖为特征的代谢性疾病。长期碳水化合物、脂肪、蛋白质代谢紊乱，可引起多系统损害，导致眼、肾、神经、心脏、血管等组织器官出现慢性进行性病变、功能减退及衰竭。病情严重或应激时，可发生急性严重代谢紊乱，如糖尿病酮症酸中毒、高渗高血糖综合征。糖尿病患者一般检测血糖、尿糖、尿酮体、糖基化血红蛋白（HbA1c）、糖化血清蛋白、血清胰岛素和 C 肽水平、血脂等指标。血糖是诊断糖尿病的唯一标准。有明显"三多一少"（多尿、多饮、多食和体重减轻）症状，只要一次异常血糖值即可诊断。无症状者诊断糖尿病需要两次异常血糖值。可疑者需做 75g 葡萄糖耐量试验。正常人的血糖值为空腹血糖 3.3~6.1mmol/L，餐后 2h 血糖<7.8mmol/L。当空腹血糖>7.0mmol/L，餐后 2h 血糖>11.1mmol/L 即可确诊为糖尿病。

（一）糖尿病在临床上的分类

1. 胰岛素依赖型糖尿病（1型糖尿病）

1型糖尿病是胰岛 β 细胞破坏，导致胰岛素绝对缺乏。分为免疫介导性和特发性（无自身免疫证据）。1型糖尿病常因感染或饮食不当诱发起病。起病急，多饮、多尿、多食、体重减轻的"三多一少"症状明显，血糖水平高，不少患者以酮症酸中毒为首发症状，血浆胰岛素水平低于正常值，体内胰岛素绝对不足，必须依赖外源性胰岛素治疗，约占我国糖尿病患者的5%。

2. 非胰岛素依赖型糖尿病（2型糖尿病）

2型糖尿病常见于中老年人，肥胖者发病率高，常可伴有高血压、血脂异常、动脉硬化等疾病。起病缓慢，早期无任何症状，或仅有轻度头昏、乏力、口渴症状，血糖增高不明显者需做糖耐量试验才能确诊。血清胰岛素水平早期正常或增高，晚期低下。占我国糖尿病患者的90%~95%。

3. 妊娠糖尿病

妊娠糖尿病是指妊娠时才出现或发病的糖尿病，占妊娠妇女的2%~3%，不包括孕前已诊断糖尿病的病人。

4. 其他类型糖尿病

常由其他疾病引起，包括伴有其他情况或综合征的糖尿病，如胰腺疾病、内分泌疾病、药物或化学物引起、胰岛素受体异常、某些遗传性综合征等所致的糖尿病。

遗传因素是2型糖尿病易感因素，环境因素及行为因素是导致2型糖尿病发生的外部因素，缺乏身体锻炼、不合理膳食导致肥胖、血脂异常、高血压是2型糖尿病的主要致病因素。另外，生活节奏加快、心理压力、抑郁、缺少睡眠等精神压力与糖尿病发生有密切关系，妊娠糖尿病病人、患有多囊卵巢综合征、巨大儿生产者等是今后发生糖尿病的高危人群。

【知识链接】联合国糖尿病日由来

联合国糖尿病日的前身是世界糖尿病日，由世界卫生组织和国际糖尿病联盟于1991年共同发起，其宗旨是引起全球对糖尿病的警觉和醒悟。选定11月14日，是为纪念Frederick Banting诞辰，他与Charles Best一起于1922年在发现胰岛素（用于拯救糖尿病患者生命的疗法）方面发挥了作用。2006年底联合国通过决议，从2007年起，将"世界糖尿病日"正式更名为"联合国糖尿病日"，将专家、学术行为上升为各国的政府行为，促使各国政府和社会各界加强对糖尿病的控制，减少糖尿病的危害。

2024年11月14日是第17个联合国糖尿病日，主题为"了解风险，了解应对"。

（二）糖尿病对健康的危害

糖尿病患者持续高血糖与长期代谢紊乱等可导致全身组织器官，特别是眼、肾、心血管及神经系统的损害及其功能障碍和衰竭。严重者可引起失水、电解质紊乱和酸碱平衡失调等急性并发症，即酮症酸中毒和高渗昏迷。糖尿病对健康的危害已成为世界上继肿瘤、心脑血管病之后第三位严重危害人类健康的慢性疾病。据报告，我国糖尿病患者的并发症在世界上发生得最早、最多且最严重，如糖尿病病程有10年以上的病人，78%以上都有不同程度的并发症。

1. 对心脑血管的危害

心脑血管并发症是糖尿病致命性并发症，主要表现为主动脉、冠状动脉、脑动脉粥样硬化，以及广泛小血管内皮增生及毛细血管基膜增厚的微血管糖尿病病变。由于血糖升高，红细胞膜和血红蛋白糖化，导致血管内皮细胞缺血、缺氧及损伤，从而引起血管收缩与扩张不协调，血小板黏聚，脂类在血管壁沉积，形成高血糖、高血脂、高血压，致使糖尿病心脑血管病发病率和死亡率呈指数上升，为非糖尿病人的3.5倍，是2型糖尿病主要的死亡原因之一。

2. 对肾脏的危害

由于高血糖、高血压及高血脂，肾小球微循环滤过压异常升高，促进糖尿病肾病的发生和发展，早期表现为蛋白尿、浮肿，晚期发生肾功能衰竭。糖尿病导致肾功能衰竭的发生率比肾病高17倍。

3. 对周围血管的危害

糖尿病患者由于血糖升高，可引起周围血管病变，导致局部组织对损伤因素的敏感性降低和血流灌注不足，在外界因素损伤局部组织或局部感染时较一般人更容易发生局部组织溃疡，这种危险最常见的部位就是足部，故称为糖尿病足。临床表现为下肢疼痛、溃烂，严重供血不足可导致肢端坏死，在这种情况下，截肢将是不可避免的，致使残疾。据统计，糖尿病病人的截肢率为非糖尿病人的5倍，而40% 2型糖尿病患者和20% 1型糖尿病患者可发生糖尿病足。

4. 对神经的危害

糖尿病神经病变是糖尿病最常见的慢性并发症之一，是糖尿病致死和致残的主要原因。糖尿病神经病变以周围神经病变和自主神经病变最常见，周围神经病变临床表现为四肢末梢麻木、灼热感或冰冷刺痛，重者辗转反侧，彻夜不眠；自主神经病变表现为排汗异常（无汗、少汗或多汗），腹胀、便秘或腹泻，站立位低血压，心动过速或过缓，尿不尽或尿失禁。在所有器质性疾病引起的阳痿中，糖尿病是最常见的原因。

5. 对眼球的危害

除动脉硬化、高血压视网膜病变及老年性白内障外，糖尿病视网膜病与糖尿病性白内障为糖尿病危害眼球的主要表现。轻者视力下降，重者可引起失明，糖尿病引起失明者比一般人多10~25倍，目前糖尿病性视网膜病变已成为四大主要致盲疾病之一。在美国，糖尿病是20岁以上病人失明的最主要原因。另外，糖尿病还能引起青光眼及其他眼病。

6. 对物质代谢的危害

主要是由于糖尿病患者胰岛素相对或绝对缺乏，引起糖代谢严重紊乱，脂肪及蛋白质分解加速，酮体大量产生，组织未及时氧化，肺及肾也未及时调节排出酮体，血酮浓度明显增高，出现酮症酸中毒和高渗性非酮症昏迷，病死率极高，需紧急救治。

7. 感染

糖尿病患者常见有皮肤感染（如体癣、指甲癣、足癣及疖痈等化脓性感染）反复发生，有时可酿成败血症；泌尿系统感染（肾炎、膀胱炎、真菌性阴道炎）；胆囊炎、胆管炎、胆石症、牙周炎、牙龈溢脓及鼻窦炎；霉菌性阴道炎引起的外阴瘙痒、甲癣、足癣、泌尿道感染（肾炎和膀胱炎）；另外，还容易染上肺结核，一旦得病，蔓延广泛，易成空洞，发病率比正常人高5倍。

(三) 糖尿病的预防与治疗

糖尿病肾病患者如果饮食不科学合理，易导致肾功能障碍，易引起血压升高、乏力；严重可导致肾功能障碍、浮肿、男性阳痿、睾丸萎缩等症状；甚至完全丧失生活自理能力，有可能被夺去生命。糖尿病的治疗措施包括膳食防治、运动治疗、调整生活方式、药物治疗等，其中营养治疗是糖尿病治疗的基本措施之一。

1. 膳食防治

膳食管理和治疗是糖尿病患者血糖控制的核心，应遵循平衡膳食的原则，做到食物多样、主食定量、蔬果乳豆丰富、少油、少盐、少糖，限糖限酒。以控制血糖为目标，调整优化食物种类和重量，满足自身健康需要。能量的需要量与年龄、性别、体重和身体活动量等有关，具体可查询中国居民膳食营养素需要量表；也可根据体重估算，例如，一个60kg 轻体力活动的成年女性，其每天能量需要量在 1500~1800kcal。推荐糖尿病患者膳食能量的宏量营养素占总能量比分别为：蛋白质 15%~20%、碳水化合物 45%~60%、脂肪 20%~35%。

碳水化合物的种类和数量，是影响餐后血糖最重要的营养因素。学习食物碳水化合物含量和互换，规律进餐，是糖尿病患者认识和掌握食物、药物和血糖反应关系的关键措施，是整体食物合理规划和调整的重点。糖尿病患者应该学习选择主食类食物和计量。主食定量，不宜过多，多选全谷物和低 GI 食物；其中全谷物和杂豆类等低 GI 食物，应占主食的 1/3 以上。

2. 运动治疗

运动可以消耗能量，抗阻运动有助于增加肌肉量，运动还可以增加骨骼肌细胞膜上葡萄糖转运蛋白（GLUT-4）的数量，增加骨骼肌细胞对葡萄糖的摄取，改善骨骼肌细胞的胰岛素敏感性，平稳血糖。目前有充足的证据表明，身体活动不足可导致体重过度增加，多进行身体活动不仅有利于维持健康体重，调节心情愉悦，还能降低肥胖、2 型糖尿病、心血管疾病等疾病的发生风险和全因死亡风险。患者根据自身条件选择合适的运动项目、运动方式、强度、频率，量力而行，循序渐进，贵在坚持。一般推荐中等强度的有氧运动（如快走、打太极拳、骑车、打高尔夫球等活动），运动时间每周至少 150min。当血糖>14mmol/L 或出现明显的低血糖症，或有糖尿病急性代谢并发症以及各种心肾等器官严重慢性并发症者暂不适宜运动。根据运动前后监测血糖浓度调整饮食和药物治疗方案，以免发生低血糖。

3. 调整生活方式

糖尿病患者应该清淡饮食，控制油、盐、糖用量。烹调油或肥肉摄入过多，会导致膳食总能量过高，从而引起超重及肥胖，对血糖、血脂、血压等代谢指标的控制均不利。规律进餐指一日三餐及加餐的时间相对固定，定时定量进餐，可避免过度饥饿引起的饱食中枢反应迟钝而导致的进食过量。对于消瘦的糖尿病患者以及妊娠糖尿病患者，也可适当安排加餐或零食，以预防低血糖的发生，增加能量摄入，增加体重。

4. 药物治疗

（1）糖尿病患者通常采用口服抗糖尿病药物［促胰岛素分泌剂（磺脲类、格列奈类）和非促胰岛素抑制剂（双胍类、α-糖苷酶抑制剂、二基肽酶-Ⅳ等）］；注射胰岛素制剂（动物胰岛素、人胰岛素和胰岛素类似物）等方式治疗。选择药物时应考虑糖尿病病理生理改变（胰岛素抵抗和胰岛素分泌受损），患者的血糖波动特点、年龄、体重、重要脏器功能等；联合用药时应采用具有机制互补的药物，以增加疗效、降低不良反应的发生率。

（2）糖尿病治疗可依靠胃转流手术　有人把它称为胃转流术或胃绕道术。它治疗糖尿病是通过改变胃肠道的结构，也就是食物不经过十二指肠（胰腺），减少了食物对胰腺的过分刺激，降低了胰岛素的抵抗，在胰岛素不增加甚至减少的基础上，增加机体对糖的利用能力；缩短了食物到达末段小肠和结肠的距离，使得部分未消化的食物到达末端回肠（小肠的末端）的时间缩短，使末端回肠分泌降低血糖的激素，参与糖的代谢，从而提高糖的使用能力，降低血糖，治愈糖尿病。

【知识链接】糖尿病患者科学膳食

（1）正确认识无糖食品　现在市场上经常可以看到"无糖食品""低糖食品"等，有些病人在食用这些食品后，不但没有好转，反而血糖上升，这是由于人们对"低糖"和"无糖"的误解，认为这些食品不含糖，而放松对饮食的控制，致使部分病人无限制地摄入这类食品，使血糖升高。事实上"低糖食品"是指食品中蔗糖含量低，而"无糖食品"指的是食品中不含蔗糖，但这些食品常常都含有淀粉，进食后可转变成葡萄糖而被人体吸收，因此也应控制这类食品的摄入量。

（2）糖尿病患者正确选择脂肪　糖尿病患者慎重选择脂肪，不能吃含脂肪酸丰富的食物，如牛油、羊油、猪油、奶油等动物性脂肪，可食用植物油如豆油、花生油、芝麻油、菜籽油等含多不饱和脂肪酸的油脂，但椰子油除外。应适当控制花生、核桃、榛子、松子仁等脂肪含量较高的食物；适当限制含胆固醇高的食物，如动物肝、肾、脑等内脏食物。

（3）膳食纤维对糖尿病的影响　膳食纤维能够降低空腹血糖、餐后血糖以及改善糖耐量，特别是可溶性膳食纤维能增加胰岛素的敏感性，降低餐后血糖急剧升高，减少糖尿病患者对胰岛素的需求，因此提倡糖尿病人饮食中要增加膳食纤维的量，膳食中应吃一些蔬菜、麦麸、豆及整谷等。

知识点四　营养与骨质疏松症

骨质疏松症是一种全身性、代谢性骨骼系统疾病，其病理特征为骨量降低、骨微细结构破坏、骨脆性增加、骨强度下降，易发生骨折。作为一种退行性疾病，它是伴随着人体机能的老化而产生的。骨质疏松症常见于绝经后妇女、老年人，但各年龄时期均可发病。骨质疏松可分为原发性和继发性两类。原发性骨质疏松症可分为绝经后骨质疏松症（Ⅰ型）、老年性骨质疏松症（Ⅱ型）和特发性骨质疏松症（包括妊娠和哺乳期所发生的骨质疏松症，常伴有遗传家族史）。继发性骨质疏松症由其他疾病如内分泌疾病（肾上腺皮质、性腺、垂体、胰岛、甲状腺、甲状旁腺等）、骨髓和肝肾等慢性疾病，以及某些药物所诱发。

目前诊断骨质疏松症的方法基本上以骨密度（bone mineral density，BMD）和骨矿含量（bone mineral content，BMC）减少为依据。通常骨密度的测量是通过骨质量密度仪，在被检查者的腕部进行。我国参考了WHO的标准，结合国内的调查，将骨质疏松症定为BMD或BMC较正常成年人骨密度平均值减少2个标准差。若同时伴有一处或多处骨折则诊断为严重骨质疏松。

骨质疏松症引起因素非常复杂，研究表明，年龄、性别和遗传因素，是引起骨质疏松的危险因素。蛋白质摄入不足阻止骨的形成、蛋白质摄入过量可使尿钙排泄量增加导致骨质疏松。低钙高磷饮食、低维生素D、日照不足和长期卧床均影响钙吸收，易促发骨质疏松；同时钠、锌、铜、锰对骨质的形成、成长、代谢有重要影响。嗜烟酗酒、过度节食减肥等不良的生活方式，以及长期服用类固醇、抗痉挛药、利尿剂、抗凝血剂、胃药、止痛药易促发骨质疏松。

（一）骨质疏松症对健康的危害

骨质疏松症被称为"沉默的杀手"。有的骨质疏松症没有症状，直至摔跤骨折后才发现，故有人称之为"无声的疾病"；有的有症状，称"症状性骨质疏松症"，如老年人的腰背痛、驼背、身材变矮。

（1）发病率高　老年人骨质疏松症发病率较高，全球有2亿骨质疏松症患者，并且女性多于男性。

（2）疼痛　骨质疏松症的患者多数都有腰背疼痛的症状，这是原发性骨质疏松症最常见的症状，疼痛可沿脊柱向两侧扩散，仰卧或坐位时疼痛减轻，直立时后伸或久立、久坐时疼痛加剧，夜间和清晨醒来时加重，弯腰、肌肉运动、咳嗽等用力时疼痛加重。

（3）骨折　因骨骼强度和刚度下降，任何轻微的活动或创伤都可能导致骨折，其中老年人髋骨骨折，多数需手术治疗和长期卧床，极易诱发褥疮、尿路结石、脑血栓、坠积性肺炎等多种并发症。髋骨骨折后1年内病死率高达50%，幸存者中50%~70%因活动受限而生活质量下降。

（4）骨骼变形　由于骨小梁变细、减少，骨骼易发生断裂。椎骨慢慢塌陷，引起身长缩短、驼背的症状，并且随着年龄增长，骨质疏松加重，驼背曲度加大，致使膝关节挛拘显著。

（5）其他　骨质疏松症还会导致呼吸功能下降，患者可出现胸闷、气短、呼吸困难等症状。

（二）骨质疏松症的预防与治疗

骨质疏松症治疗只能延缓骨量丢失速度、缓解骨质疏松引起的疼痛症状及防止骨折发生。可采用膳食防治、运动治疗、调整生活方式及药物治疗达到预防、治疗的目的。

1. 膳食防治

保证足够能量基础上，增加鱼、禽、蛋等优质蛋白质的摄入，多吃乳制品及豆制品、蔬菜、水果，以提高钙、维生素D、维生素C的摄入，促进骨骼健康成长。建议45岁以上人群应保证1000mg/d的钙摄入。

2. 运动治疗

运动可以改善骨质疏松症患者的生活质量。骨质疏松症患者应采用负重运动和抗阻运动为主要运动方式，年轻患者建议采用快步走、哑铃操、举重、蹬踏、游泳等运动。但老年人特别是骨量已减少或骨质疏松症的患者，应选择步行、握力训练、伸展运动、健身操等较柔和的运动项目，以减少跌倒的危险，降低骨折的发生率。骨质疏松症患者因人而异地选择运动方式、频率、时间以及强度并持之以恒。

3. 调整生活方式

（1）建议居民以富含钙、低盐和适量蛋白质的均衡膳食，适当增加动物性食物，尤其是海产品，以补充高质量的蛋白质、钙、磷、维生素等。

（2）适当户外活动，有助于骨骼健康的体育锻炼和康复治疗，户外运动能促进骨密度增强，每日坚持晒太阳20min，增加人体维生素D的合成，促进钙的吸收。采取正确的坐姿、站姿和行走姿势谨防跌倒。

（3）避免嗜烟、酗酒，适量饮茶和慎用影响骨代谢的药物。香烟中的尼古丁抑制毛细血管形成和成骨细胞分化，酒精会抑制新骨的生成，二者都对骨量有着不可逆转的影响。

4. 药物治疗

骨质疏松症患者应在医师指导下开展药物治疗。目前治疗骨质疏松症主要有骨矿化促成剂（活性维生素D剂与钙剂）、促进骨形成药物［一般疗程1~2年，有甲状旁腺激素（PTH）、特乐定、单氟磷酸钠］、抗骨吸收药物（双膦酸盐、降钙素）、促骨形成药（雄激素、雌激素、降钙素、阿伦磷酸盐等）、中成药或中药（补肾壮骨类药物、含黄酮类生物活性成分等中药）。

> **【知识链接】世界骨质疏松日的由来**
>
> 世界骨质疏松日是在1996年由英国国家骨质疏松学会创办，从1997年起由国际骨质疏松基金会赞助和支持，当时定于每年6月24日为世界骨质疏松日。其宗旨是为那些对骨质疏松症防治缺乏足够重视的政府和人民大众进行普及教育和信息传递提供一个非常重要的焦点信息。1998年，世界卫生组织开始参与并作为联合主办人，并将世界骨质疏松日改定为每年10月20日。2024年世界骨质疏松日中国主题为"管体重，强骨髓"。

知识点五 营养与肿瘤

肿瘤是机体在各种致癌因素作用下，局部组织的某一个细胞在基因水平上失去对其生长的正常调控，导致其克隆性异常增生而形成的异常病变。肿瘤分为良性和恶性两大类。良性肿瘤是指机体内某些组织的细胞发生异常增殖，呈膨胀性生长，似吹气球样逐渐膨大，生长比较缓慢。由于瘤体不断增大，可挤压周围组织，但并不侵入邻近的正常组织内，瘤体多呈球形、结节状。周围常形成包膜，因此与正常组织分界明显，用手触摸，推之可移动，手术时容易切除干净，摘除不转移，很少有复发。恶性肿瘤（癌症）生长速度快，呈浸润性生长，易发生出血、坏死、溃疡等，并常有远处转移，造成人体消瘦、无力、贫血、食欲不振、发热以及严重的脏器功能受损等，最终造成患者死亡，危害大，治疗措施复杂，疗效不够理想。

目前认为，肿瘤的发生和发展是多因素、多阶段与多基因作用的结果。与肿瘤发病相关的因素依其来源、性质与作用方式的不同，可分为内源性与外源性两类。内源性因素有机体的免疫状态、内分泌状态及DNA损伤的修复能力等，肿瘤总发病率占10%~40%。外源性因素是致肿瘤的主因，占肿瘤总发病率的60%~90%。其中烷化剂、亚硝胺、亚硝酰胺、芳香胺类、巴豆油、糖及苯巴比妥等致癌物和促癌物等化学因素约占环境因素的90%，长期电离辐射、X射线、紫外线、热辐射与慢性刺激等物理因素和黄曲霉毒素、EB病毒等生物因素各占约5%。

(一) 肿瘤对健康的危害

肿瘤的全身症状与病期及肿瘤发生的部位有关。早期肿瘤常无全身症状，或仅有轻微乏力不适、食欲不振；中、晚期肿瘤，由于肿瘤消耗大量营养物质并产生许多毒素，病人陆续出现较明显的全身症状，如体重下降、虚弱、发热、贫血、水肿、腹水、皮肤及关节疾患、广泛脏器转移所致的症状等。

1. 良性肿瘤对健康的危害

良性肿瘤瘤体不断增大会压迫周围组织及梗阻（如肠梗阻）；也可能发生继发性改变（支气管壁肿瘤会阻塞气道导致分泌物滞留，引起肺内感染）；内分泌肿瘤会引起激素分泌失常，导致内分泌、神经、肌肉及骨关节和血液等方面的异常症状。

2. 恶性肿瘤对健康的危害

恶性肿瘤由于分化不成熟，生长快，浸润破坏器官的结构和功能，并可发生转移，因此对机体的影响严重。恶性肿瘤除可引起与上述良性瘤相似症状外，恶性肿瘤可因浸润、坏死而并发出血、穿孔及病理性骨折及感染，同时也会因浸润、压迫局部神经引起顽固性疼痛等症状；在恶性肿瘤晚期，机体呈现严重消瘦、无力、贫血和全身衰竭的状态，可导致患者死亡。

(二) 肿瘤的预防与治疗

人类肿瘤的绝大多数是由环境因素引起的，因此是可以预防的。可采用膳食防治、运动治疗、调整生活方式及医学治疗达到预防、治疗的目的。

1. 膳食防治

约35%的肿瘤是与膳食因素密切相关的。只要合理调节营养与膳食结构，发挥各种营养素和非营养素自身预防肿瘤的功效，就可有效地控制肿瘤的发生。科学证实，改变膳食可以预防50%的乳腺癌、75%的胃癌和75%的结肠癌。膳食要求选择多种谷物、豆、根茎类等富含淀粉和蛋白质的植物性食品，最好只进行粗加工，使其提供的能量占总能量的45%~60%。总脂肪和油类提供的能量应占总能量的15%~30%。应限制动物性脂肪较多的食物，红肉的摄入量每日少于80g，所提供的能量应低于总能量的10%。最好选择鱼、禽肉或非家养动物肉来取代红肉；蛋白质的摄入需要比常人增加20%；精制糖提供的能量占总能量的10%以下。每天保持3~5种蔬菜、2~4种水果，总量达400~800g，所提供的能量占总能量的7%~14%。限制腌制食品的摄入，控制烹调盐和调料品（酸辣等刺激性）的摄入，成人食盐的摄入量应低于6g/d。儿童每日的食盐量应少于3g/1000kcal（4184kJ）。但需要注意碘的摄入量，以预防甲状腺疾病。

2. 运动治疗

坚持体育锻炼，使气血流畅，增强机体抵抗力。终生保持1.75体力活动水平的积极活动性运动方式（体力活动水平是指某人一天24h消耗的总能量与其基础代谢能量的比值。1.75这个目标大约相当于那些较强的职业性体力活动水平）。建议采用负离子运动方式，即通过身体的活动，增加氧气的吸入，达到保健强身的目的。医学研究发现，人体吸氧量增多，呼吸频率加快，可以更多地吸入负氧离子，人体得到负氧离子后，由于负氧离子带负电荷，有多余的电子，可提供细胞缺失的电子，消除自由基，从而阻断恶性循环，可防止、抑制癌细胞。通过气体交换，可将一些致癌物质排出体外，降低癌症的发病率。建议每日进行1h的快步行走或类似的运动，及每周至少进行1h较剧烈的体育锻炼。

3. 调整生活方式

(1) 注意食物的保存与加工　避免食用发生霉变的食物或被霉菌毒素污染的食物。加工食物时,蒸、煮、炖等烹调方法和使用微波炉是较好的食物制备方法,少吃烧烤、熏制的肉类食物;不要吃烧焦的食物。

(2) 建议不要饮酒,尤其反对过度饮酒　男性饮酒者的酒精摄入量不应超过总能量的5%(2杯),而女性最好低于2.5%(1杯,1杯是指啤酒250mL,葡萄酒100mL,白酒25mL),孕妇、儿童和青少年不应饮酒。

(3) 合理避开致癌环境　避免X射线、紫外线、热辐射等引起癌症的环境;如避免长期在电离辐射环境下工作;合理选择阳光浴时机,避免长期在强烈的太阳光下曝晒。

(4) 戒烟　吸烟已成为世界性的社会公害,严重威胁人类健康。孕妇吸烟,小孩以后罹患癌症的概率比不吸烟者高50%。

(5) 勿憋尿　因为饮水少、长时间憋尿,易使尿液浓缩,尿在膀胱内滞留的时间较长,尿中化学物质刺激黏膜上皮细胞,会导致癌症的发生。

4. 医学治疗

良性肿瘤一般通过手术切除即可恢复健康,但恶性肿瘤不容易被治愈。癌症的治疗应根据癌症的临床分期、病理类型,结合全身状况,根据具体需要,有计划地采取个体化治疗方案。当前治疗癌症的主要手段是放射治疗、化学药物治疗、导向疗法、免疫过继疗法等。

(1) 放射治疗(简称放疗)　通常采用外照射、腔内照射、体内照射(口服或注射合适的放射性核素)、敷贴照射(将放射性核素做成敷贴器,直接贴在肿瘤表面做照射)。

(2) 化学药物治疗　细胞周期非特异性药物对处在增殖状态和休止状态的细胞都有杀灭作用(如盐酸氮芥、环磷酰胺、放线菌素、普卡霉素);细胞周期特异性药物对进入增殖周期内各个阶段(或时相)的肿瘤细胞都有杀灭作用,而对未进入增殖周期的肿瘤细胞不起作用(甲氨蝶呤、氟尿嘧啶);时相特异性药物只杀灭细胞增殖周期中某一时相的瘤细胞,如选择性地对S期或M期细胞起作用(阿糖胞苷、羟基脲、长春碱)。

(3) 导向疗法　将针对肿瘤特异性标志物的McAb与抗癌物质(如化疗药物、放射性核素或细胞毒性蛋白)结合成偶联物,可用于抗癌治疗。它利用McAb作为载体,携带作为弹头的抗癌药物,定向地到达肿瘤灶并发挥杀瘤效应,故又称为生物导弹。除McAb外,也可用激素、抗原、细胞因子等作为生物导弹的载体。

(4) 免疫过继疗法　取自身或异体免疫效应细胞,经体外扩增并激活,然后回输给肿瘤患者,使之在体内发挥抗瘤作用(尚难以达到治愈;花费较大;治疗方案复杂)。

(5) 基因靶向疗法　基因治疗是以改变人的遗传物质为基础的生物医学治疗,是将人的正常基因或有治疗作用的基因通过一定方式导入人体靶细胞,直接针对疾病的根源——异常的基因本身而发挥治疗作用,从而达到治疗疾病的目的。

【知识链接】全国肿瘤防治宣传周

全国肿瘤防治宣传周是由中国抗癌协会1995年倡导发起的,每年的4月15日—21日规定为全国肿瘤防治宣传周,简称4.15全国肿瘤防治宣传周,是我国历史最悠久、规模最大、影响力最强的防癌抗癌品牌科普活动。

2024年4月15日—21日是第30个全国肿瘤防治宣传周,宣传周主题是"综合施策　科学防癌",旨在扩大癌症防控科普宣传,倡导每个人做自己健康的第一责任人,普及抗癌健康知识,全面提升全社会癌症防控意识。

拓展训练题

1. 很多女孩子采用减少主食量、不吃晚餐等方式减肥，观察你身边同学的减肥方式，对其行为进行点评并提出合理的建议。结合世界肥胖日主题开展健康减肥宣教活动。
2. 列举高血压与膳食习惯的关系，结合世界高血压日宣传主题开展高血压科普教育。
3. 结合联合国糖尿病日主题日，开展糖尿病患者饮食科普教育活动。
4. 结合世界骨质疏松日主题活动，面向社区开展预防骨质疏松科普宣教活动。
5. 结合全国肿瘤防治宣传周主题活动，开展预防癌症科普教育活动。

模块八

营养强化食品和保健食品

思政映射与融入点

中医药学包含着中华民族五千年的健康养生理念及其实践经验，是中华文明的一个瑰宝，凝聚着中国人民和中华民族的博大智慧。《黄帝内经》提出的"谷肉果菜，食养尽之。无使过之，伤其正也"，可称为最早的食疗原则。自古以来，中国人强调"以食疗病"和"以药入膳"，是极富中华文化特色的营养学理论和实践，凸显文化自信。

以药物和食物为原料，经过烹饪加工制成的具有食疗作用的膳食，寓医于食，既将药物作为食物，又将食物赋以药用；既具有营养价值，又可防病治病、强身健体、延年益寿。通过本模块的学习，结合现代生物学、医学等研究成果，鼓励尝试、开发以药食同源材料制作的各类药膳，培养学以致用的职业素养。

学习目标

【知识目标】

1. 了解营养强化食品的概念、功能及食用方法，掌握保健食品的种类和功能。

2. 了解特殊医学用途配方食品、特殊膳食食品的概念、功能及食用方法。

【能力与职业素养目标】

1. 能够根据不同人群的营养状况和需求推荐合适的营养强化食品，提供贴心、优质、专业的服务。

2. 能正确解读保健食品的营养标签，了解保健食品功效，指导居民正确选购合适的保健食品，预防保健宣传陷阱，防范欺诈，维护消费者权益。

3. 能够正确区分普通食品、营养强化食品、保健食品、特殊医学用途配方食品、特殊膳食食品及药品，开展不同类型食品的功能宣教，不夸大、不诱导，养成实事求是的职业作风。

导入案例

碘在中国的分布是不均衡的，从北到南，有一条中国水源性高碘地区，包含北京、天津、河北、山西、内蒙古、江苏、安徽、山东和河南9个省（区、市），109个县（市、区、旗），735个乡镇。2010年的调查，陕西省富平县刘集镇确认为高碘病区，碘摄入量过多易造成甲亢、甲状腺功能减退症、甲状腺瘤、甲状腺炎、甲状腺囊肿、甲状腺功能亢进并发症等；中国又有数千公里内陆纵深，形成呈块状的缺碘区域，全国有55%的人口生活在碘缺乏地区，碘缺乏导致甲状腺肿和地方性克汀病，影响智力及生长发育。

1994年，国务院发布《食盐加碘消除碘缺乏病危害管理条例》。1995年，我国实施普遍食盐加碘措施，仅用了5年时间，到2000年全国基本实现消除碘缺乏病目标，90%以上的人口摆脱了碘缺乏的危害，至今我国持续保持消除碘缺乏病状态。实践证明，普遍食盐加碘是纠正碘缺乏、消除碘缺乏危害行之有效的公共卫生措施。

知识点一 营养强化食品

世界上几乎不存在一种天然食品能完全满足人体所需各种营养素的需要，也不存在一种烹调、加工、储存等方法不造成营养素（部分）损失，因此，当天然食品的营养缺陷以及食品加工、储存过程中营养素的损失给人的健康带来实质性的危害时，有必要对有关食品缺乏的营养成分进行营养强化。

（一）食品强化及其意义

向食品中添加一种或多种营养素，或某些营养成分，使之适合人类营养需要的食品深加工技术称为食品强化。经过强化处理的食品称为营养强化食品。食品强化分为大众食品强化和自主性食品强化，前者是在公众广泛消费的特定食品中，添加一种或多种微量营养素的行为，通常由政府部门组织和实施；后者是向企业生产的食品（除大众食品强化之外的食品）自主添加一种或多种微量营养素，和（或）其他营养成分的行为，只要符合GB 14880—2012《食品安全国家标准　食品营养强化剂使用标准》要求，这种添加通常由生产者自行决定。

食品营养强化的目的是为人们提供较高营养价值的食品，使其获得全面合理的营养，满足生理、生活和劳动的正常需要，维持和提高人体的健康水平。重要的现实意义在于以下几方面。

（1）弥补食品在加工、储存及运输过程中营养素的损失。谷物精细化加工后，谷皮、糊粉层和胚等丢失，剩下胚乳，造成矿物质、B族维生素、维生素E、脂肪、蛋白质等营养成分的缺乏，长期食用增加患慢性病的风险，可以对谷物添加维生素或矿物质进行营养强化；水果、蔬菜的加工过程中，很多水溶性和热敏性维生素损失50%以上；果汁饮料若存放在冰箱中，7d后维生素C将减少10%~20%，能渗透氧的容器还可促进饮料中维生素C的降解，可以通过营养素强化弥补加工的损失。

（2）在一定的地域范围内，有相当规模的人群出现某些营养素摄入水平低或缺乏，通过强化可以改善其摄入水平低或缺乏导致的健康影响。如地域性碘和硒缺少，导致食品中缺乏相应元素，需要在食品中添加一定成分的该类元素，可大大降低甲状腺肿的发病率等。

（3）补充和调整特殊膳食食品中营养素和（或）其他营养成分的含量，如谷类一般含蛋白质6%~10%，其中所含必需氨基酸种类不完全，缺少赖氨酸，可以与富含赖氨酸的食品混合食用，也可以添加赖氨酸进行食品强化。

（4）某些人群由于饮食习惯和（或）其他原因可能出现某些营养素摄入量水平低或缺乏，通过强化可以改善其摄入水平低或缺乏导致的健康影响。例如，老年人的运动量减少，骨质中的钙流失会加重，身体的激素水平下降，所以钙质的流失快，高钙高铁乳粉以优质鲜牛乳为原料，添加钙、磷、铁等多种营养成分，采用先进工艺和设备精制而成，能弥补老年人丢失的钙，减缓骨质疏松的症状。

与保健食品相比较，营养强化食品对于改善营养缺乏不仅效果良好，而且价格低廉，方便食用，适于大面积推广。

（二）营养强化剂

为了增加食品的营养成分（价值）而加入食品中的天然或人工合成营养素和其他营养成分称为营养强化剂，如蛋白质、脂肪、碳水化合物、矿物质、维生素等营养素，以及具有营养或生理功能的其他食物成分，如乳清蛋白、谷胚、大豆蛋白等。使用营养强化剂应该做到以下几方面：①营养强化剂的使用不应导致人群食用后营养素及其他营养成分摄入过量或不均衡，不应导致任何营养素及其他营养成分的代谢异常；②营养强化剂的使用不应鼓励和引导与国家营养政策相悖的食品消费模式；③添加到食品中的营养强化剂应能在特定的储存、运输和食用条件下保持质量的稳定；④添加到食品中的营养强化剂原则上不应导致食品一般特性如色泽、滋味、气味、烹调特性等发生明显不良改变；⑤不应通过使用营养强化剂夸大食品中某一营养成分的含量或作用误导和欺骗消费者。

GB 14880—2012《食品安全国家标准 食品营养强化剂使用标准》中详细说明了允许使用的营养强化剂和强化剂载体的使用原则，常见的营养强化剂和相应的载体说明如下。

1. 蛋白质强化剂

用于食品强化的蛋白质有乳铁蛋白、酪蛋白钙肽（酪蛋白磷酸肽）。乳铁蛋白与铁离子的亲和力很高，是转铁蛋白的250~300倍，在机体的外分泌液中广泛分布，可以作为机体的第一道天然免疫屏障参与免疫调节，是重要的炎症反应调控因子之一，是参与调节免疫系统的重要成分，能够保护机体抵抗微生物的感染，具有广谱的抗革兰氏阳性菌、革兰氏阴性菌和真菌的能力，可以抑制病毒的复制作用；酪蛋白钙肽简称CCP，是一种高效的钙吸收促进剂，可阻止体内磷酸钙的沉淀，使钙离子一直处于溶解状态，从而提高钙吸收率。自主性强化食品的类别有调制乳、风味发酵乳、调制乳粉、饮料，添加量为不超过1.0g/kg 和 1.6g/kg。

2. 氨基酸强化剂

氨基酸强化剂主要是赖氨酸和牛磺酸。赖氨酸在大多数植物性蛋白质中含量都较低，被称为"第一限制性氨基酸"，谷类食品中按人体氨基酸模式添加可成倍提高蛋白质营养价值，常用的赖氨酸强化剂有L-盐酸赖氨酸、L-赖氨酸天门冬氨酸盐等。赖氨酸不稳定，容易产生异味，在强化时要注意其稳定性，自主性添加赖氨酸食品有大米及其制品、小麦及其制品、杂粮及其制品、面包。添加量为1~2g/kg。另外，牛磺酸为2-氨基乙磺酸，是动物体内一种结构简单的含硫氨基酸，广泛分布于人和动物的器官，在松果体、视网膜、垂体、肾上腺等组织中的浓度最高，在哺乳动物的心脏中，游离牛磺酸占游离氨基酸总量的50%之多，牛磺酸虽不参与蛋白质的合成，但对胎儿、婴儿神经系统的发育有重要作用，是人体的条件必需氨基酸。自主性添加牛磺酸的产品有乳粉、特殊用途饮料、豆浆（粉）、风味饮料等。

3. 维生素强化剂

用于自主性强化食品的维生素有维生素 A、维生素 D、B 族维生素、维生素 C，可以自主性强化食品种类有调制乳粉、炼乳、豆粉、藕粉、面包、糕点、饼干、饮料、咖啡、茶、膨化食品等，其品种和用量分别说明如下。

（1）维生素 A　用于自主性强化食品的维生素 A 有乙酸视黄酯（乙酸维生素 A）、棕榈酸视黄酯（棕榈酸维生素 A）、β-胡萝卜素、全反式视黄醇，允许使用的食品有调制乳品、植物油、豆粉、大米、小麦粉、饼干、果冻和含乳饮料等，添加量为 300~17000μg/kg。

（2）维生素 D　用于自主性强化食品的维生素 D 有麦角钙化醇（维生素 D_2）、胆钙化醇（维生素 D_3），主要作用是调节钙、磷代谢，促进肠内钙磷吸收和骨质钙化，维持血钙和血磷的平衡，添加量为 2~70μg/kg。

（3）B 族维生素　通常用于强化的 B 族维生素包括维生素 B_1、维生素 B_2、维生素 B_6、维生素 B_{12}、烟酸、叶酸等。维生素 B_1 一般为盐酸硫胺素、硝酸盐硫胺素，它在酸性溶液中较稳定，中性或碱性易分解或受热易分解，低温储存，强化时应避免高温和碱性条件，加入量为 1.5~22mg/kg。维生素 B_2 常用核黄素、核黄素-5′-磷酸钠，对光不稳定，尤其紫外线，低温避光储存，加入量为 1~22mg/kg。维生素 B_6 常用盐酸吡哆醇、5′-磷酸吡哆醛，酸性条件稳定，碱性环境下易分解，吡哆醇耐热，吡哆醛和吡哆胺不耐高温，加入量为 0.4~25mg/kg。烟酸或烟酰胺加入量为 3~330mg/kg。叶酸（蝶酰谷氨酸）在酸性溶液中易被破坏，对热也不稳定，在室温中很易损失，见光极易被破坏，低温避光保存，添加量为 157~8200μg/kg。

（4）维生素 C　维生素 C 有 l-抗坏血酸、l-抗坏血酸钙、维生素 C 磷酸酯镁、l-抗坏血酸钠、l-抗坏血酸钾、l-抗坏血酸-6-棕榈酸盐（抗坏血酸棕榈酸酯），添加量为 50~13000mg/kg。

4. 矿物质强化剂

用于食品强化的矿物质元素有铁、钙、锌、硒、碘、镁、铜、锰、钾、磷等，我们只介绍前五种，后几种一般不会在中国人的食物中缺乏。

（1）铁强化剂　铁强化剂用于防止营养性铁缺乏导致的缺铁性贫血。常见的自主性强化食品有调制乳粉、豆粉、豆浆、糖果、大米制品、藕粉、面包、饼干、饮料等，铁强化剂有硫酸亚铁、葡萄糖酸亚铁、柠檬酸铁铵、柠檬酸铁、乳酸亚铁、氯化高铁血红素、焦磷酸铁、铁卟啉、甘氨酸亚铁、还原铁、乙二胺四乙酸铁钠、羰基铁粉、碳酸亚铁、柠檬酸亚铁、延胡索酸亚铁、琥珀酸亚铁、血红素铁、电解铁等，稀酸可溶性复合物是最常用的铁强化剂，几乎不改变食物的色和味，但吸收率变化很大。铁强化剂的用量为 25~1200mg/kg。

（2）钙强化剂　钙强化剂用于防止缺钙引起的小儿佝偻病和成人骨质疏松症，自主性强化的食品与铁强化剂相差不大，钙强化剂有碳酸钙、葡萄糖酸钙、磷酸三钙、乙酸钙、乳酸钙、柠檬酸钙、苹果酸钙（果酸钙）。碳酸钙、磷酸氢钙、骨质磷酸钙、生物碳酸钙，适于强化乳粉和豆粉；磷酸三钙、碳酸钙、骨质磷酸钙适于强化液体乳和豆乳等；果酸钙的钙生物利用率高，可减少铁吸收的障碍，是一种具有良好口感的钙强化剂。钙强化剂的用量为 160~16000mg/kg。

（3）锌强化剂　锌强化剂用于防止营养性锌缺乏症导致的小儿发育迟缓、智力低下、性器官发育不良、口腔溃疡，以及因缺锌引起的免疫功能异常等。自主性强化食品有调制乳粉、豆粉、豆浆、糖果、大米制品、藕粉、面包、饼干、饮料等，锌强化剂有硫酸锌、葡萄糖酸锌、甘氨酸锌、氧化锌、乳酸锌、柠檬酸锌、氯化锌、乙酸锌、碳酸锌。锌强化剂的用量为 5~180mg/kg。

（4）硒强化剂　硒强化剂用于预防因硒缺乏引起的克山病。硒强化剂有亚硒酸钠、硒酸钠、硒蛋白、富硒食用菌粉、L-硒-甲基硒代半胱氨酸、硒化卡拉胶、富硒酵母，常见的自主性强化食品有调制乳粉、大米制品、小麦制品、面包、饼干、饮料等，硒强化剂的用量为 5~280μg/kg。

（5）碘强化剂　用于预防因碘缺乏导致的甲状腺肿大、克汀病、儿童发育迟缓、女性生殖健康问题（如流产、早产和死胎）、男性精子质量和数量下降等。碘强化食品有食用盐、牛乳、干酪、面粉、面包、酱油以及水等，常见的强化剂有碘化钾、碘酸钾和海藻中提取的天然碘等。多数国家的食用盐碘添加 20~40mg/kg（以碘化钾或碘酸钾形式），我国为 20~30mg/kg。实际上，不同地区加碘量可能会有所调整，如在沿海地区，人们通过海产品摄取的碘较多，加碘量会相对较低；而在内陆和山区，自然环境中的碘含量较低，加碘量会高一些。

> **【知识链接】食用盐的种类**
>
> 食用盐的四个种类分别是原盐、精盐、特种食盐以及营养盐，其中特种食盐又分为低钠盐、加碘盐、加钠盐、加硒盐、加锌盐、补血盐、防龋盐、海群生盐、风味盐等。对盐的强化属于大众食品强化，对于碘的添加量国家有严格的规定，1996 年、2000 年、2011 年进行了三次盐碘含量标准的调整，GB 26878—2011《食品安全国家标准　食用盐碘含量》规定食用盐产品碘含量的平均水平（以碘离子计）为 20~30mg/kg，碘盐中碘含量均匀度的允许波动范围为±30%。

知识点二　保健食品

保健食品起源于我国食疗，春秋战国时期形成早期中医，提出阴阳五行相生、相克的辩证医学理论，后逐步形成药食同源的思想。在祖国医药文献中可以找到许多关于保健食品初始概念的论述。如春秋战国的《山海经》中就有"榖木之实，食之多力；枥木之实，食之不忘；狂服之，善走；荵服之，不夭。"榖木、枥木、狂服、荵服为特定的植物，多力、不忘、善走、不夭换用现代术语表述，就是食物有抗疲强身、增强记忆、提高耐力和延年益寿的功效。可见早在几千年前，我国医学就提出了与现代保健食品类似的构想。

（一）保健食品的定义

保健食品，又称为功能食品，是一类能调节人体功能，适于特定人群食用，但不以治疗疾病为目的的食品。保健食品不能对人体产生任何急性、亚急性或者慢性危害，这意味着保健食品声称具有的保健功能，必须明确、具体，而且经过科学实验所证实，它不能取代人体正常膳食摄入和对各类营养素的需要，不存在所谓老少皆宜的保健食品。保健食品与药品有严格的区分，它不能治疗疾病，不能取代药物对病人进行治疗。

我国老龄化程度正在逐步加深，而劳动者工作强度提升，亚健康人群数量不断增加，不同年龄阶段的消费者对健康养生、疾病预防、对抗疲劳、病后恢复等的需求也不断增加，保健食品的需求扩大。

(二) 保健食品的功效及申报材料要求

保健食品上市必须取得的行政许可，目前由国家市场监督管理总局审批颁发，有效期5年，到期需要进行再注册（即延续）。维生素和矿物质为主要原料组成的产品可以采取备案制，要申请批文（也称健字号），标签上印有保健食品标志（也称小蓝帽），注册提供的资料有样品、配方、工艺、检验报告、企业资质等，进口产品还要提供委托书、生产销售证明、申请人为保健食品生产厂商证明、包装实样等证明文件。

保健功效仅限国家规定的27种范围内（表8-1），其保健食品原料必须来自《既是食品又是药品的物品名单》《可用于保健食品的物品名单》名目，不能来自《保健食品禁用物品名单》名目；如果物品（或原料）是我国新研制、新发现、新引进的无食用习惯或仅在个别地区有食用习惯的，要申请应用，按照《新资源食品管理办法》的有关规定执行。

表8-1　不同功效保健食品申请行政许可需提供的资料和适宜人群

编号	保健功效	只做动物试验	只做人体试验	人体、动物试验均须做	适宜人群	不适宜人群
1	增强免疫力	√			免疫低下者	
2	辅助降血脂			√	血脂偏高者	少年儿童
3	辅助降血糖			√	血糖偏高者	
4	抗氧化			√	中老年人	
5	辅助改善记忆力			√	需要改善记忆者	
6	缓解视疲劳		√		视力易疲劳者	
7	促进排铅			√	接触铅污染环境者	
8	清咽功能			√	咽部不适者	
9	辅助降血压			√	血压偏高者	少年儿童
10	改善睡眠	√			睡眠状况不佳者	少年儿童
11	促进泌乳			√	哺乳期妇女	
12	缓解体力疲劳	√			易疲劳者	
13	提高缺氧耐受力	√			处于缺氧环境者	
14	对辐射危害有辅助保护功能	√			接触辐射者	
15	减肥			√	单纯性肥胖	孕期及哺乳期妇女

续表

编号	保健功效	只做动物试验	只做人体试验	人体、动物试验均须做	适宜人群	不适宜人群
16	改善生长发育			√	生长发育不良的少年儿童	
17	增加骨密度			√	中老年人	
18	改善营养性贫血			√	营养性贫血者	
19	对化学性肝损伤有辅助保护	√			有化学性肝损伤危险者	
20	祛痤疮		√		有痤疮者	儿童
21	祛黄褐斑		√		有黄褐斑者	儿童
22	改善皮肤水分		√		皮肤干燥者	
23	改善皮肤油分		√		皮肤油分缺乏者	
24	通便功能			√	便秘者	
25	对胃黏膜损伤有辅助保护功能			√	轻度胃黏膜损伤者	
26	调节肠道菌群			√	肠道功能紊乱者	
27	促进消化			√	消化不良者	

保健食品有着丰富的产品剂型，如胶囊（软胶囊和硬胶囊）、片剂、口服液、粉剂、茶剂、颗粒、酒类、膏浆类和丸剂等，胶囊和片剂占比最大，高达74.78%，增强免疫力产品中口服液和粉剂占比为14.36%，也有按照方剂和精制工艺加工而成的可以直接使用的制剂，包括用中药传统制作方法制作的各种蜜丸、水丸、冲剂、糖浆和膏药。

（三）保健食品中的活性成分及其功能

活性成分，也称为功能因子、功效成分、功能性成分，是指能够影响酶的活性、调节免疫、清除自由基、促进有益微生物生长、改善人体状态的有效成分，在保健食品或功能食品中真正起生理调节作用，主要包括以下几类。

①多糖类：如膳食纤维、香菇多糖等；
②功能性甜味料（剂）：如单糖、低聚糖、多元糖醇等；
③功能性油脂（脂肪酸）类：如多不饱和脂肪酸、磷脂、胆碱等；
④自由基清除剂类：如超氧化物歧化酶（SOD）、谷胱甘肽过氧化酶等；
⑤维生素类：如维生素A、维生素C、维生素E等；
⑥肽与蛋白质类：如谷胱甘肽、免疫球蛋白等；
⑦活性菌类：如乳酸菌、双歧杆菌等；
⑧微量元素类：如硒、锌等；
⑨其他类：二十八烷醇、植物固醇、皂苷等。

下面对一些常见活性成分及其功效进行介绍。

1. 活性低聚糖类

低聚糖是由2~10个单糖通过糖苷键连接形成的直链或支链的低度聚合糖。低聚糖有功能性低聚糖和普通低聚糖两类。蔗糖、麦芽糖、乳糖、海藻糖等属于普通低聚糖，它们可被机体消化吸收，不具有选择性地促进双歧杆菌的生长、调节生理功能等功能。功能性低聚糖包括棉籽糖、帕拉金糖、大豆低聚糖、水苏糖、乳酮糖、低聚果糖、低聚木糖、低聚半乳糖、低聚乳果糖、低聚异麦芽糖、异麦芽酮糖、环糊精、低聚龙胆糖等，它们主要有以下生理功能。

（1）调节肠道菌群，改善肠道环境　功能性低聚糖可直接与致病菌表面的植物凝集素结合，吸附致病菌，使其失去识别和结合肠内壁的能力，也不能利用功能性低聚糖获得养分，最终导致死亡而被排出体外。功能性低聚糖还可以通过促进双歧杆菌等有益菌的增殖、抑制有害菌的途径，间接实现对肠道菌群的调控。

（2）生成营养物质，促进营养吸收　功能性低聚糖到达大肠后被有益菌发酵分解，可产生蛋白质、B族维生素、维生素K等营养物质，同时还能产生大量的乙酸、丙酸、丁酸及乳酸等短链脂肪酸，降低肠道内的pH，促进钙、镁、铁等矿物离子的溶解和吸收，通过有益菌的发酵，实现营养物质的生成与吸收。

（3）清除有害物质，发挥抗氧化作用　功能性低聚糖能吸附霉菌毒素，形成毒素复合物，将其排出体外，有效阻止毒素被肠道吸收，防止霉菌毒素引起中毒、致癌和降低免疫力等问题。功能性低聚糖还具有清除脂溶性自由基二苯基苦基肼（DPPH）的作用，能显著降低机体自由基水平。低聚果糖、低聚异麦芽糖和甘露寡糖能提高超氧化物歧化酶（SOD）和谷胱甘肽过氧化物酶（GSH-Px）这两种抗氧化酶的活性，功能性低聚糖通过降低体内自由基水平和提高抗氧化酶活性两个途径有效发挥抗氧化作用。

（4）降低血糖和胆固醇　功能性低聚糖代谢具有不依赖胰岛素的特点，可以保护胰岛素细胞，改善胰岛素的敏感性，高血糖和糖尿病患者可以适量食用；功能性低聚糖通过促进肠道中双歧杆菌的生长，产生的代谢物能抑制人体内3-羟基-3-甲基戊二酰辅酶A还原酶的活性，抑制胆固醇的合成，降低血液中胆固醇和甘油三酯的含量。

（5）调节机体免疫　功能性低聚糖还可以调节机体的免疫功能，提高体液和细胞的免疫能力。当机体受到病菌、病毒的袭击时，功能性低聚糖能与外来的病菌、病毒、毒素等结合，减缓抗原的吸收，增强抗原的效价，增强B淋巴细胞介导的体液免疫和T淋巴细胞介导的细胞免疫功能。

（6）抑制肥胖　功能性低聚糖产生的短链脂肪酸（SCFAs）可以激活脂肪酸氧化，抑制肝脏中脂肪酸合成，最终导致体重降低；同时，SCFAs可以增加胆汁酸排泄与肝脏摄取血液中的胆固醇，调节胆汁酸代谢。低聚果糖、低聚木糖还可以显著改善肥胖小鼠小肠肠道屏障功能，降低血液中脂多糖（LPS）浓度，抑制肥胖症状。

【知识链接】脂多糖（lipopolysaccharide，LPS）

LPS由核心多糖、O-多糖侧链（O-抗原）和类脂A组成，是革兰氏阴性菌细胞壁的特有成分。正常情况下，不能从细胞壁脱落。当细菌死亡等时，通过溶解、细胞壁破坏而脱落，并通过作用于动物细胞可引起发热、微循环障碍、内毒素休克及播散性血管内凝血等。由于它不是细菌分泌到体外的毒素（外毒素），而是已存在于细菌细胞的毒素，所以又被称为内毒素。内毒素非常耐热，在100℃的高温下加热1h不会被破坏，只有在160℃加热2~4h，或用强碱、强酸或强氧化剂加温煮沸30min才能破坏它的生物活性。

> 人体对细菌内毒素极为敏感，极微量（1~5ng/kg体重）内毒素就能引起体温上升，发热反应持续约4h后逐渐消退。内毒素引起发热反应的原因是内毒素作用于体内的巨噬细胞、中性粒细胞等，使之产生白细胞介素-1、6和肿瘤坏死因子-α等细胞因子，这些细胞因子作用于宿主下丘脑的体温调节中枢，促使体温升高发热。
>
> 通过化验血液可以初步判断病人感染为细菌或病毒类型。血常规检查，结果显示白细胞数值明显升高，或中性粒细胞比例明显升高，一般是细菌感染；如果显示为白细胞数值正常或者偏低，或中性粒细胞比例正常或者偏低，则属于病毒感染而导致。
>
> 当病灶或血流中革兰氏阴性病原菌大量死亡，释放出来的大量内毒素进入血液时，可发生内毒素血症，导致病人休克，这种病理反应称为内毒素休克，临床上使用大剂量抗生素迅速杀死革兰氏阴性病原菌时，如脑膜炎奈瑟菌，要考虑加用激素类药物，以防止内毒素休克，从而度过"休克"难关。

2. 活性多糖类

多聚糖是由10个以上单糖通过糖苷键连接的高分子多聚物，而活性多糖是指具有某种特殊生理活性的多糖化合物，例如，枸杞多糖、香菇多糖、壳聚糖、黑木耳多糖、海带多糖、松花粉多糖等。生物活性多糖是与人类生活紧密相关的一类生物大分子，对维持生命活动起着重要的作用，具有增强免疫、改善肠道健康、保护心血管、抑制肿瘤等功能。下面选用动物多糖壳聚糖和真菌多糖作为代表介绍活性多糖的功效，植物多糖膳食纤维在前面已介绍，不再赘述。

（1）壳聚糖　壳聚糖又称可溶性甲壳素、脱乙酰基甲壳素、壳糖胺、几丁聚糖，是以虾蟹壳为原料，先得甲壳素，然后在浓碱的作用下脱去甲壳素分子中的乙酰基而得到的一种天然高分子化合物。自然界中甲壳素有α、β、γ三种结构，其中最为常见、最普通的是α型。纯净壳聚糖为白色片状或粉状固体，常温下能稳定存在，可溶于稀酸，如甲酸、乙酸，不溶于水和绝大多数有机溶剂，壳聚糖分子的活性基团为氨基而不是乙酰基，它不仅具有很好的生物相容性，而且无毒、易生物降解，广泛应用于医药、食品、纺织、环保造纸、印染、日用化妆品等领域，壳聚糖生理功能如下。

①抑制胃酸、抗溃疡、降低胆固醇和甘油三酯吸收等作用：壳聚糖可以阻止脂肪混合微团形成，降低脂类的消化吸收，影响脂肪的消化；壳聚糖与胆汁酸结合，加快排出体外，重吸收入肝的胆汁酸减少，使胆囊排空，这就又促进肝脏将胆固醇转化成胆汁酸，血胆固醇进入肝脏，使血胆固醇降低；壳聚糖可以升高血液高密度脂蛋白（HDL），降低低密度脂蛋白（LDL）。用其制成的药物可用来治疗胆囊炎、冠心病和各种胃病、肝病以及减肥。

②补铁、凝血功能：在实施手术时，血管内注入高黏度的壳聚糖，可起到凝血剂的作用，达到止血的目的。壳聚糖与二价铁离子配合而成的复合物可用于治疗缺铁症。

（2）真菌多糖　真菌多糖是从真菌子实体、菌丝体、发酵液中分离出的活性高分子化合物，食用菌中分离纯化的多糖在安全性方面没有问题，但药用菌含有非药理活性成分，其安全性和功能需要完整认证。真菌多糖的生理功能如下。

①具有免疫调节作用：多糖免疫调节的机制主要是通过淋巴细胞、巨噬细胞、网状内皮系统，增强巨噬细胞吞噬能力，增强细胞免疫力、体液免疫反应和促进细胞因子产生等

作用调节机体的免疫功能，例如，香菇多糖、灵芝多糖、糖蛋白能够通过激活核因子 κB（NF-κB），增加巨噬细胞和淋巴细胞对肿瘤坏死因子 TNF-α 和 IFN-γ 的分泌，以提高免疫活性。

② 有降血糖、降胆固醇、降血压作用：香菇多糖通过调节糖代谢、促进肝糖原合成、减少肝糖原分解，对糖尿病大鼠的心肌、膈肌和脑组织具有保护作用，有显著的降血糖、改善糖耐量、增加体内肝糖原的作用。此外，食用菌中的香菇素、香菇嘌呤具有降血脂作用，其中香菇嘌呤的降血脂效果比常用药氯贝丁酯强 10 倍，因此长期食用香菇等菌类有利于预防心血管疾病。

③ 抗肿瘤活性：现已发现有 150 多种食用菌多糖、药用菌多糖能够通过刺激机体产生免疫功能，或直接抑制或杀死癌细胞等方式，起到抑制肿瘤细胞生长的作用，抗肿瘤效果显著。如冬虫夏草多糖，其中水溶性冬虫夏草多糖未见有抗肿瘤活性，水不溶性冬虫夏草多糖具有抗肿瘤活性；又如香菇多糖的抗肿瘤作用并非直接杀伤肿瘤细胞，而是通过促进淋巴细胞的分裂、增殖并产生多种细胞因子，使免疫状态由低下恢复到接近正常能力，抑制肿瘤生长，从而发挥其抗癌作用。

④ 其他作用：茯苓多糖增加脑、肝脏组织中的超氧化物歧化酶（SOD 酶）活力；促进人体血清蛋白和淋巴细胞 RNA 的合成；促进射线损伤造血细胞的修复，加速造血功能的恢复。

灵芝多糖具有显著提高耐缺氧能力，保护肝脏，提高骨髓、血液合成 DNA、RNA、蛋白质能力，消除自由基，抗放射，解毒，抗衰老，抑制肿瘤等多项保健和药理功效，广泛应用于治疗慢性病毒性肝炎及原发性肝癌。

3. 功能性甜味剂——糖醇

糖醇类是糖类的醛基或酮基经氢化被还原的一种多醇基化合物，因为味甜，所以又称为功能性甜味剂。糖醇不产生能量，安全、无毒、无副作用，常见的糖醇有木糖醇、乳糖醇、麦芽糖醇等，作为蔗糖、果糖、葡萄糖等单糖或双糖等的替代物，具有如下功能。

（1）作为安全、低热量、高品质的甜味剂，应用于糖尿病人食品　功能性甜味剂性质稳定、甜度适中、无异味，添加食品中，不会破坏食品的味道和质感，进入体内，有的难以消化吸收（如麦芽糖醇），有的作为糖类代谢的中间体（如木糖醇），前者不会增加血糖值，但过量摄入可能导致腹泻，后者在体内缺少胰岛素情况下，也能透过细胞膜，被组织吸收利用，促进肝糖原合成，为细胞提供营养和能量，更重要的是不会引起血糖值升高，且能消除糖尿病人服用后的"三多"症状（多食、多饮、多尿），是目前最适合糖尿病患者食用的营养性食糖代替品。

（2）预防龋齿　功能性甜味剂不能被口腔中产生龋齿的细菌发酵利用，抑制链球菌生长及酸的产生；在咀嚼木糖醇时，能促进唾液分泌，唾液多了既可以冲洗口腔、牙齿中的细菌，也可以增大唾液和龋齿斑点处碱性氨基酸及氨浓度，同时减缓口腔内 pH 下降，伤害牙齿的酸性物质被中和稀释，抑制了细菌在牙齿表面的吸附，从而减少了牙齿的酸蚀，防止龋齿和减少牙斑的产生，巩固牙齿。

（3）预防肥胖　功能性甜味剂的摄取不会引起胰岛素的上升，不会增加核蛋白脂肪酶的活性；与其他大多数碳水化合物相比，功能性甜味剂具有热量低的优势，热量少 40%，因而糖醇可被应用于各种减肥食品中，作为高热量蔗糖的代用品。

（4）帮助双歧杆菌等益生菌的生长　糖醇不能直接被人体消化吸收，进入大肠后，尤其在结肠末端，易被微生物利用、分解，这类微生物有双歧杆菌、乳酸杆菌、拟杆菌、消化球菌等，其中以双歧杆菌最为突出，大量繁殖的双歧杆菌以及其他有益菌群形成一道天然防线，以抗御外来致病菌的入侵，因此又被称为益生元。这些微生物还能促进肠道内维生素和氨基酸等物质的合成，改善胃肠道的功能，帮助消化和吸收，激活、增强人体免疫功能，延缓衰老。

（5）其他功效　木糖醇能促进肝糖原合成，减少脂肪和肝组织中的蛋白质的消耗，使肝脏受到保护和修复，减少人体内有害酮体的产生，对肝病患者有改善肝功能和抗脂肪肝的作用，治疗乙型迁延性肝炎、乙型慢性肝炎及肝硬化有明显疗效，是肝炎并发症病人的理想辅助药物。麦芽糖醇有促进肠道对钙吸收的作用和增加骨量及提升骨强度的性能。乳糖醇经肠内菌丛发酵、分解、氧化后，形成短链脂肪酸（SCFAs），降低肠内 pH，并与氨形成难以被肠壁吸收的铵盐，随粪便排出体外，也帮助体内其他有害、有毒物质，如尿素氮、脑内单胺类物质、亚硝胺类致癌物质等排出体外，具有排毒的功效。

4. 生物活性脂肪类

生物活性脂肪是一类具有特殊生理功能的油脂，主要包括多不饱和脂肪酸（PUFA）和磷脂。多不饱和脂肪酸为含有两个或两个以上双键且碳链长为 18~22 个碳原子的直链脂肪酸，包括亚油酸（LA）、α-亚麻酸（α-GLA）、γ-亚麻酸（γ-GLA）、二十碳五烯酸（EPA）和二十二碳六烯酸（DHA）；磷脂为卵磷脂（磷脂酰胆碱，PC）、磷脂酰乙醇胺（PE）、肌醇磷脂（PI）、磷脂酰丝氨酸（PS）等。

> **【知识链接】 功能性不饱和脂肪酸的命名**
>
> 多不饱和脂肪酸可分成 $n-3$、$n-6$ 两个系列。不饱和脂肪酸双键的位置位于非羧基端第 3 个碳的位置，用 $n-3$ 表示，结合碳链长度和双键的数量就可命名，例如 EPA 应为 5,8,11,14,17-二十碳全顺五烯酸；n 序列命名法为 C20：5 $n-3$（EPA），C 表示碳原子，20 表示碳数，5 表示双键数，$n-3$ 表示双键的位置。$n-3$ 系列脂肪酸主要包括 EPA、DHA、GLA；$n-6$ 系列脂肪酸主要包括亚油酸、花生四烯酸（ARA）。$n-3$ 和 $n-6$ 之间是不能相互转化的，但在体内由于竞争相同的酶系而能相互影响。$n-3$ 系列脂肪酸可以降低低密度脂蛋白（LDL）胆固醇含量，提高高密度蛋白（HDL）胆固醇含量。$n-6$ 系列脂肪酸是"双刃剑"，它会同时降低 LDL 胆固醇、HDL 胆固醇含量，并增加 LDL 胆固醇的氧化。
>
> 多不饱和脂肪酸的食物来源如下。
>
> $n-3$ 系列脂肪酸：亚麻籽（57%）、菜籽油（8%）、某些植物的绿叶（如马齿苋、菠菜）、鱼类（鳕鱼、鲭鱼、蛙鱼、沙丁鱼）、贝类、核桃、小麦胚油、芥花油、鱼油、贝类等。
>
> $n-6$ 系列脂肪酸：玉米、花生、棉籽、大豆、猪肉、牛肉、禽类肉、蛋类、乳制品等。

（1）多不饱和脂肪酸的主要生理功能

①多不饱和脂肪酸可以降低心血管系统疾病风险：研究表明，膳食中 $n-3$ 多不饱和脂肪酸摄入量与心血管疾病发病率和死亡率呈负相关。在日常膳食中合理补充鱼油，对心血管疾病的防治可产生较明显的作用。

②多不饱和脂肪酸帮助婴幼儿神经细胞发育：DHA 和花生四烯酸是脑和视网膜中两种主要的多不饱和脂肪酸，DHA 和花生四烯酸摄入不足可导致脑功能障碍，多不饱和脂肪酸对于胎儿和婴幼儿的影响显著，注意适时补充。

③多不饱和脂肪酸有抗癌作用：大量实验表明，DHA 和 EPA 具有较好的抗癌作用，已证明 EPA 可促进人外周血液单核细胞的增殖，阻止肿瘤细胞的异常增生。其抗癌机制主要有四个方面：①n-3 脂肪酸干扰 n-6 多不饱和脂肪酸的形成，并降低花生四烯酸的浓度，减少前列腺素 E2（PGE2）生成，而 PGE2 能促进癌细胞生长；②癌细胞的膜合成对胆固醇的需要量大，而 n-3 脂肪酸能降低胆固醇水平，从而能抑制癌细胞生长；③在免疫细胞中的 DHA 和 EPA 产生了更多的有益生理效应的物质，参与了细胞基因表达调控，提高了机体免疫能力，减少了肿瘤坏死因子；④EPA 和 DHA 大大增加了细胞膜的流动性，有利于细胞代谢和修复。

（2）磷脂的主要生理功能

①促进神经传导，提高大脑活力：磷脂约占脑组织干重的 25%，包含 PE、PI、PS、神经鞘磷脂（SM）、PC，其中 PC 的含量最丰富，占磷脂总量的 17%~20%。食物中的磷脂被机体消化吸收后释放出胆碱，随血液循环系统送至大脑，用于合成乙酰胆碱，而乙酰胆碱是人体大脑神经中重要的信号传递物质，负责大脑神经元之间的联络与传导。磷脂能促进大脑组织和神经系统的健康完善，提高记忆力，增强智力。实验证明，大脑中乙酰胆碱含量增加时，大脑神经细胞之间的信息传递速度加快，记忆力功能得以增强，大脑的活力也明显提高。

②降低血清胆固醇，改善血液循环，预防心血管疾病：磷脂，特别是卵磷脂，具有良好的乳化特性，能阻止胆固醇在血管内壁的沉积，并清除部分沉积物，同时改善脂肪的吸收与利用，因此具有预防心血管疾病的作用。磷脂能降低血液黏度，促进血液循环，改善血液供氧循环，延长红细胞生存时间并增强造血功能，临床上补充磷脂后，血色素含量增加，贫血症状有所减轻。

③促进脂肪代谢，预防脂肪肝：磷脂的脂肪酸组成通常有活性较高的亚油酸和亚麻酸等脂肪酸，它们作为细胞膜结构的主要组成成分，参与人体内脂类吸收、运输以及代谢过程，从而调节脂类的吸收与利用。磷脂中的胆碱对脂肪有亲和力，可促进脂肪以磷脂形式由肝脏通过血液输送出去，或改善脂肪酸在肝中的利用，并防止脂肪在肝脏里的异常积聚。

④调节及控制病毒感染，提高免疫力：磷脂可以提高人体免疫功能，是治疗病毒感染的一个新策略，因为病毒需要跟特定的磷脂结合才能进入宿主细胞。临床实践表明，卵磷脂是一种病毒抑制剂，阻碍病毒融合肽与宿主细胞的膜融合，也是炎症反应的重要介质及重要的免疫调节物。

5. 生物活性肽

生物活性肽是两个或两个以上的氨基酸以肽键相连，且在人体内起重要生理作用的寡肽或蛋白质，如胰岛素，用于调控 1 型糖尿病血糖水平；谷胱甘肽（GSH），由谷氨酸、半胱氨酸和甘氨酸通过肽键缩合而成，是多种酶的辅酶或辅基，参与了氨基酸的吸收及转运、高铁血红蛋白的还原作用及促进铁的吸收，维持红细胞膜的完整性。活性肽的种类有抗菌肽、神经肽、免疫肽、调味肽、激素肽、抗氧化肽等。主要生理功能如下。

（1）抗氧化活性　抗氧化肽一般由 5~16 个氨基酸残基组成，并在 N-末端包含疏水性氨基酸，具有分子质量小、结构简单、稳定性好、安全高效等特点，具有清除自由基、抑制脂质氧化以及与金属离子螯合等能力，它维持人体抗氧化防御系统动态平衡，可以抑制细胞氧化，减少许多因氧化产生的疾病，如癌症、衰老、动脉粥样硬化等。例如，C-端含有 Tyr 残基的二肽具有较强的羟自由基、过氧化物自由基清除活性；利用酶法制备鳕鱼皮肤明胶水解物，分离出一种序列为 His-Gly-Pro-Leu-Gly-Pro-Leu 的活性肽，该肽对超氧化物、DPPH 的清除活性非常高。

（2）抗癌活性　抗肿瘤肽有许多来源，如蜂毒中的蜂毒素（melittin）、蛇毒、苦瓜、蛙类皮肤分泌的肽、干酪、大豆等，与传统的化疗药物相比，抗肿瘤生物活性肽具有特异性强、毒副作用小、不易产生耐药性等优点，是抗肿瘤药物研究开发的热点。例如，从孔鳐蛋白酶水解物中分离出的六肽 FIMGPY 通过诱导细胞凋亡、抑制 Hela 细胞的增殖，具有高剂量依赖性抗增殖活性；牡蛎肽 LANAK 通过抑制癌细胞的生长、增加 DNA 损伤和凋亡，来启动 HT-29 结肠癌细胞的死亡。从食物蛋白质等自然资源中发现新的抗癌药可以为癌症的预防和治疗提供新的选择。

（3）抗衰老活性　生物活性肽具有抑制胶原酶、抗弹性蛋白酶、抗透明质酸酶、酪氨酸酶等与衰老相关酶活性的作用，延缓衰老进程，其具有较高安全性且对皮肤有保护作用，可以有益地影响皮肤中的多种生理途径。例如，用胃蛋白酶、枯草杆菌蛋白酶共同作用水解螺旋藻获得的螺旋藻生物活性肽，对胶原酶活性抑制达 92.5%；源自南沙绿藻的蛋白质水解物，具有较高的抗弹性蛋白酶和抗透明质酸酶活性；鱼的副产物生产胶原蛋白经水解后产生的 <1ku 的组分，具有抑制酪氨酸酶和胶原酶的抗衰老活性。

（4）抗炎和提高免疫力　一些具有免疫活性的小分子肽被血液吸收，结合到淋巴组织后，与外周淋巴细胞发生作用，能调节干扰素、白细胞介素的分泌，不仅能刺激机体淋巴细胞的增殖、增强巨噬细胞的吞噬能力，显示出抑制或减少炎症标志物，通过调节转录因子产生抗炎效果。例如，从金枪鱼烹饪汁中纯化的肽 PRR-TRMMNGGR 具有抑制 LPS 诱导细胞分泌白细胞介素-2（IL-2）、肿瘤坏死因子-α（TNF-α）和肿瘤坏死因子-γ（IFN-γ）的作用，胸腺五肽具有调节免疫功能低下和自身免疫疾病患者的免疫功能。

（5）降血压　高血压是指动脉内持续的血压升高，是引起心血管疾病的主要危害因素。血管紧张素转化酶（ACE）能催化血管紧张素Ⅰ转化为血管紧张素Ⅱ，且能使缓激肽失活，因此抑制 ACE 的活性对于防治高血压意义重大。ACE 抑制肽阻断了血管紧张素Ⅱ的合成，并抑制激肽酶Ⅱ的减少和缓激肽的破坏。例如，从猪肉的体外消化物中鉴定出的三种新肽 RPR、KAPVA、PTPVP，具有抗高血压活性。

（6）保护肝和促进肝脏再生　生物活性肽的分子质量小至 180ku，其活性较容易直接渗透到肝细胞，重新组合细胞膜，使内膜系统通过受体将 cGMP（环磷酸鸟苷）转化为 cAMP（环磷酸腺苷），以促进细胞的熟化过程（即细胞从幼稚状态生长为成熟细胞），从而不断地补充受损的细胞。小分子肽能使肝细胞活性增强，调节 T 淋巴细胞亚群的功能，增强天然免疫和特异性免疫的功能，提高机体免疫力，可以治疗和预防各种肝病。活性肽肝细胞生长因子（HGF）、肝再生增强因子（ALR）、表皮生长因子（ECF）、肝刺激物（HSS）等生物活性肽物质可以直接或间接提高肝细胞的增殖，促进肝脏的再生。

6. 益生菌和乳酸菌类制品

正常人消化道长度有 5~8m，黏膜表面积近 $300m^2$，容纳大约 10^{14} 个微生物，比人体自身 10^{13} 个细胞还多 10 倍，目前已探明的微生物有 500 种左右，它们之间形成复杂的肠道生态系统,微生物的活动和表现直接关系到人体的身体健康和情绪状态。益生菌是一类通过改善寄主肠道微生态平衡而有益于寄主的微生物,是人体肠道重要的生理菌,能够抑制有害菌的生长、增强机体免疫力、降低胆固醇、消除致癌因子、缓解乳糖不耐症等,对于高血压、高血脂、心脏病、糖尿病和癌症的防治有着重要意义。

进入21世纪后,益生菌的研究应用受到了广泛重视,我国批准的可用于保健食品的益生菌菌种有两歧双歧杆菌、婴儿双歧杆菌、短双歧杆菌、长双歧杆菌、青春双歧杆菌、保加利亚乳杆菌、嗜酸乳杆菌、干酪乳杆菌、嗜热链球菌等11个菌种,其主要功能如下。

(1) 双歧杆菌是婴幼儿期主要的肠道微生物　新生婴儿免疫系统正在形成中,肠道无菌,需迅速着生双歧杆菌等益生菌,建立一个良好的肠道环境,对婴儿的健康成长具有积极影响。首先,双歧杆菌能产生凝集素,可与肠黏膜上皮细胞表面的糖蛋白牢固结合,与其他厌氧菌一起占据肠道黏膜表面,形成一道生物屏障,阻止有害菌的定植和入侵;其次,双歧杆菌利用菌体内的酶发酵葡萄糖,产生有机酸,降低肠道内的pH,有效抑制有害菌的生长繁殖;再次,双歧杆菌还能产生双歧杆菌抗生素,有效抑制某些有害菌的生长;最后,益生菌还能分泌可降解乳糖的乳糖酶,有助于部分儿童解决对牛乳中乳糖不适应问题,提高儿童对牛乳的营养吸收。研究发现,母乳喂养的婴儿比人工喂养的婴儿菌群中双歧杆菌多10倍,肠道中有害菌的比例要低40%~80%。

益生菌等补充供给,对于免疫力低下的儿童是非常必要且有益的,这是因为这类儿童调节性T淋巴细胞的功能不完善,黏膜屏障功能差,不能有效地抑制抗原性物质的入侵,容易诱发肠胃炎,补充益生菌有利于改善这种状况。研究发现,儿童多种益生菌补充比单一补充的效果要好。

(2) 益生菌调节肠道微生物菌群的平衡　肠道微生物菌群由有益菌和有害菌组成,在健康人体中,有益菌占优势,与有害菌相互作用,共同保持着肠内微生态的动态平衡,维护人体健康状态;如果当肠道中的益生菌数量减少、有害菌大量繁殖,肠内微生态平衡被打破,就会引起腹泻等多种临床症状。通过补充益生菌可以帮助肠道微生物菌群生态改善和恢复。临床证明乳酸菌对病原体的拮抗和对炎性疾病(过敏性呼吸疾病、过敏性皮肤炎、炎症性肠病、1型糖尿病、2型糖尿病)的防御治疗都有着积极的作用,益生菌无毒无害,安全可靠,在临床实践上有着很好的应用前景。

> **【知识链接】** 益生菌可以防治食源性微生物导致的腹泻
>
> 由细菌污染导致的食物中毒表现为恶心、呕吐、腹痛、腹泻等急性胃肠炎症状,严重会导致脱水、休克。现有一种微生物的治疗方法:在急性胃肠炎早期,可以通过大量口服益生菌,让益生菌肠道形成优势种群,抑制有害菌在肠道内生长,市场常见的益生菌药物有妈咪爱、金双歧等;含益生菌较多的食物,如高质量的酸乳、有活性乳酸菌的饮料。如果病情比较严重,可以先口服适量蒙脱石散,在肠道形成一层保护层,半小时以后,再大量服用益生菌即可。

(3) 益生菌合成维生素,改善人体微量元素的吸收　双歧杆菌等乳酸杆菌参与合成维生素B_1、维生素B_2、维生素B_6、维生素B_{12}、维生素K、烟酸和叶酸等维生素,此外,肠道菌群增加短链脂肪酸的产生,而短链脂肪酸作为肠黏膜的重要营养物质,促进隐窝(肠道肠绒毛之间内陷部分）底部正常细胞增生，并减少氨的释放，从而增强肠道对矿物质及微量元素的吸收功能，如果没有微生物的作用，隐窝细胞数量少，隐窝上皮细胞更新率低，吸收能力下降。如双歧杆菌在盲肠的比例得到增加，钙和镁的吸收利用得到促进；粪链球菌也可以促进钙的吸收。

（4）益生菌调节人体胆固醇代谢 通常情况下，乳酸菌影响宿主对胆固醇的吸收是通过共沉淀和调节同化吸收机制来进行，如双歧杆菌、嗜酸乳酸菌通过吸附作用吸收胆固醇，将胆固醇结合到乳酸菌菌体细胞表面，调控体内胆固醇代谢，将胆固醇转化为不被人体吸收的类固醇；清除胆固醇的另一个机制是胆盐水解，在酸性环境下发生，某些乳酸菌分泌胆盐水解酶，结合型胆盐被水解为游离胆盐，游离胆盐液体和胆固醇共沉淀，并随粪便一并排泄出去；在肠道微生态平衡的条件下，肠道菌体可以调控宿主一些与胆固醇吸收有关的转运蛋白的表达。

（5）益生菌能够增强人体免疫力 免疫球蛋白 IgA 主要由黏膜淋巴小结和固有膜淋巴细胞分泌产生，与肠上皮腺体细胞合成的分泌片结合后，形成分泌型的 IgA，它与肠黏膜表面的正常菌群混合存在，可以降低致病性微生物在黏膜表面的附着，中和细菌毒素，限制细菌的繁殖，维持肠道内的正常菌群平衡。益生菌（如乳酸杆菌、双歧杆菌、保加利亚乳杆菌）可以增加 IgA 分泌，维持肠道正常细菌生态。双歧杆菌、乳酸杆菌和鼠李糖乳酸杆菌及其代谢产物能加快隐窝细胞分化，使得抗菌多肽、防御素等物质分泌增加，起到增强保护宿主的作用；对于一些已经受损的情况，还可促进肠黏膜修复，维持机械屏障完整性，如嗜酸杆菌和双歧杆菌可以加强肠上皮细胞紧密连接，有效地阻止病原菌的入侵。

（6）益生菌调节人体能量代谢，可以预防肥胖 肥胖和精瘦人群的肠道微生物组成是不同的，调查发现，在肥胖表型的人体肠道中发现有罗伊乳杆菌（$Lactobacillus\ reuteri$），而在精瘦表型人体肠道中发现有加斯氏乳杆菌（$Lactobacillus\ gasseri$）和植物乳杆菌（$Lactobacillus\ plantarum$），两者在菌群种的水平上体现出了差异性。益生菌摄入改变肠道微生物生态，从而可以显著改善肥胖者体重及肥胖相关疾病。这是因为益生菌通过炎症和肠道屏障功能，整合外周和中枢食物摄取调节信号来影响整个身体能量代谢，影响食欲，减少机体对食物的摄取，进而影响体重。

（7）益生菌防癌和抗癌功能 益生菌发酵使结肠内充满游离的乳酸，阻断厌酸的腐败细菌带来的腐败过程，由于腐败会导致细胞癌变，所以益生菌可用于治疗及预防结肠癌；此外，益生菌与宿主免疫系统之间相互作用，刺激 B 淋巴细胞分泌抗体及增强自然杀伤细胞的杀伤功能，直接杀伤肿瘤细胞；益生菌还可以产生一种精氨酸脱亚胺酶的生理活性物质，能够降解精氨酸，切断精氨酸对肿瘤细胞的供给，而精氨酸是一种非必需氨基酸，但对一些人类癌细胞生长是必需的，益生菌抑制精氨酸营养缺陷型癌细胞的生长。

（8）益生菌对精神病治疗的干预 近年来，人们已经把焦虑、抑郁、自闭、精神分裂、神经退行性疾病等与肠道和微生物联系在一起了，人的情感、心情，甚至情绪表达，除了依靠大脑之外，一定程度上也要听从于肠道，科学家提出"脑-肠-微生物轴"系统，它包括中枢神经系统、神经内分泌系统和神经免疫系统，以及自主神经系统的交感神经和副交感神经，还有肠道神经系统和大部分重要的肠道细菌。胃肠道上分布着大量密集的神经元，可以通过迷走神经接受中枢神经系统的控制，通过免疫、消化等活动调控肠道微生物菌群，而肠道微生物产生一些化学物质，如 γ-氨基丁酸、乙酰胆碱等，刺激肠道神经，调控肠、脑神经的感受,也对情感、运动和较高的认知功能有多重影响,包括直觉决策,肠神经系统被称为"第二大脑"。

临床上,孤独症谱系障碍法干预治疗方面,乳杆菌、双歧杆菌对于缓解焦虑行为和缓解紧张情绪都有着积极作用。益生菌有助于宿主的新陈代谢,产生一些代谢产物如胆盐、胆碱和短链脂肪酸,这些物质对于宿主的健康和情绪有着重要的影响。

7. 黄酮类生物活性剂

黄酮类化合物泛指两个具有酚羟基的苯环(A-环与B-环)通过中央三个碳原子相互连结而成的一系列化合物(图8-1),其基本母核为2-苯基色原酮。黄酮类化合物在植物界分布很广,天然黄酮类化合物母核上常含有羟基、甲氧基、烃氧基、异戊烯氧基等取代基,一般与糖(单糖、双糖、三糖和酰化糖)结合成苷类或碳糖基的形式存在,也有以游离形式存在的。黄酮类化合物无毒,人体不能合成,而且在体内代谢很快。由于助色团的存在,黄酮类化合物多呈黄色,可以选择合适的黄酮类化合物作为着色剂。目前已获准使用的主要有花青素和查耳酮类。人体摄取黄酮类化合物主要来自蔬菜、水果、茶、咖啡、可可、果酒(尤其是红葡萄酒)和啤酒,甚至醋都是其重要来源。

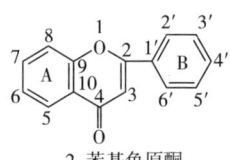

图 8-1　黄酮类化合物分子结构图

黄酮类化合物均具有不同程度的抗氧化作用,尤其是芸香苷、槲皮素、银杏黄酮、大豆异黄酮等具有较强的抗氧化能力,可以代替合成抗氧化剂用于油脂的抗氧化。橙皮苷在猪油中具有明显的抗氧化作用,抗氧化能力虽不如没食子酸丙酯(PG)、二丁基羟基甲苯(BHT),但是橙皮苷与抗坏血酸、柠檬酸或某些氨基酸有明显的协同抗氧化作用。儿茶素是从绿茶分离的黄酮类天然抗氧化剂,具有抗菌和除臭作用,应用于月饼生产中,延长了月饼的保质期,又改良了其风味。具有止咳、祛痰、平喘、抗菌、预防心血管疾病等药用功效。黄酮类雌激素对心血管系统具有重要的保护作用,如槐米中的芦丁和陈皮中的橙皮苷,能降低血管的脆性,用于防治老年高血压和脑出血。乙氧黄酮又称心脉舒通或立可定,有扩张冠状血管、增加冠脉流量的作用。

黄酮类化合物柚苷二氢查耳酮,甜度为蔗糖的500倍左右,其转化物新橙皮苷二氢查耳酮,甜度为蔗糖的950倍,两种黄酮化合物性质稳定,没有吸湿性,能作为低热能甜味剂,可以作为糖尿病人甜味剂,应用于糕点及饮料等。从茶叶、竹叶中提取的黄酮类混合物配制成的可乐型饮料及口香糖均具有天然的淡淡茶香和竹香,生津止渴,口感清新,具有明显的除口臭、去烟味、蒜味及口腔灭菌等功效。

(四)药食同源的动植物资源

有一类动植物中药材料,其安全性已经得到广泛认同,在实践中没有出现不良作用,被列入《按照传统既是食品又是中药材的物质目录》,简称"药食同源"材料,这类原材料在药膳开发中的使用没有限制,无需特别申报,目前已公布106种按照传统既是食品又是中药材的物质品种。

中医治病最主要的手段是中药、针灸、推拿、按摩、拔罐等，中药多为天然药物，包括植物、动物和矿物，其中一些可以作为食品供人日常食用，这些既有治病的作用，同样也能当作饮食之用，称为药食两用或药膳，它们既属于中药，有良好的治病疗效，又是大家经常吃的富有营养的可口食品。

药膳是中国传统医学知识与烹调经验相结合的产物，兼有药物功效和食品美味，寓医于食，使得食用者得到美食享受的同时，又能得到滋补，身体得到调养。药膳市场前景广阔，值得深入挖掘和不断开发。

药食同源食材食性强于药性，多为补益药，性味多平和，具调养、康复、保健作用，且有悠久的食用历史。使用时应遵循"三因制宜"和"君臣佐使"等原则，同时需注意食物和药物的配伍禁忌。按照传统既是食品又是中药材的物质功效分类如表8-2所示。

表8-2　　　　　既是食品又是中药材的物质功效分类

功效类型	种类	生理作用
益气补精类	黄芪、西洋参、甘草、白扁豆、白扁豆花、芡实、枣、党参、蜂蜜、山药、益智仁、阿胶、龙眼肉、肉苁蓉、杜仲叶、百合、枸杞子、黑芝麻、黄精、玉竹、铁皮石斛、桑葚、薏苡仁、当归、人参、化橘红	增强免疫力、促进生长发育、缓解贫血、调节肠道菌群等
养身延年类	荷叶、茯苓、薏苡仁、麦芽、莱菔子、菊花、赤小豆、鸡内金、决明子、火麻仁、郁李仁、榧子、代代花、甘草、白芷、枸杞子、黑芝麻、山药、芡实、杜仲叶、枣、酸枣仁、铁皮石斛、牡蛎、决明子、阿胶、山茱萸、龙眼肉、地黄、麦冬、天冬	减脂、降血脂、降血糖、抗衰老、缓解疲劳、通便等
养心益智类	茯苓、姜、龙眼肉、杜仲叶、牡蛎、沙棘、酸枣仁、灵芝	改善记忆力、改善睡眠等
美颜护肤类	决明子、芡实、菊花、山药、桑叶、杜仲叶、白芷、茯苓、枸杞子、黑芝麻、桃仁、玫瑰花	缓解视疲劳、健齿固齿、调经、美白、改善皮肤水分等
泻火除烦类	鲜芦根、淡竹叶、决明子、栀子、胖大海、金银花、蒲公英、马齿苋、青果、鱼腥草、枳椇子、薄荷、菊花、菊苣、葛根、桔梗、山银花、粉葛、布渣叶、夏枯草、地黄、麦冬、化橘红	清咽利喉、缓解炎症、抗病毒等
开胃增味类	丁香、八角、茴香、肉桂、黑胡椒、花椒、高良姜、小茴香、草果、荜茇、淡豆豉、山柰、姜黄、肉豆蔻、山楂、黄芥子、芫荽、姜	增强食欲等
其他	乌梅、莲子、覆盆子、紫苏、橘皮、佛手、刀豆、薤白、香橼、小蓟、槐花（槐米）、鲜白茅根、余甘子、乌梢蛇、砂仁、香薷、藿香、紫苏籽、白果、罗汉果、杏仁（甜、苦）、橘红、昆布、蝮蛇、天麻、西红花、木瓜、松花粉、天冬	改善微循环、解热、抗炎、止吐、止泻、抗癫痫、保护心脑血管、改善记忆力等，具体视品种而定

> **【知识连接】** 三因制宜、君臣佐使
>
> 　　三因制宜：指因时、因地、因人制宜，而制定其适宜的制法和方药。具体说明如下。
>
> 　　（1）因时制宜　即根据不同季节气候特点来考虑治疗用药的原则。如《黄帝内经·素问·四气调神大论》所说："用寒远寒，用凉远凉，用温远温，用热远热。食宜同法。"
>
> 　　（2）因地制宜　即根据不同地区的地理特点，来考虑用药的原则。如《黄帝内经·素问·异法方宜论》所说："西北之气，散而寒之；东南之气，收而温之。所谓同病异治也。"即西北地区天气寒凉，其病多外寒而里热，应散其外寒，而清其里热。东南地区天气温热，因阳气外泄，而易生内寒，故应收敛其外泄阳气，而温其内寒。
>
> 　　（3）因人制宜　即根据患者的年龄、性别、体质、生活习惯等不同特点，来考虑治疗用药的原则。
>
> 　　君臣佐使：原指君主、臣僚、僚佐、使者四种人分别起着不同的作用，后指中药处方中的各味药的不同作用。在此特指开发药膳等保健食品时要根据营养关系、功能效果安排各成分的用量和加工方式。

知识点三　特殊医学用途配方食品、特殊膳食食品、婴幼儿配方食品

　　特殊医学用途配方食品（简称特医食品），是为了满足进食受限、消化吸收障碍、代谢紊乱或特定疾病状态人群对营养素或膳食的特殊需要，专门加工配制而成的配方食品，是为无法进食普通膳食或患疾病状况下日常膳食无法满足营养需求的人群，提供营养支持的特殊食品。特医食品必须在医生或临床营养师指导下单独食用或与其他食品配合食用。

　　特医食品又分为适用于 0~12 月龄的婴儿特医食品和适用于 1 岁以上人群的特医食品。婴儿特医食品，是针对患有特殊紊乱、疾病或医疗状况等特殊医学状态婴儿的营养需求，设计制成的粉状或液态配方食品。1 岁以上人群特医食品，分为全营养配方食品、特定全营养配方食品、非全营养配方食品三类。全营养配方食品，是指可作为单一营养来源满足目标人群营养需求的特医食品。由于营养素指标差异，1 岁以上人群的全营养配方食品，又分为 1~10 岁人群与 10 岁以上人群全营养配方食品。1~10 岁人群全营养配方食品主要用于生长发育不良的少年儿童。特定全营养配方食品，是指可作为单一营养来源满足目标人群在特定疾病或者医学状态下的营养配方食品。非全营养配方食品，又称为营养素组件类产品，包括蛋白质组件、脂肪组件等（详细情况见表 8-3），只能满足目标人群的部分营养需求，不适于作为单一营养来源，但可与普通食品或其他特殊膳食食品共同使用。

　　特殊膳食食品（简称特膳食品），是针对特殊人群的特定营养要求且按特殊配方要求专门加工生产的食品，包括婴幼儿配方类食品，慢性病人食品和孕妇、乳母、运动员食品等，特殊膳食食品没有要求在医生或临床营养师指导下食用，消费者根据产品说明自行决

定是否食用及食用数量。特膳食品是为了满足某些特殊人群的生理需要，或某些疾病患者的营养需要，有一些特殊的加工工艺或配方要求，其成分组成或成分含量与可类比的普通食品有显著不同，且提供特殊的生理和营养成分应无法从日常的普通膳食中摄取，如糖尿病特膳食品，对食品的升糖指数有特殊要求，对食品中葡萄糖、果糖的含量或其在消化吸收中产生速度和数量进行限制。

特膳食品不同于普通食品，前者是专门针对特殊人群开发的食品，含有多种特殊营养素，可以满足特殊人群对营养的要求，给予患者多方面全周期的营养膳食，对于已经有慢性病症状但还未达到慢性病指标的人群，特膳食品可以提供全面的膳食营养，在慢性病前期，如糖尿病、心脑血管疾病、血栓、肥胖、高尿酸等，切断其发展；而普通食品主要是维持多数（普通）人的营养，其生理调控作用并不是其主要目的。

特膳食品不同于药品、保健食品，与药品相比，特膳食品不直接用于疾病治疗，它只针对特殊人群提供其容易流失或难以获取的特定营养成分，同时调节机体功能，代谢负担低，具有较高的安全性，而药品是以疾病治疗为目的，一般不提供人体需要的营养成分，安全性要求低于特膳食品；与保健食品相比，保健食品具备明确的单项或多项生理功能，能调节人体生理活动，特膳食品有较丰富且具独特导向性的生理学成分，强调营养素供给，但是其单一导向性的生理作用成分的强化水平弱于保健食品。

表 8-3　　　　　　　　　　　　　特医食品和特膳食品的种类

食品类别	类别名称	品种明细
特殊医学用途配方食品	1岁以上人群特殊医学用途配方食品	1. 全营养配方食品：是指可作为单一营养来源满足目标人群营养需求的特殊医学用途配方食品，适合于对营养素没有特别限制的患者，在医生或临床营养师指导下使用； 2. 特定全营养配方食品：糖尿病全营养配方食品，呼吸系统病全营养配方食品，肾病全营养配方食品，肿瘤全营养配方食品，肝病全营养配方食品，肌肉衰减综合征全营养配方食品，创伤、感染、手术及其他应激状态全营养配方食品，炎症性肠病全营养配方食品，食物蛋白过敏全营养配方食品，难治性癫痫全营养配方食品，胃肠道吸收障碍、胰腺炎全营养配方食品，脂肪酸代谢异常全营养配方食品，肥胖、减脂手术全营养配方食品，其他类型； 3. 非全营养配方食品：营养素组件配方食品，电解质配方食品，增稠组件配方食品，流质配方食品，氨基酸代谢障碍配方食品，其他类型
	0~12月龄婴儿特殊医学用途配方食品	无乳糖配方或低乳糖配方食品、乳蛋白部分水解配方食品、乳蛋白深度水解配方或氨基酸配方食品、早产/低出生体重婴儿配方食品、氨基酸代谢障碍配方食品、婴儿营养补充剂、其他类型
特殊膳食食品	婴幼儿配方乳粉	1. 婴儿配方乳粉（0~6个月）：初乳型婴儿配方乳粉、普通型婴儿配方乳粉、无乳糖配方乳粉、早产儿配方乳粉、抗过敏型婴儿配方乳粉、其他类型； 2. 较大婴儿配方乳粉（6~12个月）：高钙较大婴儿配方乳粉、高铁较大婴儿配方乳粉、普通较大婴儿配方乳粉、其他类型； 3. 幼儿配方乳粉（12~36个月）：普通幼儿配方乳粉、全营养益生菌配方乳粉、高钙高锌幼儿配方乳粉、其他类型

续表

食品类别	类别名称	品种明细
特殊膳食食品	婴幼儿谷类辅助食品	1. 婴幼儿谷物辅助食品：婴幼儿米粉、婴幼儿小米米粉、其他类型； 2. 婴幼儿高蛋白谷物辅助食品：高蛋白婴幼儿米粉、高蛋白婴幼儿小米米粉、其他类型； 3. 婴幼儿生制类谷物辅助食品：婴幼儿面条、婴幼儿颗粒面、其他类型； 4. 婴幼儿饼干或其他婴幼儿谷物辅助食品：婴幼儿饼干、婴幼儿米饼、婴幼儿磨牙棒、其他类型
	婴幼儿罐装辅助食品	1. 泥（糊）状罐装食品：婴幼儿果蔬泥、婴幼儿肉泥、婴幼儿鱼泥、其他类型； 2. 颗粒状罐装食品：婴幼儿颗粒果蔬泥、婴幼儿颗粒肉泥、婴幼儿颗粒鱼泥、其他类型； 3. 汁类罐装食品：婴幼儿水果汁、婴幼儿蔬菜汁、其他类型
	特殊人群特膳食品	1. 孕妇特膳食品； 2. 乳母特膳食品； 3. 运动员特膳食品； 4. 糖尿病特膳食品； 5. 其他类型

知识点四 保健食品、特医食品、特膳食品预包装标签要求

保健食品、特医食品、特膳食品都属于食品，其预包装产品标签首先要符合 GB 7718—2011《食品安全国家标准 预包装食品标签通则》要求，符合《中华人民共和国食品安全法》等有关规定，但保健食品、特医食品、特膳食品标签与普通食品又有所不同，其标签有特别要求，说明如下。

（一）保健食品、特医食品、特膳食品的命名

保健食品的名称由商标名、通用名和属性名组成。商标名，是指保健食品使用依法注册的商标名称或者符合《商标法》规定的未注册的商标名称，用以表明其产品是独有的、区别于其他同类产品。通用名，是指表明产品主要原料等特性的名称。属性名，是指表明产品剂型或者食品分类属性等的名称。如某公司品牌为 ABC，用灵芝和大豆肽制作的一种保健食品，剂型为口服液，其商品名为 ABC 牌，通用名为灵芝大豆肽，该保健食品完整名应为 ABC 牌灵芝大豆肽口服液；如果剂型为粉剂、胶囊，名称则为 ABC 牌灵芝大豆粉、ABC 牌灵芝大豆肽胶囊。

针对营养素补充剂产品，如果标注特定人群（如年龄段）的，应与适宜人群保持一致，但不得标注与表述产品功能相关的词语，如用柠檬酸钙制作的钙补充剂，可以命名为：儿童柠檬酸钙冲剂，不能命名为：儿童钙补充冲剂。

特医食品和特膳食品的名称是根据类别来命名，名称中可以出现原料名称、营养素声称、适宜人群等，其表述只限制在特膳食品的类别定义范围内，如在名称中使用"婴儿配方乳（奶）粉""无糖速溶豆粉（供糖尿病患者食用）""强化铁高蛋白速溶豆粉（供贫血症患者食用）"等特殊含义的修饰词，这些产品也可以命名为：ABC 牌婴儿配方乳粉、ABC 牌无糖速溶豆粉特膳食品（供糖尿病患者食用）、ABC 牌强化铁高蛋白速溶豆粉营养

餐（供贫血症患者食用）。

（二）产品说明书

保健食品、特医食品、特膳食品应提供产品说明书，其内容包括保健功能作用和相宜人群、食用方法和相宜的食用量、贮存方法、功效成分的名称及含量（在现有的技术条件下，不能明确功效的，则必须标明与保健功能有关的原料名称）、批准文号及有关标准或要求所规定的标签内容。保健食品还要有保健食品标志。内容通俗易懂、有科学依据，不得标示封建迷信、色情或违背营养科学常识的内容；应真实、准确，不得以虚假、夸大或采用暗示性的语言或欺骗性的文字、图形、符号等介绍产品，使消费者产生误解，也不得利用字号大小或色差误导消费者将购买的食品或食品的某一性质与另一产品混淆。保健食品名称不得涉及疾病预防、治疗功能，不得含有明示或者暗示疾病预防、治疗功能的词语。

（三）功能声称和营养标签

保健食品、特医食品、特膳食品均需要依法强制标示营养标签。标签内容需严格符合国家标准（GB 28050、GB 29922、GB 13432）及监管部门要求。需特别说明的是，不能对婴儿配方食品、婴儿特殊医学用途配方食品和特殊医学用途配方食品中营养成分进行含量声称和作用声称。

保健食品的保健作用声明应符合27个保健功能类别，以短语形式，对保健作用简单介绍或描述，不能夸大、延伸或虚假陈述保健作用，如辅助降血糖，被虚假描述为"可以替代胰岛素等降糖类药物；预防或治疗糖尿病等"；又如辅助改善记忆，被夸大描述为"提高智力；提高学习专注力；提高考试成绩；缓解脑力疲劳、头昏头晕；预防老年痴呆等"。

（四）特医食品和特膳食品的能量和营养素标示

特医食品和特膳食品标签强制要求标注产品实际含有的能量和存在的营养素，营养成分表标注的内容有蛋白质、脂肪、碳水化合物、钠、反映食品特性的维生素、矿物质的含量，以及产品的能量值，添加了营养强化剂的应标示所强化营养素的种类和含量。

能量应标示每100g（100mL）或每份（每餐）食品的能量值，能量以千焦（kJ）或焦耳（J）标示，如1966kJ/100g或1966kJ/100mL。蛋白质、脂肪、膳食纤维、碳水化合物（指可利用碳水化合物）应标示每100g（100mL）或每份（每餐）食品中蛋白质、脂肪、膳食纤维、碳水化合物（指可利用碳水化合物）的含量（g）；如果需标明其中含有的特定成分及含量可以单独注明，如碳水化合物含有葡萄糖，应按以下方式：每100g或100mL含碳水化合物20g，其中葡萄糖（或蔗糖）5g。维生素应标示每100g（100mL）或每份（每餐）食品中维生素的含量（mg、μg或国际单位IU），维生素B_1、维生素B_2、维生素C以mg或μg表示；维生素A、维生素D、维生素E以国际单位（IU）或mg、μg表示。矿物质与微量元素应标示每100g（100mL）或每份（每餐）食品中矿物质、微量元素的含量（mg或μg）。

预包装特膳食品的能量、营养素含量水平的声称分为水平声称和比较声称，如使用"高能量""低脂肪""低胆固醇""无糖""低钠"等词描述某营养素时为水平声称；又如"减少了""增加了""少于"（低于）"多于"（大于、高于）等词描述某营养素时为比较声称。但与营养标签不同，预包装特膳食品进行比较的营养素含量值是在GB 28050中约定，而不是采用RNI或AI值。在标准中约定标示被比较的食品，被比较的食品应与比较的食品是同类或同一属类的食品,而且容易被消费者理解;应按质量分数或绝对值标示被比较食品与比较的食品的能量值或营养素含量的差异;比较的食品与被比较食品的能量值或营养素含量的相对差异不少于25%,被声称的营养素在所示产品中的含量显著。

> **【知识链接】 如何识别保健食品?**
>
> 保健食品批文标志:保健食品标志为天蓝色图案,下有保健食品字样,俗称"蓝帽子"。国家规定,在影视、报刊、印刷品、店堂、户外广告等可视广告中,保健食品标志所占面积不得小于全部广告面积的1/36。其中报刊、印刷品广告中的保健食品标志,直径不得小于1cm。
>
> 正规的保健食品有生产批文,国产保健食品批准文号格式为:国食健字G+4位年代号+4位顺序号;进口保健食品批准文号格式为:国食健字J+4位年代号+4位顺序号。如国产保健食品证书:国食健字G20140262。
>
>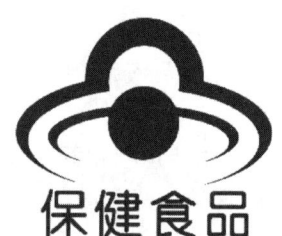

思考探究题

1. 往面粉中添加白糖使之成为高糖的面粉,请问能否视为营养强化面粉?

2. 啤酒是常见的食品,深受百姓的喜爱,某公司想开发一种富含维生素C的清淡型强化啤酒,请问能否开发出来?维生素C的加入量多少比较合适?食品标签如何撰写?

技能操作题

请勾选出下表中普通食品、特膳食品、保健食品相应的标签项目。

标签项目	普通食品	特膳食品	保健食品
是否标明适宜人群			
包装上能否标注功效,是否要说明不是药品,不能代替药物治疗疾病的警示语			
是否需要营养标签			
在什么范围销售			
需要SC认证、特定类型食品的特殊认证、备案			

拓展训练题

设计营养强化食品、保健食品防欺诈宣教文案。

模块九

社区营养管理和营养干预

思政映射与融入点

社区是社情民意社会基层各种问题反映比较集中的地方,提供优质的社区营养与健康管理服务,是健康中国建设的关键和基础。从深化医改到完善养老体系,再到推进全民健身,整个社会在全面发力,聚焦破解"健康中国"建设中的"最后一公里"难题。加强社区营养工作,有助于织密健康中国的"防护网"。

通过社区营养调查方案的设计,分析居民营养健康现状,建立居民营养健康档案,并进行营养需求的评估,提出营养干预实施方案,精准开展社区营养宣传教育活动,有利于提升居民营养素养。

学习目标

【知识目标】

1. 了解社区营养的概念、特点和作用。
2. 掌握社区常见营养问题及营养干预措施。
3. 了解改善社区营养的宏观措施。

【能力与职业素养目标】

1. 能够利用专业知识服务社区人群,增强居民营养健康的意识,会对社区居民进行营养评估。
2. 具有良好的组织、沟通和协调能力,会进行社区营养健康档案的建立与管理。
3. 能够根据常见的营养问题进行社区营养干预,并具备良好的职业道德和行为规范。

导入案例

随着公众健康意识的提升，健康的生活方式越来越受到重视。2023年5月，第9届全民营养周在上海启动，试点建设营养健康社区。社区是社情民意社会基层各种问题反映比较集中的地方，是城市的细胞，提供优质的社区营养与健康管理服务，是健康中国建设的关键和基础。

其中，上海市徐汇区斜土街道立足社区实际，积极开展营养支持型社区创建工作，推动营养健康宣传普及和干预管理工作，并被列入营养健康社区国家试点建设街道。作为一个老龄化程度较高的社区，斜土街道十分重视健康社区的建设工作。在老年人等重点人群营养健康上，街道积极争取与华东医院营养专家团队的合作，率先对社区65岁以上老年人开展老年肌少症筛查。

斜土街道不但关注重点人群，还与复旦大学公共卫生学院的专家合作，基于斜土社区情况开展居民营养健康状况专项调查，从而全面地了解社区居民营养状况，评价居民膳食结构、营养素养水平、营养不良以及营养相关慢性病的流行特点。街道将对一些共性问题予以发布，并根据专家意见进行相应的干预措施和健康服务。

除了引入专业力量外，斜土街道也在社区营造营养健康社区建设的氛围，提高居民营养健康意识。斜土街道社区党群服务中心、社区卫生服务中心等公共区域都增加了营养健康角，向居民们展示营养宣传工具，比如膳食宝塔挂图、儿童年龄性别体重挂图、营养健康科普书籍、宣传品以及控油壶、限盐勺、儿童身高体重转盘等工具，让居民在不经意间"发现"营养健康知识。

社区营养与健康管理是群众健康的基石，通过对居民身体状况的检测，对居民生活习惯、饮食习惯、运动方法等进行合理干预、系统管理。同时开展有计划、有组织的社会和教育活动，使每个社区的居民都具有一定的营养和运动知识，了解膳食与健康、运动与健康的关系，从而自觉采用合理的膳食结构、科学的运动锻炼等来预防疾病，促进健康和提高生活质量。

知识点一 社区营养概述

社区营养是以特定社会区域范围内的各种或某种人群为对象，从宏观上研究其实施合理营养与膳食的理论、方法以及相关制约因素。

社区营养的特点体现在以共同的政治、经济、文化及膳食习俗等划分人群范围；强调特定社区人群的综合性和整体性；研究的膳食营养问题具有宏观性、实践性和社会性。

社区营养研究的内容包括限定区域内各种人群的营养供给量、营养状况评价、人群食物结构、食物经济、饮食文化、营养教育、法制与行政干预以及社会条件、社会因素等对居民营养的作用。社区营养主要从社会生活出发，着眼于社会人群总体，从营养科学和社会条件、社会因素相结合的基础上研究解决居民营养问题。

【知识链接】开展社区营养与健康管理的必要性

我国是世界人口大国，有超过14亿人口。据统计，我国有2.9亿的心脑血管病人、2.7亿的高血压患者、1亿多的高血脂人群以及超过1亿的糖尿病患者。慢性病发病率不断提高，并且呈现年轻化态势。这些问题，不仅给个人和家庭带来严重的灾难，给国家带来沉重的医疗负担，也严重影响着人民的生活质量。

向老百姓普及营养健康知识，使其掌握一定的营养知识，养成合理的膳食习惯，达到膳食平衡；并通过对居民身体状况的检测，针对居民生活习惯、饮食习惯、运动方法等进行合理干预、系统管理，从而达到防控慢性病、保障人民身体健康、提高人民生活质量、提高人均寿命的目的。

知识点二 社区营养需求的评估

社区营养管理工作的第一步是收集完整的营养与健康信息并进行科学的营养状况及健康危险因素分析，营养与健康信息是进行社区营养工作的基本保障，只有通过科学、准确、完整的信息收集和管理才能保障后续的社区营养管理工作顺利进行。

（一）调查表的编制

1. 调查表编制的基本原则

（1）相关性 相关性即表格中所有的问题都应与调查研究的主题有关，否则会产生大量的无效信息，干扰对调查结果的分析。

（2）客观性 客观性即所有的问题都不允许带有调查者的某种主观倾向和暗示，应能够让被调查者做出真实的回答。

（3）适宜性 适宜性即表格所设计的问题的内容、用语均能为被调查者接受和理解，避免使用专业术语来提问，要通俗易懂。

（4）全面性 全面性即表格问题的设计应完全对应于研究框架，各个变量的选择准确且无缺失，所有需要在调查中了解的信息都要在调查表中反映出来。同时，在封闭性问题中给出的答案应包括所有的可能回答。

（5）设计合理性 设计合理性即表格中一个问题转到另一个问题时，应注意逻辑关系。询问的问题应从一般到个别、从容易到困难。

（6）可比性 可比性即如果想将本调查与其他调查结果相比较，应该考虑其他调查中提出的问题是否与表格中的问题相呼应。

2. 调查表的分类

调查表根据调查内容和具体需要可分为一览表和单一表两种。一览表是将许多调查单位（如一户、一班级、一村等）同时列在一个表上，这种表格用于调查项目较少的调查。单一表是每一调查单位填写一份调查表。这种表可容纳较多的调查项目。需要注意的是，一份单一表不只限于一张表，如果调查项目多，可由若干张组成一份单一表。单一表的优点是便于整理，不易出差错，是专题调查研究常用的一种调查表。调查表按填写方式的不同，又可分为询问调查表和自填调查表两种。

3. 调查表的内容

（1）综合信息内容　综合信息内容包括基本情况、健康状况、疾病史、家族健康史、个人膳食习惯、相关行为和运动量等。

（2）个人基本信息与膳食信息　个人基本信息包括个人姓名、年龄、身高、体重等；膳食信息包括对食物的喜厌程度、摄入频率等。

（3）行为信息　行为信息分为不健康行为和健康行为。行为调查表的设计与一般调查表一样，其结构包括封面信、填表说明和问题三部分。

（4）遗传信息　许多疾病的发生常与遗传因素有关，在设计时要注意对涉及个人或家庭隐私问题的处理，以获取准确的信息。

（5）健康状况信息　健康状况信息常包括个人疾病史（如为女性还包括生育史）、家族疾病史、近期体检信息及生化指标等。

4. 调查表的修改

任何调查问卷都不可能一次设计成功，往往要经过若干次修改。首先应将设计好的初稿用于一次预调查，而不能直接将它用于正式调查，这在问卷设计过程中至关重要。因为问卷设计中所出现的任何一点不足或缺陷，将在调查得到的问卷资料中留下难以弥补的损失。在正式调查前预调查对任何缺陷和遗漏都可以随时得到纠正和弥补，所以问卷初稿必须经过试用和修改后才能用于正式调查。

5. 社区居民住户调查表编制

（1）工作准备　首先要了解调查目的，然后做一定的探索性工作，熟悉和了解一些基本情况，以便对各种问题的提法和可能的回答有一个初步的认识。设计者要针对调查的问题，自然地、随便地与各种对象交谈，并留心观察他们的特征、行为和态度。通过交谈，可以避免在设计问卷时出现含糊的问题，避免出现不符合客观实际的回答。并准备好纸张、卡片、铅笔、橡皮、签字笔、尺子等。

（2）工作程序

①程序1：表头设计。

②程序2：封面信设计。

③程序3：调查表初稿设计。第一步，根据探索性工作得到的印象和认识，把每一个问题写在一张卡片上；第二步，根据卡片上问题的主要内容，将卡片分成若干堆，即把询问相同事物的问题卡片放在一起；第三步，在每一堆卡片中，按合适的询问顺序将卡片进行排序；第四步，根据问卷整体的逻辑结构排出各堆卡片的前后顺序，使卡片连成一个整体；第五步，从应答者阅读和填答问题是否方便、是否会形成心理压力等角度，反复检查问题前后顺序及连贯性，对不当之处逐一调整和补充。

④程序4：调查表初稿的检验。调查表初稿的检验，主要包括客观检验法和主观评价法。客观检验法是指问卷初稿设计好后，不能直接将它用于正式调查，而必须通过预调查，对问卷初稿进行试用和修改，以便发现和修改问卷中的问题，如用词是否恰当、涵盖内容是否充分等。客观检验法的具体做法是将问卷初稿打印若干份（一般为30~100份），然后在正式调查的总体中抽取一个小样本；用这些问卷初稿对他们进行调查；最后认真检查和分析预调查的结果，从中发现问题和缺陷并进行修改。主观评价法的具体做法是将设计好的问卷初稿复印若干份（3~10份），分别送给该研究领域的专家，请他们阅读和分析问卷初稿，并根据他们的经验和对问卷的评论进行修改，才能把问卷用于正式调查中。

⑤程序5：编码和设计小样。
⑥程序6：检查并印制。

（二）社区基本资料的收集

（1）工作准备
①了解社区基础资料包括哪些信息。
②确定基础资料的来源。
③设计并打印出记录用的表格。
④准备好记录笔等。
⑤若第一次上门采访调查，需准备介绍信。

（2）工作程序
①程序1：登门拜访。在约定的时间到达资料收集地点。找到联系人，进行自我介绍，并呈上单位介绍信。
②程序2：说明目的。
③程序3：整体资料。若受访者提供整体资料，根据事先设计好的表格，把需要的数据从获得的资料上抄写填好，或由受访者口述回答整体数据问题。为了准确，征得同意后，可用录音笔记录。
④程序4：个体资料。有些时候，社区不能提供整体资料，则需要到居民家中入户调查，然后再总结分析数据。
⑤程序5：核查数据。填写完后对数据进行检查、核对，看是否收集齐全，年代、名称、数据等填写是否正确。最后向联系人致谢、道别。
⑥程序6：资料的整理，分析和报告。

知识点三　社区营养干预

营养干预是指有组织、有计划地开展一系列活动，以创造有利于健康的环境，改变人们不健康的饮食行为，降低危险因素水平，预防营养相关疾病，促进健康，提高生活质量。营养干预不仅限于个人知识、行为的改变，还需要政府进行环境、政策改变等，目的是要解决具体的营养问题，改善高危人群的营养状况。营养干预常针对特殊营养问题的不同危险因素而选择不同的干预活动。干预内容和方式很多，如营养强化、营养教育、政策、行为等。

（一）选择营养干预计划的原则

需要考虑营养问题的重要程度；考虑对解决营养问题的作用大小；考虑实施干预的难易程度、参与性和成本效益以及对干预措施评估的难易程度和可持续发展等。

（二）社区营养干预方案设计

1. 营养干预方案设计程序（以缺铁性贫血的营养干预为例）

（1）制定总体方案设计框架　一般包括背景、项目目标、营养干预内容和计划、技术路线和活动内容、项目评价、时间、预算、负责和参加人员。

（2）制定项目目标　总目标：降低学龄儿童缺铁性贫血患病率。分目标：①提高居民（学生、家长、教师和一般人群）营养知识的知晓率；②提高含铁丰富的动物性食物的摄入量；③提高铁强化酱油的覆盖率；④建立学龄儿童缺铁性贫血的监测系统；⑤提高缺铁性贫血儿童的就诊率。

（3）确定目标人群　一般人群、6~12岁学龄儿童及其家长和教师。

（4）制定营养干预策略　根据当地实际情况，家长、教师采用营养教育为主的方式，提高对缺铁性贫血危害的认识，加强预防和改善方法等知识的学习。儿童主要通过摄入富铁食物进行营养干预。

（5）确定主要活动　社区营养干预措施分为3类：学校、家庭、医院。应针对不同的场所和干预对象，开展相应的干预活动。

①学校：可以开展合理膳食教育。鼓励教师在日常教学活动中进行营养教育，加强对卫生教师和健康教育教师的培训，提高他们对缺铁性贫血儿童进行行为指导的能力。鼓励开展学生营养午餐改善计划，安排有专业知识的人员对学生膳食进行营养指导，并不定期地对食堂人员进行营养知识培训，同时加强对营养午餐的监测和监督。

②家庭：对学生家长进行合理膳食教育。提高家长改进孩子膳食结构、培养孩子良好的生活饮食行为方面的技能。并有计划地宣传家庭使用铁强化食品，如铁强化酱油、铁强化主食等。

③医院：注意儿童慢性疾病的监控，把缺铁性贫血列入学生常规体检项目。

（6）项目评价　对知识、态度、行为变化以及缺铁性贫血患病率变化进行评价。

（7）制定执行时间表　按照起始时间到结束时间制定工作计划时间表。

（8）制定经费预算。

（9）写明参加单位和人员。

2. 营养干预策略

制定有利于营养干预的政策、规定等，如通过公共信息、传媒、人际交流等进行传播，提高人群的营养知识，促进人们态度和行为的改变，进行营养教育干预。其中，行为干预是指通过提供信息、示范、咨询等帮助人们进行健康生活方式的选择、促进不良饮食行为的改变和保持良好的生活方式，改变个人行为和技能。食物营养干预是指通过改变人们的膳食结构来达到降低营养缺乏病、慢性病发病率的目的，如庭院种植计划、食物供应计划、食品强化、营养素补充剂等。

3. 社区营养干预的步骤与方法

（1）社区诊断　社区诊断是通过社区咨询、收集现有资料、专题小组讨论和深度访谈等定性研究方法以及问卷调查等收集社区资料，并分析需要优先解决的卫生问题、健康问题、资源问题等，了解干预的可行性和障碍、主要策略以及如何开始等。

（2）制定目标　总目标：即总的长期目标。分目标：通过一定时间干预能达到的可测目标，包括何时、何地、对谁、达到什么变化、变化多少等。

（3）确定目标人群。

（4）营养干预计划和选择　选择适当的干预措施是解决营养问题的先决条件，应针对社区不同的营养问题，采取不同的营养干预措施。由于受人力、物力等许多条件的限制，选择的干预措施不宜过多，一般只需选择主要的干预措施。

①选择社区营养干预措施的基本原则：考虑营养问题的重要程度，在选择社区营养干预措施时，要优先考虑解决重要营养问题的干预措施；考虑对解决营养问题的作用大小，干预措施最重要的选择标准是所选择的措施能否在解决营养问题中发挥最佳作用；考虑实施干预的难易程度、参与性和成本效益以及对干预措施评估的难易程度和可持续发展等。

②营养干预措施的选择和排序：特定目标人群存在该营养问题的程度、性质和原因；干预项目涉及范围、可利用的资源以及社区参与等因素；干预措施的意义、干预的有效性、实施的可行性、成本效益、易于评价、干预的可持续性等。

③确定干预手段：对社区营养问题的原因进行全面分析，确定最有意义的干预手段，如营养教育、推广家庭菜园、食物强化等。干预措施和手段应能解决相应的社区营养问题。

④确定营养干预方案或措施：已初选的干预方法在纳入项目前，应按照标准要求仔细分析其可行性，参考有关文献，并向有关专家和社区人群代表咨询，在此基础上最终确定营养干预方案或措施。

4. 营养干预试验的注意事项

（1）干预的目标要明确，设计方案中的每一步都要具体。

（2）干预措施需要具体、可操作性强，干预措施的实施要有针对性，而且保证对人体安全、无害。

（3）人群的选择要与干预措施对应，还应考虑人群对干预措施的可接受性。

（4）随访的期限应该以出现某种可测量的结果为期限。

（5）干预效果的评价指标应客观、特异、易观察且最好能定量观察。

（6）收集资料后，应根据资料的性质选择相应的统计学方法进行分析处理。

（7）符合伦理，整个实验要符合《世界医学协会赫尔辛基宣言》中的伦理要求。

（8）本着有效、经济的原则，尽可能用较少的费用获得较大的利益。

（三）普通人群运动方案设计和运动能量消耗指导

1. 了解来访者相关情况

了解来访者工作性质及其工作中的身体活动状况，并了解来访者目前的运动状况和运动水平，为运动量设计和指导做准备。

2. 确定每日膳食能量需要量

根据一般情况、工作性质和目前的运动水平，判断体重是否正常，计算平均每天的运动时间，并参考每日膳食能量推荐摄入量标准，确定每日膳食能量的需要量。

3. 确定运动能量消耗量

运动能量消耗量按上述确定的每日膳食能量摄入量的10%~20%计算。如每日膳食能量的需要量为2400kcal，则运动消耗量应为240~480kcal。

4. 制定运动方案

制定运动方案包括确定运动目标、选择运动方式、确定运动强度、确定运动时间及确定运动频率等。不同的运动强度、运动形式、运动时间和频率，其促进健康的作用有所不同。不同人群、不同生理和病理状态，适量运动的内涵也不同。对于平时缺乏身体活动的人，如果能够有规律地参加中等强度的身体活动，他们的健康状况和生活质量都可得到改善；对于平时已经有适量运动的人，适当增加身体活动量更有利于身体健康。

①运动类型：以有氧运动和耐力运动为主，如走路、骑车、慢跑、做操、游泳、跳舞、爬山、水上运动、滑雪、滑冰等，以及各种球类运动，如乒乓球、羽毛球等。

②运动强度：中等强度运动的耗能为4~7kcal/min，如快走（5.5~6km/h），相当于最大心率的60%~70%，自觉疲劳程度为有一点累或稍累，每天运动消耗的能量为150~300kcal。耐力型中等强度运动，如有氧运动，有利于改善脂质代谢，减少腹部脂肪，预防

和控制肥胖症。高强度运动对改善心、肺功能有良好的作用。

③运动时间：每天30~60min，或每周150min以上。每天运动时间可以累积计算，但每次运动时间应在10min以上，例如，每天30min，可以分3次完成，每次10min。

④运动频率：每周运动5~7d，最好每天运动1次，养成每天都有一定身体活动的良好运动习惯，即有规律的运动。这是因为一方面平时缺乏身体运动的人，只有经过一定时间规律适量的运动积累，才能出现相应的健康促进效应；另一方面因为日常有适量运动的人，如果停止规律的运动，相应的健康促进效应会逐渐消失。

5. 进行运动指导

根据运动目标以及目前的运动水平，按照循序渐进的原则，逐渐增加运动量至推荐量，一般以每周10%~20%的速度递增。运动前做好准备，刚开始不要做剧烈运动，若超过负荷身体会崩溃，在炎热或酷寒天气要避免剧烈运动，并注意补充水分，做到营养与睡眠充足，身体不适时要注意休息等。

> 【知识链接】做健身运动应有"度"
>
> 近年来，短视频平台上出现了许多健身直播，吸引了大量粉丝观看。除此之外，在健身软件上，还有卧室跳操、线上搏击、客厅街舞等各式课程。跟着直播健身的形式灵活多样，可以让更多人参与进来。但是，健身要量力而行，切忌盲目跟风。时下有许多流行的健身运动，但并非人人都适合练习。不同人群运动损伤的潜在危险各不相同，年轻人的骨骼柔软，比较容易受伤；老年人往往缺钙，容易骨折；而处于经期的妇女、感冒或心脏病患者，则会因为运动过于剧烈而造成身体不适。因而，不同的时期根据自身身体特点选择适宜的运动，显得尤为重要。

(四) 社区常见营养问题及营养干预

1. 营养不良

营养不良是我国婴幼儿、儿童少年常见的营养问题之一，特别是断乳期（6~24月龄）的婴幼儿，主要原因是营养知识缺乏、饮食行为不合理、感染性和消化道疾病等。

近年来，随着社会经济的发展，我国儿童少年营养不良率逐渐下降。20世纪90年代末，重度营养不良基本消灭，但轻度蛋白质缺乏在一些地区依然存在，常发生在城市收入较低的家庭、农村儿童以及贫困地区的儿童。造成营养不良的主要原因是食物供应不足。控制和预防营养不良可以通过营养教育、食物的生产和分配调控、早期诊断、采取社会政策措施等多个方面来进行干预。

2. 缺铁性贫血

贫血是世界范围内最常见的营养性疾病之一，在发展中国家更为常见，主要影响儿童和妇女的健康。缺铁性贫血也是我国婴幼儿、儿童少年普遍存在的营养问题之一，其患病高峰年龄主要集中在6~24月龄的婴幼儿。孕妇、乳母及老年人也是患缺铁性贫血的高危人群。造成缺铁性贫血的主要原因是铁摄入量不足、膳食中铁生物利用率低、对铁的需要量明显增加等。

营养干预的方式有摄入高铁食物以及增加维生素C摄入。食物铁良好来源为动物性蛋白质，如瘦肉、鸡血、鸭血、猪血、鱼类等，以及红糖、干果等。蔬菜中含铁量不高，且铁生物利用率低，如菠菜中的铁只能被人体吸收2%左右。因此，补铁应以富含血红蛋白铁的畜禽肉、鱼类等动物性食物为主。同时，食用新鲜蔬菜和水果，可以增加维生素 C 的摄入，从而促进蔬菜中非血红蛋白铁的吸收。

3. 钙和维生素 D 缺乏

成年人体内钙含量达 850~1200g，相当于体重的 1.5%~2.0%，其中 99% 存在于骨骼和牙齿中。当饮食钙严重缺乏或机体发生钙异常丢失时，可使骨脱矿化，以纠正轻微低钙血症，而保持血钙稳定。钙的吸收与维生素 D 有关，在皮肤中的 7-脱氢胆固醇经光照转变为维生素 D_3，能促进小肠钙吸收。维生素 D 缺乏时，骨骼不能正常钙化，婴幼儿易引起佝偻病。老年人钙缺乏会导致骨质疏松症，骨质疏松症及其引起的骨折是威胁老年人健康的主要疾病之一，骨质疏松症正日益成为给老年人带来经济负担和精神负担的重大疾病，是一个应予以重视的公共健康问题。据统计，2020 年我国骨质疏松患者的人数占总人口的 7.1%。

营养干预的方式有保证钙的充分摄入以及注意维生素 D 的供给。正常人每天饮食应摄入 800mg 钙，更年期后的妇女和老年人，每天摄入钙应更高，以 1000~1500mg 为宜。乳及乳制品含钙丰富且吸收率高，是婴幼儿理想的钙来源，母乳是婴儿最适宜的天然食物，喂养方法简便、卫生，营养成分适合婴儿的消化功能和需要。水产品中小虾皮含钙量丰富，其次是海带。豆类及其制品、油料种子和蔬菜含钙量也比较丰富，特别是黄豆及其制品、黑豆、赤小豆、瓜子、芝麻酱等。

4. 锌缺乏

锌对人体有非常重要的作用，是人必需的微量元素之一，在体内的含量仅次于铁。锌在体内能参与多种代谢活动、提高机体免疫能力、促进 DNA 和蛋白质的合成，故能促进生长发育，并有助于伤口愈合。锌缺乏是婴幼儿和学龄前儿童常见的营养问题之一，主要表现为生长迟缓、认知行为改变、食欲不振、味觉迟钝、皮肤创伤不易愈合、易感染等症状。

造成锌缺乏的主要因素包括膳食摄入不平衡、有挑食偏食习惯、动物性食物摄入偏低、腹泻、急性感染使锌的分解和排出增加等。锌来源广泛，海产品、红色肉类、动物内脏是锌的极好来源，干果类、谷类胚芽和麦麸也富含锌，植物性食物含锌较低。按锌含量排列：牡蛎>畜禽肉及肝、蛋类>豆类及谷类>鱼及其他海产品>蔬菜水果。

5. 维生素 A 缺乏

维生素 A 缺乏是我国居民常见的营养问题之一。目前，严重的儿童维生素 A 缺乏已较少见，但维生素 A 边缘缺乏率仍然很高。在边远贫困农村地区，儿童维生素 A 缺乏常构成中度甚至重度公共卫生问题。维生素 A 缺乏的主要原因是膳食维生素 A 摄入不足。需要进行干预的重点是学龄前儿童。

维生素 A 缺乏的临床症状主要表现为皮肤、眼部、呼吸系统相关症状。皮肤症状：维生素 A 缺乏初期上皮组织干燥，皮肤干燥粗糙和脱屑，继而发生丘疹，多见于上臂与大腿内侧，后逐渐向臂、腹、背部及颈部蔓延。眼部症状：毕脱斑在维生素 A 缺乏病时较常见，此斑在角膜缘外侧，维生素 A 缺乏严重时有角膜软化，有较高诊断价值；夜盲症是维生素 A 缺乏时最早的症状，属功能性改变，摄取足够的维生素 A 后即可恢复。呼吸系统症状：维生素 A 缺乏时，能使气管及支气管上皮细胞中间层的细胞增殖，变成鳞状、角化，并使上皮细胞的纤毛折断脱落，失去上皮组织的正常保护功能，极易使呼吸系统感染。

无论何种类型的维生素 A 缺乏，只要早期发现，及时治疗，其预后都较好。最有效的预防维生素 A 缺乏的措施是保证饮食有丰富的维生素 A 或胡萝卜素供给。维生素 A 良好来源是各种动物肝脏、鱼肝油、鱼卵、全乳、奶油、禽蛋等；胡萝卜素良好来源是深色蔬菜和水果，如菠菜、空心菜、莴笋叶、芹菜叶、番茄、胡萝卜、豌豆苗、红心红薯、辣椒、芒果、杏子、柿子、桃子、香蕉等。

6. 超重和肥胖

从全世界范围看，发达国家和发展中国家儿童肥胖率均普遍上升。截至2020年，我国有超过一半的成年居民超重或肥胖，6~17岁、6岁以下儿童青少年超重肥胖率分别达到19%和10.4%。大城市儿童少年肥胖问题尤为严重，大量研究表明，许多成年人肥胖始于童年，学龄前肥胖儿童在成年期发生肥胖的危险性是非肥胖儿童的20~26倍，学龄肥胖儿童是非肥胖儿童的3.9~5.6倍，因此应给予足够的重视。预计今后肥胖率会有大幅度增长，这已经成为一个日益严重的公共卫生问题。

营养干预措施：第一，摄入适量蛋白质，按标准体重计算，蛋白质不少于1g/kg，可适当增加至100g/d左右。第二，每日需糖类150~200 g，可适当增加含糖量低的蔬菜，以减少饥饿感。必要时先食用蔬菜，再开始进食正餐。第三，烹调用植物油应选用含不饱和脂肪酸高的油，有利于降低血胆固醇和预防动脉粥样硬化，如大豆油、玉米油、芝麻油、花生油、米糠油、菜籽油等。第四，低盐饮食，以减少心脏负担，减少钠盐摄入，对冠心病、高血压患者更适合，并可使食欲适当下降。第五，适量增加膳食纤维含量，如麦麸、粗粮等可降低血脂及减少糖的吸收，通利大便，能起到减轻体重的作用。第六，限制零食、糖果和糕点的摄入，含单糖高的干果、水果均应限制。第七，戒酒，每1 mL纯酒精可产7kcal的热量。第八，增加运动量，合理饮食对减肥相当重要，但须与运动相结合，才能获得更大效益。

【知识链接】控制饮食不等于"节食"

减肥是现在人们日常讨论最多的话题之一，一方面是人们肥胖之后感觉到身体的不适，还有的人们是为了追求更好的身材。减肥饮食是非常重要的一环，但是很多人都理解错了，以为控制饮食等于"节食"。于是很多人早餐不吃，晚餐不吃，或者每餐只吃水果或者蔬菜。虽然这种方式在初期可以起到很好的减肥效果，但是长时间的"节食"会导致人们的身体健康出现问题，长期摄入营养不足，对我们身体本身就会造成伤害，导致身体抵抗力和免疫力降低。

知识点四 社区营养健康档案的建立与管理

（一）个人健康档案的建立

1. 个人健康档案的建立方式

①健康数据的收集：可通过利用现存资料、经常性工作记录（如医院的病例记录、卫生监测记录等）、社区调查、健康筛查等方式收集。

②资料的核查和录入。

③资料的管理。

④资料的保存。

2. 个人健康档案的建立方法

（1）工作准备　准备计算机、个人健康信息调查表和信息数据。

（2）工作程序

①程序1：收集社区人群的健康信息并进行整理。

②程序2：文本档案的建立。a. 文本档案录入。b. 文件的排列与编号。组合在同一案卷内的档案文件，应当按顺序排列起来，使之系统化。排列卷内的文件时，要求保持档案文件之间的联系并具有条理性，同时要给每一份卷内的档案文件以固定的位置。排列社区的档案文件可以按时间、地区、人名的姓氏笔画或拼音字母顺序排列。排列好之后，进行统一编号，用来固定案卷中每份文件的位置。为方便查找，除设计好档案编号外，还可按英文字母顺序编写个人健康档案的姓名索引。c. 档案的装订。

③程序3：档案目录的编制。将已经排列完毕并编好号的档案登入档案目录的工作，称为编制档案目录。通常是一个社区一个年度的案卷编制一本目录。目录的项目主要有案卷的顺序号、名称、起止日期、备注等。案卷目录全部登记好后，应该加上封皮和封底，装订成册。

④程序4：档案保存。社区健康档案的管理一般以家庭为单位，每一个家庭拥有一个档案袋，上面标明家庭档案编号，内装有家庭健康档案及其所有成员的个人健康档案。各社区卫生服务站（点）应备有专门的档案柜，将所有的家庭档案袋按编号顺序存放在档案柜内，保证安全完好。

⑤程序5：电子档案的建立。将文本的档案变成电子档案，使档案能被更好地保存和更方便人们用来分析和利用。

⑥程序6：建立健康档案的查询方法。a. 文件档案。一般是在建立个人及其家庭健康档案的同时，发放居民一张医疗卡，上面注明家庭健康档案和个人健康档案的编号。根据卡片上提供的编号找出所需的档案袋，并阅读个人及其家庭健康档案，以获得关于个人、家庭及社区健康问题的基本资料。b. 电子档案。按照编号方式查找，可以查找到每个人的具体档案信息。

（二）社区营养健康档案的管理

健康档案可以帮助社区医生了解服务对象，挖掘潜在需求，创造更高价值，如帮助社区居民建立新的健康观念，实现开展社区卫生服务的最终目的，使社区卫生服务更具有个性化、连续性、综合性、协调性。

1. 动态管理居民健康档案

向建档居民发放全科医疗就诊卡，上面注明家庭健康档案和个人健康档案编号。居民在每次就诊时必须携带全科医疗就诊卡，医生利用就诊卡提取对应的健康档案，获得关于病人及家庭的健康信息，并详细记录居民本次就诊发现的健康问题和处理情况等。每次使用结束后放回原处。

2. 健康档案的建立参考住院病历的建立模式

准备一个独立的档案柜，并按照健康档案中涉及的内容进行分格，每个格子对应放入一种内容的健康档案纸。当居民建档时，根据需要抽取格子中的档案纸，建立健康档案，当居民有更多方面的健康需要或开展其他健康服务项目时，将增加的健康内容设计成页，记录后放入居民的健康档案中；由于居民的迁出和死亡，健康档案设计时要考虑到档案的存档，在档案纸的边缘预留装订孔。

3. 将慢性病管理与个人健康档案相结合

根据相关工作规范，将参与慢性病管理的居民健康档案标识出来，放入慢性病管理所需的年检表和随访表，并按照要求完成年检表和随访表。为保证健康档案中检查结果的准确性，应该在健康档案中增加检查结果粘贴页，将日常各种检查结果粘贴在上面。

> **【知识链接】营养是慢性病的一线治疗手段**
>
> 慢性病全称是慢性非传染性疾病，不是特指某种疾病，而是对一类起病隐匿，病程长且病情迁延不愈，缺乏确切的传染性生物病因证据，病因复杂，且有些尚未完全被确认的疾病的概括性总称。常见的慢性病主要有心脑血管疾病、癌症、糖尿病、慢性呼吸系统疾病。
>
> 在慢性病的防治过程中，膳食营养的改善至关重要，营养治疗和宣传对强化居民均衡营养观念、改善慢性病患者的健康状况及生活质量，有着重要意义。慢性病需要综合干预，营养在慢性病的预防、控制和治疗方面有着无可替代的作用，这是因为营养是构建生命体、维护健康最基本的也是最核心的物质。营养不均衡是慢性病发生发展的关键因素，只有对不良饮食习惯和不良生活方式进行矫正，才能最终达到身体健康、延年益寿的目的。

4. 根据封装健康档案的档案袋（夹）的颜色进行标识

居民健康档案的7种颜色分别是红色、黄色、蓝色、粉红色、白色、藕红色、绿色。红色代表高血压，黄色代表糖尿病，蓝色代表心血管疾病、脑卒中、恶性肿瘤、慢阻肺等重点慢性非传染性疾病，粉红色代表重性精神病，白色代表结核病，藕红色代表高血脂，绿色代表健康。这既能让全科医生从健康档案的表面就能对居民健康状况有直观的了解，又方便了健康档案的分类、查找等管理工作。

5. 健康档案的数据管理

居民健康档案的数据信息采用卫生行政部门统一编制的健康档案格式和社区卫生服务信息管理系统，以实现对居民健康档案信息的动态管理和在辖区范围内的信息交换和共享，为社区卫生服务的进一步完善和提高奠定基础。对采用计算机管理健康档案的社区卫生服务机构，居民健康档案的数据信息要实行专人管理、专机录入、专人维护，定期做好数据备份，保证数据信息的安全。

知识点五 改善社区营养的宏观措施

（一）落实并全面实现《国民营养计划（2017—2030年）》

近年来，我国人民生活水平不断提高，营养供给能力显著增强，国民营养健康状况明显改善。但仍面临居民营养不足与过剩并存、营养相关疾病多发、营养健康生活方式尚未普及等问题，成为影响国民健康的重要因素。

《国民营养计划（2017—2030年）》的主要目标是到2020年，营养法规标准体系基本完善；营养工作制度基本健全，省、市、县营养工作体系逐步完善，基层营养工作得到加强；食物营养健康产业快速发展，传统食养服务日益丰富；营养健康信息化水平逐步提升；重点人群营养不良状况明显改善，吃动平衡的健康生活方式进一步普及，居民营养健康素养得到明显提高。到2030年，营养法规标准体系更加健全，营养工作体系更加完善，食物营养健康产业持续健康发展，传统食养服务更加丰富，"互联网+营养健康"的智能化应用普遍推广，居民营养健康素养进一步提高，营养健康状况显著改善。

(二)大力发展食物营养健康产业

加大力度推进营养型优质食用农产品生产,编制食用农产品营养品质提升指导意见,提升优质农产品的营养水平,将"三品一标"在同类农产品中总体占比提高至80%以上。规范指导满足不同需求的食物营养健康产业发展,开发利用我国丰富的特色农产品资源,针对不同人群的健康需求,着力发展保健食品、营养强化食品、双蛋白食品等新型营养健康食品。开展健康烹饪模式与营养均衡配餐的示范推广,加强对传统烹饪方式的营养化改造,研发健康烹饪模式,结合人群营养需求与区域食物资源特点,开展系统的营养均衡配餐研究。强化营养主食、双蛋白工程等重大项目实施力度,以优质动物、植物蛋白质为主要营养基料,加大力度创新基础研究与加工技术工艺,开展双蛋白工程重点产品的转化推广。加快食品加工营养化转型,优先研究加工食品中油、盐、糖用量及其与健康的相关性,适时出台加工食品中油、盐、糖的控制措施。

(三)加强营养教育和宣传

围绕国民营养、食品安全科普宣教需求,结合地方食物资源和饮食习惯,结合传统食养理念,编写适合于不同地区、不同人群的居民膳食指南等营养、食品安全科普宣传资料,使科普工作更好地落地。创新科普信息的表达形式,拓展传播渠道,建立免费共享的国家营养、食品安全科普平台。采用多种传播方式和渠道,定向、精准地将科普信息传播到目标人群。加强营养、食品安全科普队伍建设。以全民营养周、全国食品安全宣传周、"5·20"中国学生营养日、"5·15"全国碘缺乏病防治日等为契机,大力开展科普宣教活动,带动宣教活动常态化。推动将国民营养、食品安全知识知晓率纳入健康城市和健康村镇考核指标。建立营养、食品安全科普示范工作场所,如营养、食品安全科普小屋等。

【知识链接】科学食养　助力儿童健康成长

2024年5月20日是第35个中国学生营养日,其主题是"奶豆添营养　少油更健康"。营养均衡,呵护健康,良好的饮食习惯能让身体健康地生长、发育;不良的饮食习惯则会导致人体正常的生理功能紊乱,甚至因此感染疾病。儿童的生长发育离不开合理充足的营养,因此需要掌握规律、合理的进餐本领。

三餐规律,是指每天都要吃三餐,而且每餐用餐时间和用餐量都要规律。早餐要吃好,早餐提供的能量应占全天总量的25%~30%,营养早餐应包括谷薯类、肉蛋类、乳豆类、果蔬类中的至少三类。午餐要吃饱,午餐提供的能量应占全天总量的30%~40%,学校的午餐包括主食、肉类和蔬菜,能够满足身体所需,用餐时不能挑食和偏食,需要营养全面。晚餐要适量,晚餐提供的能量应占全天总量的30%~35%,晚上体力活动少,而且准备进入睡眠,所以晚餐一定要适量,应多吃蔬菜等清淡食物,不要吃得太油腻,睡觉前不要吃零食。

儿童身体的生长发育需要碳水化合物、脂肪、蛋白质、维生素、矿物质、膳食纤维和水这七种营养素。膳食搭配要注重食物的多样化和比例合理。我们国家制作了《中国儿童平衡膳食算盘》。算盘分六层,从下往上依次为:谷薯类、蔬菜类、水果类、鱼禽肉蛋水产品类、大豆坚果乳类、油盐类。算盘通过算珠的颜色和个数,从下往上依次表示每天各类食物的摄入量。

(四) 大力发展传统食养服务

加强传统食养指导,发挥中医药特色优势,制定符合我国现状的居民食养指南,引导养成符合我国不同地区饮食特点的食养习惯。通过多种形式促进传统食养知识传播,推动传统食养与现代营养学、体育健身等有效融合。开展针对老年人、儿童、孕产妇及慢性病人群的食养指导,提升居民食养素养。推进传统食养产品的研发以及产业升级换代,将现代食品加工工业与传统食养产品、配方等相结合,推动产品、配方标准化,推进产业规模化,形成一批社会价值和经济价值较大的食养产品。建立覆盖全国养生食材主要产区的资源监测网络,掌握资源动态变化,为研发、生产、消费提供及时的信息服务。

思考探究题

1. 社区营养的特点及研究内容有哪些?
2. 调查表编制的基本原则及内容有哪些?
3. 什么是营养干预?如何设计社区营养干预方案?
4. 缺铁会有什么症状?营养干预的方式有哪些?
5. 缺钙会有什么症状?营养干预的方式有哪些?
6. 缺维生素A有什么症状?营养干预的方式有哪些?
7. 如何避免超重和肥胖?
8. 普通人群运动方案设计包括哪些要素?
9. 如何做好社区营养健康档案的建立与管理?
10. 改善社区营养的宏观措施有哪些?

附 录

附录一 中国居民膳食营养素参考摄入量（2023版）

附表1-1 膳食能量需要量（EER）

年龄/阶段	男性						女性					
	PAL I ①		PAL II ②		PAL III ③		PAL I ①		PAL II ②		PAL III ③	
	MJ/d	kcal/d	MJ/d	kcal/d	MJ/d	kcal/d	MJ/d	kcal/d	MJ/d	kcal/d	MJ/d	kcal/d
0岁~	—	—	0.38MJ/(kg·d)	90kcal/(kg·d)	—	—	—	—	0.38MJ/(kg·d)	90kcal/(kg·d)	—	—
0.5岁~	—	—	0.31MJ/(kg·d)	75kcal/(kg·d)	—	—	—	—	0.31MJ/(kg·d)	75kcal/(kg·d)	—	—
1岁~	—	—	3.77	900	—	—	—	—	3.35	800	—	—
2岁~	—	—	4.60	1100	—	—	—	—	4.18	1000	—	—
3岁~	—	—	5.23	1250	—	—	—	—	4.81	1150	—	—
4岁~	—	—	5.44	1300	—	—	—	—	5.23	1250	—	—
5岁~	—	—	5.86	1400	—	—	—	—	5.44	1300	—	—
6岁~	5.86	1400	6.69	1600	7.53	1800	5.44	1300	6.07	1450	6.90	1650
7岁~	6.28	1500	7.11	1700	7.95	1900	5.65	1350	6.49	1550	7.32	1750
8岁~	6.69	1600	7.74	1850	8.79	2100	6.07	1450	7.11	1700	7.95	1900
9岁~	7.11	1700	8.16	1950	9.20	2200	6.49	1550	7.53	1800	8.37	2000
10岁~	7.53	1800	8.58	2050	9.62	2300	6.90	1650	7.95	1900	8.79	2100

续表

年龄/阶段	男性 PAL I ① MJ/d	男性 PAL I ① kcal/d	男性 PAL II ② MJ/d	男性 PAL II ② kcal/d	男性 PAL III ③ MJ/d	男性 PAL III ③ kcal/d	女性 PAL I ① MJ/d	女性 PAL I ① kcal/d	女性 PAL II ② MJ/d	女性 PAL II ② kcal/d	女性 PAL III ③ MJ/d	女性 PAL III ③ kcal/d
11岁~	7.95	1900	9.20	2200	10.25	2450	7.32	1750	8.37	2000	9.41	2250
12岁~	9.62	2300	10.88	2600	12.13	2900	8.16	1950	9.20	2200	10.25	2450
15岁~	10.88	2600	12.34	2950	13.81	3300	8.79	2100	9.83	2350	11.09	2650
18岁~	9.00	2150	10.67	2550	12.55	3000	7.11	1700	8.79	2100	10.25	2450
30岁~	8.58	2050	10.46	2500	12.34	2950	7.11	1700	8.58	2050	10.04	2400
50岁~	8.16	1950	10.04	2400	11.72	2800	6.69	1600	8.16	1950	9.62	2300
65岁~	7.95	1900	9.62	2300	—	—	6.49	1550	7.74	1850	—	—
75岁~	7.53	1800	9.20	2200	—	—	6.28	1500	7.32	1750	—	—
孕早期	—	—	—	—	—	—	+0	+0	+0	+0	+0	+0
孕中期	—	—	—	—	—	—	+1.05	+250	+1.05	+250	+1.05	+250
孕晚期	—	—	—	—	—	—	+1.67	+400	+1.67	+400	+1.67	+400
乳母	—	—	—	—	—	—	+1.67	+400	+1.67	+400	+1.67	+400

注：PAL I ①、PAL II ②和PAL III ③分别代表低强度身体活动水平、中等强度身体活动水平和高强度身体活动水平。
"—"表示未制定或未涉及；"+"表示在相应年龄阶段的成年女性能量需要量基础上增加的需要量。

附表 1-2　　　　　　　　　　　　　膳食蛋白质参考摄入量

年龄/阶段	EAR/（g/d）		RNI/（g/d）		AMDR/%E
	男性	女性	男性	女性	
0 岁~	—	—	9（AI）	9（AI）	—
0.5 岁~	—	—	17（AI）	17（AI）	—
1 岁~	20	20	25	25	—
2 岁~	20	20	25	25	—
3 岁~	25	25	30	30	—
4 岁~	25	25	30	30	8~20
5 岁~	25	25	30	30	8~20
6 岁~	30	30	35	35	10~20
7 岁~	30	30	40	40	10~20
8 岁~	35	35	40	40	10~20
9 岁~	40	40	45	45	10~20
10 岁~	40	40	50	50	10~20
11 岁~	45	45	55	55	10~20
12 岁~	55	50	70	60	10~20
15 岁~	60	50	75	60	10~20
18 岁~	60	50	65	55	10~20
30 岁~	60	50	65	55	10~20
50 岁~	60	50	65	55	10~20
65 岁~	60	50	72	62	15~20
75 岁~	60	50	72	62	15~20
孕早期	—	+0	—	+0	10~20
孕中期	—	+10	—	+15	10~20
孕晚期	—	+25	—	+30	10~20
乳母	—	+20	—	+25	10~20

注："—"表示未制定或未涉及；"+"表示在相应年龄阶段的成年女性需要量基础上增加的需要量。

附表 1-3　　膳食脂肪及脂肪酸参考摄入量

年龄/阶段	总脂肪 AMDR/%E	饱和脂肪酸 AMDR/%E	n-6 多不饱和脂肪酸 AMDR/%E	n-3 多不饱和脂肪酸 AMDR/%E	亚油酸 AI/%E	亚麻酸 AI/%E	EPA+DHA AMDR/AI/(g/d)
0 岁~	48（AI）	—	—	—	8.0（0.15g①）	0.90	0.1②
0.5 岁~	40（AI）	—	—	—	6.0	0.67	0.1②
1 岁~	35（AI）	—	—	—	4.0	0.60	0.1②
3 岁~	35（AI）	—	—	—	4.0	0.60	0.2
4 岁~	20~30	<8	—	—	4.0	0.60	0.2
6 岁~	20~30	<8	—	—	4.0	0.60	0.2
7 岁~	20~30	<8	—	—	4.0	0.60	0.2
9 岁~	20~30	<8	—	—	4.0	0.60	0.2
11 岁~	20~30	<8	—	—	4.0	0.60	0.2
12 岁~	20~30	<8	—	—	4.0	0.60	0.25
15 岁~	20~30	<8	—	—	4.0	0.60	0.25
18 岁~	20~30	<10	2.5~9.0	0.5~2.0	4.0	0.60	0.25~2.00（AMDR）
30 岁~	20~30	<10	2.5~9.0	0.5~2.0	4.0	0.60	0.25~2.00（AMDR）
50 岁~	20~30	<10	2.5~9.0	0.5~2.0	4.0	0.60	0.25~2.00（AMDR）
65 岁~	20~30	<10	2.5~9.0	0.5~2.0	4.0	0.60	0.25~2.00（AMDR）
75 岁~	20~30	<10	2.5~9.0	0.5~2.0	4.0	0.60	0.25~2.00（AMDR）
孕早期	20~30	<10	2.5~9.0	0.5~2.0	+0	+0	0.25（0.2②）
孕中期	20~30	<10	2.5~9.0	0.5~2.0	+0	+0	0.25（0.2②）
孕晚期	20~30	<10	2.5~9.0	0.5~2.0	+0	+0	0.25（0.2②）
乳母	20~30	<10	2.5~9.0	0.5~2.0	+0	+0	0.25（0.2②）

注：①花生四烯酸；②DHA。

"—"表示未制定；"+"表示在相应年龄阶段的成年女性需要量基础上增加的需要量。

附表 1-4　　　　　　　　　　　膳食碳水化合物参考摄入量

年龄/阶段	总碳水化合物		膳食纤维	添加糖*
	EAR/（g/d）	AMDR/%E	AI/（g/d）	AMDR/%E
0 岁~	60（AI）	—	—	—
0.5 岁~	80（AI）	—	—	—
1 岁~	120	50~65	5~10	—
4 岁~	120	50~65	10~15	<10
7 岁~	120	50~65	15~20	<10
9 岁~	120	50~65	15~20	<10
12 岁~	150	50~65	20~25	<10
15 岁~	150	50~65	25~30	<10
18 岁~	120	50~65	25~30	<10
30 岁~	120	50~65	25~30	<10
50 岁~	120	50~65	25~30	<10
65 岁~	120	50~65	25~30	<10
75 岁~	120	50~65	25~30	<10
孕早期	+10	50~65	+0	<10
孕中期	+20	50~65	+4	<10
孕晚期	+35	50~65	+4	<10
乳母	+50	50~65	+4	<10

注：*添加糖每天不超过 50g/d，最好低于 25g/d。
"—"表示未制定；"+"表示在相应年龄阶段的成年女性需要量基础上增加的需要量。

附表 1-5　　膳食宏量营养素可接受范围（AMDR）　　单位：%E

年龄/阶段	碳水化合物	总脂肪	蛋白质
0 岁~	—	48（AI）	—
0.5 岁~	—	40（AI）	—
1 岁~	50~65	35（AI）	—
4 岁~	50~65	20~30	8~20
6 岁~	50~65	20~30	10~20
7 岁~	50~65	20~30	10~20
11 岁~	50~65	20~30	10~20
12 岁~	50~65	20~30	10~20
15 岁~	50~65	20~30	10~20
18 岁~	50~65	20~30	10~20
30 岁~	50~65	20~30	10~20
50 岁~	50~65	20~30	10~20
65 岁~	50~65	20~30	15~20
75 岁~	50~65	20~30	15~20
孕早期	50~65	20~30	10~20
孕中期	50~65	20~30	10~20
孕晚期	50~65	20~30	10~20
乳母	50~65	20~30	10~20

注："—"表示未制定。

附表 1-6　膳食微量营养素平均需要量（EAR）

年龄阶段	钙/(mg/d)	磷/(mg/d)	镁/(mg/d)	铁(mg/d) 男	铁(mg/d) 女	碘/(μg/d)	锌(mg/d) 男	锌(mg/d) 女	硒/(μg/d)	铜/(mg/d)	钼/(μg/d)	维生素A(μg RAE/d) 男	维生素A(μg RAE/d) 女	维生素D/(μg/d)	维生素B₁/(mg/d) 男	维生素B₁/(mg/d) 女	维生素B₂/(mg/d) 男	维生素B₂/(mg/d) 女	烟酸(μg NE/d) 男	烟酸(μg NE/d) 女	维生素B₆/(mg/d)	叶酸/(μg DFE/d)	维生素B₁₂/(μg/d)	维生素C/(mg/d)
0岁~	—	—	—	—	—	—	—	—	—	—	—	—	—	—	—	—	—	—	—	—	—	—	—	—
0.5岁~	—	—	—	7	7	—	—	—	—	—	—	—	—	—	—	—	—	—	—	—	—	—	—	—
1岁~	400	250	110	7	7	65	3.2	3.2	20	0.26	8	250	240	8	0.5	0.5	0.6	0.5	5	4	0.5	130	0.8	35
4岁~	500	290	130	7	7	65	4.6	4.6	25	0.30	10	280	270	8	0.7	0.7	0.7	0.6	6	5	0.6	160	1.0	40
7岁~	650	370	170	9	9	65	5.9	5.9	30	0.38	12	300	280	8	0.8	0.7	0.8	0.7	7	6	0.7	200	1.2	50
9岁~	800	460	210	12	12	65	5.9	5.9	40	0.47	15	400	380	8	0.9	0.8	0.9	0.8	9	8	0.8	240	1.5	65
12岁~	850	580	260	12	14	80	7.0	6.3	50	0.56	20	560	520	8	1.2	1.0	1.2	1.0	11	10	1.1	310	1.7	80
15岁~	800	600	270	12	14	85	9.7	6.5	50	0.59	20	580	480	8	1.4	1.1	1.3	1.0	13	10	1.2	320	2.1	85
18岁~	650	600	270	9	12	85	10.1	6.9	50	0.62	20	550	470	8	1.2	1.0	1.2	1.0	12	10	1.2	320	2.0	85
30岁~	650	590	270	9	12	85	10.1	6.9	50	0.60	20	550	470	8	1.2	1.0	1.2	1.0	12	10	1.2	320	2.0	85

续表

年龄阶段	钙/(mg/d)	磷/(mg/d)	镁/(mg/d)	铁/(mg/d) 男	铁/(mg/d) 女	碘/(μg/d)	锌/(mg/d) 男	锌/(mg/d) 女	硒/(μg/d)	铜/(mg/d)	钼/(μg/d)	维生素A/(μg RAE/d) 男	维生素A/(μg RAE/d) 女	维生素D/(μg/d)	维生素B₁/(mg/d) 男	维生素B₁/(mg/d) 女	维生素B₂/(mg/d) 男	维生素B₂/(mg/d) 女	烟酸/(mg NE/d) 男	烟酸/(mg NE/d) 女	维生素B₆/(mg/d)	叶酸/(μg DFE/d)	维生素B₁₂/(μg/d)	维生素C/(mg/d)
50岁~	650	590	270	9	8①12②	85	10.1	6.9	50	0.60	20	540	470	8	1.2	1.0	1.2	1.0	12	10	1.3	320	2.0	85
65岁~	650	570	260	9	8	85	10.1	6.9	50	0.58	20	520	460	8	1.2	1.0	1.2	1.0	12	10	1.3	320	2.0	85
75岁~	650	570	250	9	8	85	10.1	6.9	50	0.57	20	500	430	8	1.2	1.0	1.2	1.0	12	10	1.3	320	2.0	85
孕早期	+0	+0	+30	—	+0	+75	—	+1.7	+4	+0.10	+0	—	+0	+0	—	+0	—	+0	—	+0	+0.7	+200	+0.4	+0
孕中期	+0	+0	+30	—	+7	+75	—	+1.7	+4	+0.10	+0	—	+50	+0	—	+0.1	—	+0.1	—	+0	+0.7	+200	+0.4	+10
孕晚期	+0	+0	+30	—	+10	+75	—	+1.7	+4	+0.10	+0	—	+50	+0	—	+0.2	—	+0.2	—	+0	+0.7	+200	+0.4	+10
乳母	+0	+0	+0	—	+6	+85	—	+4.1	+15	+0.50	+4	—	+400	+0	—	+0.2	—	+0.4	—	+3	+0.2	+130	+0.6	+40

注：①无月经；②有月经。"—"表示未制定或未涉及；"+"表示在相应年龄阶段的成年女性需要量基础上增加的需要量。

附表 1-7　膳食矿物质推荐摄入量 (RNI) 或适宜摄入量 (AI)

年龄/阶段	钙/(mg/d) RNI	磷/(mg/d) RNI	钾/(mg/d) AI	钠/(mg/d) AI	镁/(mg/d) RNI	氯/(mg/d) AI	铁/(mg/d) RNI 男	铁/(mg/d) RNI 女	碘/(μg/d) RNI	锌/(mg/d) RNI 男	锌/(mg/d) RNI 女	硒/(μg/d) RNI	铜/(mg/d) RNI	氟/(mg/d) AI	铬/(μg/d) AI 男	铬/(μg/d) AI 女	锰/(mg/d) AI 男	锰/(mg/d) AI 女	钼/(μg/d) RNI
0 岁~	200 (AI)	105 (AI)	400	80	20 (AI)	120	0.3 (AI)	0.3 (AI)	85 (AI)	1.5 (AI)	1.5 (AI)	15 (AI)	0.3 (AI)	0.01	0.2	0.2	0.01	0.01	3 (AI)
0.5 岁~	350 (AI)	180 (AI)	600	180	65 (AI)	450	10	10	115 (AI)	3.2 (AI)	3.2 (AI)	20 (AI)	0.3 (AI)	0.23	5	5	0.7	0.7	6 (AI)
1 岁~	500	300	900	500~700①	140	800~1100②	10	10	90	4.0	4.0	25	0.3	0.6	15	15	2.0	1.5	10
4 岁~	600	350	1100	800	160	1200	10	10	90	5.5	5.5	30	0.4	0.7	15	15	2.0	2.0	12
7 岁~	800	440	1300	900	200	1400	12	12	90	7.0	7.0	40	0.5	0.9	20	20	2.5	2.5	15
9 岁~	1000	550	1600	1100	250	1700	16	16	90	7.0	7.0	45	0.6	1.1	25	25	3.5	3.0	20
12 岁~	1000	700	1800	1400	320	2200	16	18	110	8.5	7.5	60	0.7	1.4	33	30	4.5	4.0	25
15 岁~	1000	720	2000	1600	330	2500	16	18	120	11.5	8.0	60	0.8	1.5	35	30	5.0	4.0	25
18 岁~	800	720	2000	1500	330	2300	12	18	120	12.0	8.5	60	0.8	1.5	35	30	4.5	4.0	25
30 岁~	800	710	2000	1500	320	2300	12	18	120	12.0	8.5	60	0.8	1.5	35	30	4.5	4.0	25
50 岁~	800	710	2000	1500	320	2300	12	10③ / 18④	120	12.0	8.5	60	0.8	1.5	30	25	4.5	4.0	25
65 岁~	800	680	2000	1400	310	2200	12	10	120	12.0	8.5	60	0.8	1.5	30	25	4.5	4.0	25
75 岁~	800	680	2000	1400	300	2200	12	10	120	12.0	8.5	60	0.7	1.5	30	25	4.5	4.0	25

续表

年龄阶段	钙/(mg/d) RNI	磷/(mg/d) RNI	钾/(mg/d) AI	钠/(mg/d) AI	镁/(mg/d) RNI	氯/(mg/d) AI	铁/(mg/d) RNI		碘/(μg/d) RNI	锌/(mg/d) RNI		硒/(μg/d) RNI	铜/(mg/d) RNI	氟/(mg/d) AI	铬/(μg/d) AI		锰/(mg/d) AI		钼/(μg/d) RNI
							男	女		男	女				男	女	男	女	
孕早期	+0	+0	+0	+0	+40	+0	—	+0	+110	—	+2.0	+5	+0.1	+0	—	+0	—	+0	+0
孕中期	+0	+0	+0	+0	+40	+0	—	+7	+110	—	+2.0	+5	+0.1	+0	—	+3	—	+0	+0
孕晚期	+0	+0	+0	+0	+40	+0	—	+11	+110	—	+2.0	+5	+0.1	+0	—	+5	—	+0	+0
乳母	+0	+0	+400	+0	+0	+0	—	+6	+120	—	+4.5	+18	+0.7	+0	—	+5	—	+0.2	+5

注：①1岁~为500mg/d，2岁~为600mg/d，3岁~为700mg/d；
②1岁~为800mg/d，2岁~为900mg/d，3岁~为1100mg/d；
③无月经；
④有月经。
"—"表示未涉及；"+"表示在相应年龄阶段的成年女性需要量基础上增加的需要量。

附表 1-8　膳食维生素推荐摄入量（RNI）或适宜摄入量（AI）

年龄/阶段	维生素A (μg RAE/d) RNI 男	女	维生素D (μg/d) RNI	维生素E (mg α-TE/d) AI	维生素K (μg/d) AI	维生素B_1 (mg/d) RNI 男	女	维生素B_2 (mg/d) RNI 男	女	烟酸 (mg NE/d) RNI 男	女	维生素B_6 (mg/d) RNI	叶酸 (μg DFE/d) RNI	维生素B_{12} (μg/d) RNI	泛酸 (mg/d) AI	生物素 (μg/d) AI	胆碱 (mg/d) AI 男	女	维生素C (mg/d) RNI
0岁~	300 (AI)	300 (AI)	10 (AI)	3	2	0.1 (AI)	0.1 (AI)	0.4 (AI)	0.4 (AI)	1 (AI)	1 (AI)	0.1 (AI)	65 (AI)	0.3 (AI)	1.7	5	120	120	40 (AI)
0.5岁~	350 (AI)	350 (AI)	10 (AI)	4	10	0.3 (AI)	0.3 (AI)	0.6 (AI)	0.6 (AI)	2 (AI)	2 (AI)	0.3 (AI)	100 (AI)	0.6 (AI)	1.9	10	140	140	40 (AI)
1岁~	340	330	10	6	30	0.6	0.6	0.7	0.6	6	5	0.6	160	1.0	2.1	17	170	170	40
4岁~	390	380	10	7	40	0.9	0.9	0.9	0.8	7	6	0.7	190	1.2	2.5	20	200	200	50
7岁~	430	390	10	9	50	1.0	0.9	1.0	0.9	9	8	0.8	240	1.4	3.1	25	250	250	60
9岁~	560	540	10	11	60	1.1	1.0	1.1	1.0	10	10	1.0	290	1.8	3.8	30	300	300	75
12岁~	780	730	10	13	70	1.4	1.3	1.4	1.2	13	12	1.3	370	2.0	4.9	35	380	380	95
15岁~	810	670	10	14	75	1.6	1.4	1.6	1.2	15	12	1.4	400	2.5	5.0	40	450	380	100
18岁~	770	660	10	14	80	1.4	1.2	1.4	1.2	15	12	1.4	400	2.4	5.0	40	450	380	100
30岁~	770	660	10	14	80	1.4	1.2	1.4	1.2	15	12	1.4	400	2.4	5.0	40	450	380	100
50岁~	750	660	10	14	80	1.4	1.2	1.4	1.2	15	12	1.6	400	2.4	5.0	40	450	380	100
65岁~	730	640	15	14	80	1.4	1.2	1.4	1.2	15	12	1.6	400	2.4	5.0	40	450	380	100
75岁~	710	600	15	14	80	1.4	1.2	1.4	1.2	15	12	1.6	400	2.4	5.0	40	450	380	100
孕早期	—	+0	+0	+0	+0	—	+0	—	+0	—	+0	+0.8	+200	+0.5	+1.0	+10	—	+80	+0
孕中期	—	+70	+0	+0	+0	—	+0.2	—	+0.2	—	+0	+0.8	+200	+0.5	+1.0	+10	—	+80	+15
孕晚期	—	+70	+0	+0	+0	—	+0.3	—	+0.2	—	+0	+0.8	+200	+0.5	+1.0	+10	—	+80	+15
乳母	—	+600	+0	+3	+5	—	+0.3	—	+0.5	—	+4	+0.3	+150	+0.8	+2.0	+10	—	+120	+50

注："—"表示未涉及；"+"表示在相应年龄阶段的成年女性需要量基础上增加的需要量。

附表1-9　膳食营养素降低膳食相关非传染性疾病风险的建议摄入量（PI-NCD）　单位：mg/d

年龄/阶段	钾	钠	维生素C
0岁~	—	—	—
0.5岁~	—	—	—
1岁~	—	—	—
4岁~	1800	≤1000	—
7岁~	2200	≤1200	—
9岁~	2800	≤1500	—
12岁~	3200	≤1900	—
15岁~	3600	≤2100	—
18岁~	3600	≤2000	200
30岁~	3600	≤2000	200
50岁~	3600	≤2000	200
65岁~	3600	≤1900	200
75岁~	3600	≤1800	200
孕早期	+0	+0	+0
孕中期	+0	+0	+0
孕晚期	+0	+0	+0
乳母	+0	+0	+0

注：孕期、哺乳期女性的PI-NCD与同年龄女性相同。

"—"表示未制定；"+"表示在相应年龄阶段的成年女性需要量基础上增加的需要量。

附表 1-10　膳食微量营养素可耐受最高摄入量（UL）

年龄/阶段	钙/(mg/d)	磷/(mg/d)	铁/(mg/d)	碘/(μg/d)	锌/(mg/d)	硒/(μg/d)	铜/(mg/d)	氟/(mg/d)	锰/(mg/d)	钼/(μg/d)	维生素A/(μg/d)	维生素D/(μg/d)	维生素E/(mg α-TE/d)	烟酸/(mg NE/d)	烟酰胺/(mg/d)	维生素B$_6$/(mg/d)	叶酸/(μg/d)	胆碱/(mg/d)	维生素C/(mg/d)
0岁~	1000	—	—	—	—	55	—	—	—	—	600	20	—	—	—	—	—	—	—
0.5岁~	1500	—	—	—	—	80	—	—	—	—	600	20	—	—	—	—	—	—	—
1岁~	1500	—	25	—	9	80	2.0	0.8	—	200	700	20	150	11	100	20	300	1000	400
4岁~	2000	—	30	200	13	120	3.0	1.1	3.5	300	1000	30	200	15	130	25	400	1000	600
7岁~	2000	—	35	250	21	150	3.0	1.5	5.0	400	1300	45	300	19	160	32	500	2000	800
9岁~	2000	—	35	250	24	200	5.0	2.0	6.5	500	1800	45	400	23	200	40	650	2000	1100
12岁~	2000	—	40	300	32	300	6.0	2.4	9.0	700	2400	50	500	30	260	50	800	2000	1600
15岁~	2000	—	40	500	37	350	7.0	3.5	10	800	2800	50	600	33	290	55	900	2500	1800
18岁~	2000	3500	42	600	40	400	8.0	3.5	11	900	3000	50	700	35	310	60	1000	3000	2000
30岁~	2000	3500	42	600	40	400	8.0	3.5	11	900	3000	50	700	35	310	60	1000	3000	2000
50岁~	2000	3500	42	600	40	400	8.0	3.5	11	900	3000	50	700	35	310	55	1000	3000	2000
65岁~	2000	3000	42	600	40	400	8.0	3.5	11	900	3000	50	700	35	300	55	1000	3000	2000
75岁~	2000	3000	42	600	40	400	8.0	3.5	11	900	3000	50	700	35	290	55	1000	3000	2000
孕早期	2000	3500	42	500	40	400	8.0	3.5	11	900	3000	50	700	35	310	60	1000	3000	2000
孕中期	2000	3500	42	500	40	400	8.0	3.5	11	900	3000	50	700	35	310	60	1000	3000	2000
孕晚期	2000	3500	42	500	40	400	8.0	3.5	11	900	3000	50	700	35	310	60	1000	3000	2000
乳母	2000	3500	42	500	40	400	8.0	3.5	11	900	3000	50	700	35	310	60	1000	3000	2000

注："—"表示未制定。

附表1-11　　　　　　　　　水的适宜摄入量[①]　　　　　　　　单位：mL/d

年龄/阶段	饮水量		总摄入量[②]	
	男性	女性	男性	女性
0岁~	—	—	700[③]	
0.5岁~	—	—	900	
1岁~	—	—	1300	
4岁~	800		1600	
7岁~	1000		1800	
12岁~	1300	1100	2300	2000
15岁~	1400	1200	2500	2200
18岁~	1700	1500	3000	2700
65岁~	1700	1500	3000	2700
孕早期	—	+0	—	+0
孕中期	—	+200	—	+300
孕晚期	—	+200	—	+300
乳母	—	+600	—	+1100

注：①温和气候条件下，低强度身体活动水平时的摄入量。在不同温湿度和/或不同强度身体活动水平时，应进行相应调整；
②包括食物中的水和饮水中的水；
③纯母乳喂养婴儿无需额外补充水分。
"—"表示未涉及；"+"表示在相应年龄阶段的成年女性需要量基础上增加的需要量。

附表1-12　其他膳食成分成年人特定建议值（SPL）和可耐受最高摄入量（UL）

其他膳食成分	SPL	UL
原花青素/（mg/d）	200	—
花色苷/（mg/d）	50	—
大豆异黄酮/（mg/d）	55[①] 75[②]	120[③]
绿原酸/（mg/d）	200	—
番茄红素/（mg/d）	15	70
叶黄素/（mg/d）	10	60
植物固醇/（g/d）	0.8	2.4
植物固醇酯/（g/d）	1.3	3.9
异硫氰酸酯/（mg/d）	30	—
辅酶Q_{10}/（mg/d）	100	—
甜菜碱/（g/d）	1.5	4.0
菊粉或低聚果糖/（g/d）	10	—
β-葡聚糖（谷物来源）/（g/d）	3.0	—
硫酸/盐酸氨基葡萄糖/（mg/d）	1500	—
氨基葡萄糖/（mg/d）	1000	—

注：①绝经前女性的SPL；②围绝经期和绝经后女性的SPL；③绝经后女性的SPL。
"—"表示未制定。

附录二　食物等值交换表

附表 2-1　　　　　　　　　　　能量与食物交换份表

热量/kcal	数量/份	谷薯类		菜果类		肉蛋类		豆乳类		油脂类	
		质量	数量/份	质量	数量/份	质量	数量/份	质量	数量/份	质量	数量/份
1200	14	150g	6	500g	1	150g	3	250g	1.5	2汤匙	2
1400	16	200g	8	500g	1	150g	3	250g	1.5	2汤匙	2
1600	18	250g	10	500g	1	150g	3	250g	1.5	2汤匙	2
1800	20	300g	12	500g	1	150g	3	250g	1.5	2汤匙	2
2000	22	350g	14	500g	1	150g	3	250g	1.5	2汤匙	2
2200	24	400g	16	500g	1	150g	3	250g	1.5	2汤匙	2

附表 2-2　　　　　　　　　　　四大类食物食品交换份表

组别	类别	每份质量/g	每份热量/kcal
谷物组	谷薯类	25g	90kcal
菜果组	蔬菜类	500g	90kcal
	水果类	200g	90kcal
	大豆类	25g	90kcal
肉蛋组	乳制品	60g	90kcal
	肉蛋类	50g	90kcal
油脂组	硬果类	15g	90kcal
	油脂类	10g（1汤匙）	90kcal

附表 2-3　　　　　　　　　　　等值谷类食品交换表

食品	质量/g	食品	质量/g
大米、小米	25	绿豆、红豆、芸豆、干豌豆	25
糯米	25	干粉条、干莲子	25
薏米	25	油条、油饼（熟的）	25
高粱米	25	苏打饼干（熟的）	25
玉米糁、玉米面	25	烧饼、烙饼（熟的）	35
面粉、米粉	25	馒头、窝头（熟的）	35
混合面	25	咸面包（熟的）	35
燕麦面、莜麦面	25	生面条、魔芋面条	35
荞麦面、苦荞面	25	马铃薯	100
各种挂面、龙须面	25	湿粉皮	150
通心粉	25	鲜玉米（1个中等玉米棒）	200

附表 2-4　　　　　　　　　　等值蔬菜交换表

食品	质量/g	食品	质量/g
大白菜、圆白菜、菠菜、油菜	500	绿豆芽、鲜蘑、水浸海带	500
韭菜、茴香、茼蒿	500	白萝卜、青椒、茭白、冬笋	400
芹菜、苤蓝、莴笋、油菜薹	500	倭瓜、南瓜、菜花	350
西葫芦、番茄、冬瓜、苦瓜	500	鲜豇豆、扁豆、洋葱、蒜苗、胡萝卜	250
黄瓜、茄子、丝瓜	500	山药、荸荠、藕、凉薯	200
芥蓝菜、瓢儿菜、塌棵菜	500	慈姑、百合、芋头	100
雍菜、苋菜、龙须菜	500	毛豆、鲜豌豆	70

附表 2-5　　　　　　　　　　等值水果交换表

食品	质量/g	食品	质量/g
柿子、香蕉、鲜荔枝	150	李子、杏	200
梨、桃、苹果	200	葡萄	200
橘子、橙子、柚子	200	草莓	300
猕猴桃	200	西瓜	500

附表 2-6　　　　　　　　　　等值豆类食品交换表

食品	质量/g	食品	质量/g
腐竹	20	北豆腐	100
大豆	25	南豆腐	150
大豆粉	25	豆浆	400
豆腐丝、豆腐干	50		

附表 2-7　　　　　　　　　　等值乳类食品交换表

食品	质量/g	食品	质量/g
乳粉	20	牛乳	160
脱脂乳粉	25	羊乳	160
干酪	25	无糖酸乳	130

附表 2-8　　　　　　　　　　等值肉蛋水产类食品交换表

食品	质量/g	食品	质量/g
熟火腿、香肠	20	鸡蛋粉	15
肥瘦猪肉	25	鸡蛋（大个带壳）	60
熟叉烧肉（无糖）、午餐肉	35	鸭蛋、松花蛋（大个带壳）	60
熟酱牛肉、熟酱鸭、大肉肠	35	鹌鹑蛋（6个带壳）	60
瘦猪牛羊肉	50	鸡蛋清	150
带骨排骨	50	带鱼	80
鸭肉	50	草鱼、鲤鱼、甲鱼、比目鱼	80
鹅肉	50	大黄鱼、鳝鱼、黑鲢、鲫鱼	80
兔肉	100	对虾、青虾、鲜贝	80
水浸海参	350	蟹肉、水浸鱿鱼	100

附表 2-9　　　　　　　　　　　　等值硬果食品交换表

食品	质量/g	食品	质量/g
花生	15	核桃	13
葵花子	15	腰果	16
南瓜子	16	炒西瓜子	16
炒葵花子	15	黑芝麻	15

附表 2-10　　　　　　　　　　　　等值油类食品交换表

食品	质量/g	食品	质量/g
花生油、香油（1汤匙）	10	猪油	10
玉米油、菜籽油（1汤匙）	10	牛油	10
豆油（1汤匙）	10	羊油	10
红花油（1汤匙）	10	黄油	10

附录三　食物成分表

编码	食物名称	食部/%	水分/g	能量/kcal	能量/kJ	蛋白质/g	脂肪/g	碳水化合物/g	膳食纤维/g	胆固醇/mg	灰分/g	维生素A/μgRE	胡萝卜素/μg	视黄醇/μg
一、谷类及制品														
011202	小麦粉（富强粉、特一粉）	100	12.7	351	1467	10.3	1.1	75.2	0.6	0	0.7	0	0	0
011206	小麦粉（标准粉）	100	9.9	362	1531	15.7	2.5	70.9	—	0	1.0	0	0	0
011302	挂面（标准粉）	100	12.4	348	1454	10.1	0.7	76.0	1.6	0	0.8	—	—	0
011304	挂面（精制龙须面）	100	11.9	348	1455	11.2	0.5	74.7	0.2	0	1.7	—	—	0
011403	烙饼（标准粉）	100	36.4	258	1082	7.5	2.3	52.9	1.9	0	0.9	—	—	0
011405	馒头（标准粉）	100	40.5	236	989	7.8	1.0	49.8	1.5	0	0.9	—	—	0
011407	烧饼（加糖）	100	25.9	298	1245	8.0	2.1	62.7	2.1	0	1.3	—	—	0
011409	油条	100	21.8	388	1624	6.9	17.6	51.0	0.9	—	2.7	—	—	0
012001x	稻米（代表值）	100	13.3	346	1453	7.9	0.9	77.2	0.6	0	0.7	0	0	0
012202	籼米（标准）[机米]	100	12.6	349	1459	7.9	0.6	78.3	0.8	0	0.6	0	0	0
012212	黑米	100	14.3	341	1427	9.4	2.5	72.2	3.9	0	1.6			
012301	糯米[江米]	100	12.6	350	1464	7.3	1.0	78.3	0.8	0	0.8	0	0	0
012408	籼米饭（蒸）	100	70.1	117	497	3.0	0.4	26.4	—	0	0.1	0	0	0
013103	玉米（黄、干）	100	13.2	348	1457	8.7	3.8	73.0	6.4	0	1.3	8	100	0
015101	小米	100	11.6	361	1511	9.0	3.1	75.1	1.6	0	1.2	8	100	0
019011	莜麦面	100	8.8	391	1650	13.7	8.6	67.7	—	0	1.2	—	—	0

——200余种食物一般营养成分

硫胺素/mg	核黄素/mg	烟酸/mg	维生素C/mg	维生素E/mg	α-E/mg	(β+γ)-E/mg	σ-E/mg	钙/mg	磷/mg	钾/mg	钠/mg	镁/mg	铁/mg	锌/mg	硒/mg	铜/mg	锰/mg	备注
0.17	0.06	2.00	0	0.73	0.51	0.22	Tr	27	114	128	2.7	32	2.7	0.97	6.88	0.26	0.77	—
0.46	0.05	1.91	0	0.32	Tr	Tr	0.32	31	167	190	3.1	50	0.6	0.20	7.42	0.06	0.10	—
0.19	0.04	2.50	0	1.11	0.21	0.90	Tr	14	153	157	150.0	51	3.5	1.22	9.90	0.44	1.28	—
0.18	0.03	2.50	0	—	—	—	—	26	137	109	292.8	48	2.3	0.87	14.28	0.33	0.81	—
0.02	0.04	—	0	1.03	0.3	0.73	Tr	20	146	141	149.3	51	2.4	0.94	7.50	0.15	1.15	北京
0.05	0.07	—	0	0.86	0.35	0.51	Tr	18	136	129	165.2	39	1.9	1.01	9.70	0.14	1.27	北京
Tr	0.01	1.10	0	0.39	0.21	0.18	Tr	51	105	122	62.5	26	1.6	0.36	12.16	0.15	—	武汉
0.01	0.07	0.70	0	3.19	2.74	0.31	0.14	6	77	227	585.2	19	1.0	0.75	8.60	0.19	0.52	—
0.15	0.04	2.00	0	0.43	0.33	0.18	0.17	8	112	112	1.8	31	1.1	1.54	2.83	0.25	1.13	
0.09	0.04	1.40	0	0.54	0.43	0.11	Tr	12	112	109	1.7	28	1.6	1.47	1.99	0.29	1.27	—
0.33	0.13	7.90	0	0.22	Tr	0.22	Tr	12	356	256	7.1	147	1.6	3.80	3.20	0.15	1.72	—
0.11	0.04	2.30	0	1.29	0.87	0.42	Tr	26	113	137	1.5	49	1.4	1.54	2.71	0.25	1.54	—
0.01	0.01	1.70	0	Tr	Tr	Tr	Tr	6	15	21	1.7	10	0.1	0.14	1.13	0.01	0.02	—
0.21	0.13	2.50	0	3.89	0.77	3.03	0.09	14	218	300	3.3	96	2.4	1.70	3.52	0.25	0.48	—
0.33	0.10	1.50	0	3.63	Tr	Tr	3.63	41	229	284	4.3	107	5.1	1.87	4.74	0.54	0.89	—
0.20	0.09	0.29	0	0.39	0.19	0.20	Tr	40	259	255	1.8	62	3.8	2.18	2.90	0.41	1.71	山西

续表

编码	食物名称	食部/%	水分/g	能量/kcal	能量/kJ	蛋白质/g	脂肪/g	碳水化合物/g	膳食纤维/g	胆固醇/mg	灰分/g	维生素A/μgRE	胡萝卜素/μg	视黄醇/μg
二、薯类、淀粉及制品														
021101	马铃薯（土豆、洋芋）	94	78.6	81	343	2.6	0.2	17.8	1.1	0	0.8	1	6	0
021201	甘薯（白心）[红皮山芋]	86	72.6	104	444	1.4	0.2	25.2	1.0	0	0.6	18	220	0
022105	藕粉	100	6.4	373	1559	0.2	Tr	93.0	0.1	0	0.4	—	—	0
022201	粉丝	100	15.0	338	1413	0.8	0.2	83.7	1.1	0	0.3	—	—	0
三、干豆类及制品														
031103	青豆（干）[青大豆]	100	9.5	398	1667	34.5	16.0	35.4	12.6	0	4.6	66	790	0
031104	黄豆	100	9.2	407	1704	33.1	15.9	37.3	9.0	0	4.5	3	40	0
四、蔬菜类及制品														
043202	菜瓜[生瓜、白瓜]	88	95.0	19	79	0.6	0.2	3.9	0.4	0	0.3	2	20	0
043212	苦瓜（鲜）[凉瓜、癞瓜]	81	93.4	22	91	1.0	0.1	4.9	1.4	0	0.6	8	100	0
043213	南瓜（鲜）[倭瓜、癞瓜]	85	93.5	23	97	0.7	0.1	5.3	0.8	0	0.4	74	890	0
043218	西葫芦	73	94.9	19	79	0.8	0.2	3.8	0.6	0	0.3	3	30	0
043221	冬瓜	80	96.9	10	43	0.3	0.2	2.4	—	0	0.2	Tr	Tr	0
043228	丝瓜	83	94.1	20	82	1.3	0.2	4.0	—	0	0.4	13	155	0
044101	大蒜（白皮，鲜）[蒜头]	85	66.6	128	536	4.5	0.2	27.6	1.1	0	1.1	3	30	0
044104	青蒜（青葱）	84	90.4	34	141	2.4	0.3	6.2	1.7	0	0.7	49	590	0
044106	蒜苗（绿色，青蒜）	82	88.9	40	169	2.1	0.4	8.0	1.8	0	0.6	23	280	0
044206	大葱	82	91.8	28	115	1.6	0.3	5.8	2.2	0	0.5	5	64	0

硫胺素/mg	核黄素/mg	烟酸/mg	维生素C/mg	维生素E/mg	α-E/mg	(β+γ)-E/mg	α-E/mg	钙/mg	磷/mg	钾/mg	钠/mg	镁/mg	铁/mg	锌/mg	硒/mg	铜/mg	锰/mg	备注
0.10	0.02	1.10	14.0	0.34	0.08	0.10	0.16	7	46	347	5.9	24	0.4	0.3	0.47	0.09	0.1	
0.07	0.04	0.60	24.0	0.43	0.43	Tr	Tr	24	46	174	58.2	17	0.8	0.22	0.63	0.16	0.21	
Tr	0.01	0.40	—	—	—	—	—	8	9	35	10.8	2	17.9	0.15	2.10	0.22	0.28	杭州
0.03	0.02	0.40	0	—	—	—	—	31	16	18	9.3	11	6.4	0.27	3.39	0.05	0.15	
0.41	0.18	3.00	—	10.09	0.40	6.89	2.80	200	395	718	1.8	128	8.4	3.18	5.62	1.38	2.25	
0.11	0.22	1.53	—	—	—	—	—	123	418	1276	13.8	211	35.8	4.61	2.03	1.17	2.03	
0.02	0.01	0.20	12.0	0.03	Tr	0.03	Tr	20	14	136	1.6	15	0.5	0.10	0.63	0.03	0.03	
0.03	0.03	0.40	56.0	0.85	0.61	0.24	Tr	14	35	256	2.5	18	0.7	0.36	0.36	0.06	0.16	
0.03	0.04	0.40	8.0	0.36	0.29	0.07	Tr	16	24	145	0.8	8	0.4	0.14	0.46	0.03	0.08	
0.01	0.03	0.20	6.0	0.34	0.34	Tr	Tr	15	17	92	5.0	9	0.3	0.12	0.28	0.03	0.04	
Tr	Tr	0.22	16.0	0.04	0.04	Tr	Tr	12	11	57	2.8	10	0.1	0.10	0.02	0.01	0.02	
0.02	0.04	0.32	4.0	0.08	0.08	0.05	0.11	14	29	115	2.6	11	0.4	0.21	0.86	0.06	0.06	
0.04	0.06	0.60	7.0	1.07	1.07	Tr	Tr	39	117	302	19.6	21	1.2	0.88	3.09	0.22	0.29	
0.06	0.04	0.60	16.0	0.80	0.78	0.02	Tr	24	25	168	9.3	17	0.8	0.23	1.27	0.05	0.15	
0.11	0.08	0.50	35.0	0.81	0.41	0.28	0.12	29	44	226	5.1	18	1.4	0.46	1.24	0.05	0.17	
0.06	0.03	0.50	3.0	Tr	Tr	Tr	Tr	63	25	110	8.9	16	0.6	0.29	0.21	0.03	0.34	

续表

编码	食物名称	食部/%	水分/g	能量/kcal	能量/kJ	蛋白质/g	脂肪/g	碳水化合物/g	膳食纤维/g	胆固醇/mg	灰分/g	维生素A/μgRE	胡萝卜素/μg	视黄醇/μg
044301	洋葱（鲜）［葱头］	90	89.2	40	169	1.1	0.2	9.0	0.9	0	0.5	2	20	0
044402	韭黄（韭芽，黄色）	88	93.2	24	101	2.3	0.2	3.9	1.2	0	0.4	22	260	0
044404	韭菜	90	92.0	25	102	2.4	0.4	4.5	—	0	0.7	133	1596	0
045103	大白菜（青白口）	83	95.1	17	70	1.4	0.1	3.0	0.9	0	0.4	7	80	0
045125	油菜	96	95.6	14	57	1.3	0.5	2.0	—	0	0.9	90	1083	0
045201	圆白菜，卷心菜	86	93.2	24	101	1.5	0.2	4.6	1.0	0	0.5	6	70	0
045216	菜花（白色）［花椰菜］	82	93.2	20	83	1.7	0.2	4.2	2.1	0	0.7	1	11	0
045301	菠菜（鲜）［赤根菜］	89	91.2	28	116	2.6	0.3	4.5	1.7	0	1.4	243	2920	0
045317	香菜（鲜）［芫荽］	81	90.5	33	139	1.8	0.4	6.2	1.2	0	1.1	97	1160	0
045320	苋菜（紫，鲜）［红苋］	73	88.8	35	146	2.8	0.4	5.9	1.8	0	2.1	124	1490	0
045321	茼蒿（鲜）［蓬蒿菜、艾菜］	82	93.0	24	98	1.9	0.3	3.9	1.2	0	0.9	126	1510	0
045322	茴香菜（鲜）［小茴香］	86	91.2	27	114	2.5	0.4	4.2	1.6	0	1.7	201	2410	0
045324	莴笋（鲜）［莴苣］	62	95.5	15	62	1.0	0.1	2.8	0.6	0	0.6	13	150	0
045331	芹菜（茎）［旱芹、药芹］	100	95.4	13	55	0.4	0.2	3.1	1.0	0	0.9	2	18	0
045333	生菜［叶用莴苣］	94	96.7	12	51	1.6	0.4	1.1	—	0	0.2	2	26	0
045337	蕹菜［空心菜、藤藤菜］	100	92.3	19	77	2.2	0.2	4.0	—	0	1.3	143	1714	0
045401	竹笋（鲜）	63	92.8	23	96	2.6	0.2	3.6	1.8	0	0.8	—	—	0
046008	荸荠（鲜）［马蹄、地栗］	78	83.6	61	256	1.2	0.2	14.2	1.1	0	0.8	3	20	0

硫胺素/mg	核黄素/mg	烟酸/mg	维生素C/mg	维生素E/mg	α-E/mg	(β+γ)-E/mg	α-E/mg	钙/mg	磷/mg	钾/mg	钠/mg	镁/mg	铁/mg	锌/mg	硒/mg	铜/mg	锰/mg	备注
0.03	0.03	0.30	8.0	0.14	—	—	—	24	39	147	4.4	15	0.6	0.23	0.92	0.05	0.14	
0.03	0.05	0.70	15.0	0.34	0.34	Tr	Tr	25	48	192	6.9	12	1.7	0.33	0.76	0.10	0.17	
0.04	0.05	0.86	2.0	0.57	0.41	0.16	Tr	44	45	241	5.8	24	0.7	0.25	1.33	0.05	0.21	
0.03	0.04	0.40	28.0	0.36	0.36	Tr	Tr	35	28	90	48.4	9	0.6	0.61	0.39	0.04	0.16	
0.02	0.05	0.55	—	Tr	Tr	Tr	Tr	148	23	175	73.7	25	0.9	0.31	0.73	0.03	0.23	
0.03	0.03	0.40	40.0	0.50	0.21	0.21	0.08	49	26	124	27.2	12	0.6	0.25	0.96	0.04	0.18	
0.04	0.04	0.32	32.0	Tr	Tr	Tr	Tr	31	32	206	39.2	18	0.4	0.17	2.86	0.02	0.09	
0.04	0.11	0.60	32.0	1.74	1.46	0.28	Tr	66	47	311	85.2	58	2.9	0.85	0.97	0.10	0.66	
0.04	0.14	2.20	48.0	0.80	0.68	0.12	Tr	101	49	272	48.5	33	2.9	0.45	0.53	0.21	0.28	
0.03	0.10	0.60	30.0	1.54	0.88	0.66	Tr	178	63	340	42.3	38	2.9	0.70	0.09	0.07	0.35	
0.04	0.09	0.60	18.0	0.92	0.46	0.33	0.13	73	36	220	161.3	20	2.5	0.35	0.60	0.06	0.28	
0.06	0.09	0.80	26.0	0.94	0.31	Tr	0.63	154	23	149	186.3	46	1.2	0.73	0.77	0.04	0.31	
0.02	0.02	0.50	4.0	0.19	0.08	0.08	0.03	23	48	212	36.5	19	0.9	0.33	0.54	0.07	0.19	
0.01	0.02	0.22	2.0	Tr	Tr	Tr	Tr	15	13	128	166.4	16	0.2	0.14	0.07	0.03	0.04	
0.02	0.01	—	Tr	Tr	Tr	Tr	Tr	14	12	91	16.1	7	0.2	0.12	0.04	0.01	0.06	
0.03	0.05	0.22	5.0	0.10	0.10	Tr	Tr	115	37	304	107.6	46	1.0	0.27	—	0.05	0.52	
0.08	0.08	0.60	5.0	0.05	0.03	0.02	Tr	9	64	389	0.4	1	0.5	0.33	0.04	0.09	1.14	上海
0.02	0.02	0.70	7.0	0.65	0.15	0.28	0.22	4	44	306	15.7	12	0.6	0.34	0.70	0.07	0.11	

续表

编码	食物名称	食部/%	水分/g	能量/kcal	能量/kJ	蛋白质/g	脂肪/g	碳水化合物/g	膳食纤维/g	胆固醇/mg	灰分/g	维生素A/μgRE	胡萝卜素/μg	视黄醇/μg
046010	藕［莲藕］	88	86.4	47	200	1.2	0.2	11.5	2.2	0	0.7	Tr	Tr	0
047102	豆薯（鲜）［凉薯、地瓜、沙葛］	91	85.2	56	236	0.9	0.1	13.4	0.8	0	0.4	—	—	0
047104	山药（鲜）［薯蓣、大薯］	83	84.8	57	240	1.9	0.2	12.4	0.8	0	0.7	3	20	0
047203	芋头［芋艿、毛芋］	88	85.0	56	236	1.3	0.2	12.7	1.0	0	0.8	1	14	0
047301	姜（鲜）［黄姜］	95	87.0	46	194	1.3	0.6	10.3	2.7	0	0.8	14	170	0
048074	荠菜（鲜）［野荠］	65	95.6	54	13	0.7	0.2	2.7	1.2	0	0.8	48	290	0
五、菌藻类														
051011	蘑菇（鲜菇）	99	92.4	24	100	2.7	0.1	4.1	2.1	0	0.7	1	10	0
051013	木耳（干）［黑木耳、云耳］	100	15.5	265	1107	12.1	1.5	65.6	29.9	0	5.3	8	100	0
051020	香菇（干）［香蕈、冬菇］	95	12.3	274	1149	20.0	1.2	61,7	31.6	0	4.8	2	20	0
051024	银耳（干）［白木耳］	96	14.6	261	1092	10.0	1.4	67.3	30.4	0	6.7	4	50	0
052002	海带（鲜）［江白菜］	100	94.4	13	55	1.2	0.1	2.1	0.5	0	2.2	—	—	0
052008	紫菜（干）	100	12.7	250	1050	26.7	1.1	44.1	21.6	0	15.4	114	1370	0
六、水果类及制品														
061101x	苹果（代表值）	85	86.1	53	227	0.4	0.2	13.7	1.7	0	0.2	4	50	0
061103	国光苹果	78	85.9	56	232	0.3	0.3	13.3	0.8	0	0.2	5	60	0
061110	黄香蕉苹果	88	85.6	53	223	0.3	0.3	13.7	2.2	0	0.2	2	20	0
061202	梨（巴梨）	79	86.1	51	212	0.4	0.2	12.9	2.2	0	0.4	1	10	0

硫胺素/mg	核黄素/mg	烟酸/mg	维生素C/mg	维生素E/mg	α-E/mg	(β+γ)-E/mg	α-E/mg	钙/mg	磷/mg	钾/mg	钠/mg	镁/mg	铁/mg	锌/mg	硒/mg	铜/mg	锰/mg	备注
0.04	0.01	0.12	19.0	0.32	0.32	Tr	Tr	18	45	293	34.3	14	0.3	0.24	0.17	0.09	0.89	
0.03	0.03	0.30	13.0	0.86	0.32	0.45	0.09	21	24	111	5.5	14	0.6	0.23	0.16	0.07	0.11	
0.05	0.02	0.30	5.0	0.24	0.24	Tr	Tr	16	34	213	18.6	20	0.3	0.27	0.55	0.24	0.12	
0.05	0.02	0.28	1.5	Tr	Tr	Tr	Tr	11	50	25	5.5	19	0.3	0.19	0.91	0.06	0.30	
0.02	0.03	0.80	4.0	—	—	—	—	27	25	295	14.9	44	1.4	0.34	0.56	0.14	3.20	
0.02	0.02	1.80	5.0	0.27	0.03	0.24	Tr	89	26	262	109.4	9	1.1	0.42	1.50	0.05	0.19	广东
0.08	0.35	4.00	2.0	0.56	0.27	0.29	Tr	6	94	312	8.3	11	1.2	0.92	0.55	0.49	0.11	
0.17	0.44	2.50	—	11.34	3.65	5.46	2.23	247	292	757	48.5	152	97.4	3.18	3.72	0.32	8.86	
0.19	1.26	20.50	5.0	0.66	Tr	0.66	Tr	83	258	464	11.2	147	10.5	8.57	6.42	1.03	5.47	
0.05	0.25	5.30	—	1.26	Tr	0.96	0.30	36	369	1588	82.1	54	4.1	3.03	2.95	0.08	0.17	
0.02	0.15	1.30	Tr	1.85	0.92	0.93	Tr	46	22	246	8.6	25	0.9	0.16	9.54	—	0.07	青岛
0.27	1.02	7.30	2.0	1.82	1.61	0.21	Tr	264	350	1769	710.5	105	54.9	2.47	7.22	1.68	4.32	
0.02	0.02	0.20	3.0	0.43	0.23	0.13	0.01	4	7	83	1.3	4	0.3	0.04	0.10	0.07	0.03	
0.02	0.03	0.20	4.0	0.11	Tr	0.11	Tr	8	14	83	1.3	7	0.3	0.14	0.10	0.07	0.03	
Tr	0.03	0.30	4.0	0.79	Tr	0.79	Tr	10	7	84	0.8	5	0.3	0.02	Tr	0.16	0.03	
0.03	0.05	0.20	11.0	0.52	0.23	0.23	0.06	6	5	145	1.0	2	0.2	0.02	—	0.07	0.03	

续表

编码	食物名称	食部/%	水分/g	能量/kcal	能量/kJ	蛋白质/g	脂肪/g	碳水化合物/g	膳食纤维/g	胆固醇/mg	灰分/g	维生素A/μgRE	胡萝卜素/μg	视黄醇/μg
061301	红果[山里红、大山楂]	76	73.0	102	425	0.5	0.6	25.1	3.1	0	0.8	8	100	0
062101x	桃（代表值）	89	88.9	42	212	0.6	0.1	10.1	1.0	0	0.4	2	20	0
062204	杏	91	89.4	38	160	0.9	0.1	9.1	1.3	0	0.5	38	450	0
062301	枣（鲜）	87	67.4	125	524	1.1	0.3	30.5	1.9	0	0.7	20	240	0
063101x	葡萄（代表值）	86	88.5	45	185	0.4	0.3	10.3	1.0	0	0.3	3	40	0
063301	柿	87	80.6	74	308	0.4	0.1	18.5	1.4	0	0.4	10	120	0
063910	草莓[洋莓、凤阳草莓]	97	91.3	32	134	1.0	0.2	7.1	1.1	0	0.4	3	30	0
064101	橙	74	87.4	48	202	0.8	0.2	11.1	0.6	0	0.5	13	160	0
064203	橘柑子[宽皮桂]	78	88.6	44	184	0.8	0.1	10.2	0.5	0	0.3	41	490	0
064205	芦橘	77	88.5	44	185	0.6	0.2	10.3	0.60	0	0.4	43	520	0
064301	柚[文旦]	69	89.0	42	177	0.8	0.2	9.5	0.4	0	0.5	1	10	0
065002	菠萝[凤梨、地菠萝]	68	88.4	44	182	0.5	0.1	10.8	1.3	0	0.2	2	20	0
065033	香蕉[甘蕉]	59	75.8	93	389	1.4	0.2	22.0	1.2	0	0.6	5	60	0
066108	甜瓜[香瓜]	78	92.9	26	111	0.4	0.1	6.2	0.4	0	0.4	3	30	0
066201x	西瓜（代表值）	59	92.3	31	108	0.5	0.3	6.8	0.2	0	0.2	14	173	0
七、坚果、种子类														
071003	核桃（鲜）	43	49.8	336	1406	12.8	29.9	6.1	4.3	0	1.4	—	—	0
071009	栗子（干）[板栗]	73	13.4	348	1455	5.3	1.7	78.4	1.2	0	1.2	3	30	0

硫胺素/mg	核黄素/mg	烟酸/mg	维生素C/mg	维生素E/mg	α-E/mg	(β+γ)-E/mg	α-E/mg	钙/mg	磷/mg	钾/mg	钠/mg	镁/mg	铁/mg	锌/mg	硒/mg	铜/mg	锰/mg	备注
0.02	0.02	0.40	53.0	7.32	3.15	2.05	2.12	52	24	299	5.4	19	0.9	0.28	1.22	0.11	0.24	
0.01	0.02	0.30	10.0	0.71	0.25	0.47	0.18	6	11	127	1.7	8	0.3	0.14	0.47	0.06	0.07	
0.02	0.03	0.60	4.0	0.95	0.95	Tr	Tr	14	15	226	2.3	11	0.6	0.2	0.20	0.11	0.06	
0.06	0.09	0.90	243.0	0.78	0.42	0.26	0.10	22	23	375	1.2	25	1.2	1.52	0.80	0.06	0.32	
0.03	0.02	0.25	4.0	0.86	0.34	0.56	0.19	9	13	127	1.9	7	0.4	0.16	0.11	0.18	0.04	
0.02	0.02	0.30	30	1.12	1.03	0.09	Tr	9	23	151	0.8	19	0.2	0.08	0.24	0.06	0.50	
0.02	0.03	0.30	47.0	0.71	0.54	0.17	Tr	18	27	131	4.2	12	1.8	0.14	0.70	0.04	0.49	
0.05	0.04	0.30	33.0	0.56	0.51	0.05	Tr	20	22	159	1.2	14	0.4	0.14	0.31	0.03	0.05	
0.04	0.03	0.20	35.0	1.22	0.74	0.32	0.16	24	18	128	0.8	14	0.2	0.13	0.70	0.11	0.03	
0.02	0.03	0.20	19.0	—	—	—	—	45	25	54	—	45	1.3	0.10	0.07	0.10	0.03	福建
—	0.03	0.30	23.0	—	—	—	—	4	24	119	3.0	4	0.3	0.40	0.70	0.18	0.08	
0.04	0.02	0.20	18.0	—	—	—	—	12	9	113	0.8	8	0.6	0.14	0.24	0.07	1.04	
0.02	0.04	0.70	8.0	0.24	0.24	Tr	Tr	7	28	256	0.8	43	0.4	0.18	0.87	0.14	0.65	
0.02	0.03	0.30	15.0	0.47	0.11	0.29	0.07	14	17	139	8.8	11	0.7	0.09	0.40	0.04	0.04	
0.02	0.04	0.30	5.7	0.11	0.11	0.01	0.03	7	12	97	3.3	14	0.4	0.09	0.09	0.03	0.03	甘肃
0.07	0.14	1.40	10.0	41.17	—	—	—	—	—	—	—	—	—	—	—	—	—	甘肃
0.08	0.15	0.80	25.0	11.45	—	—	—	—	—	—	—	8.5	56	1.2	1.32	—	1.34	1.14	河北

续表

编码	食物名称	食部/%	水分/g	能量/kcal	能量/kJ	蛋白质/g	脂肪/g	碳水化合物/g	膳食纤维/g	胆固醇/mg	灰分/g	维生素A/μgRE	胡萝卜素/μg	视黄醇/μg
072004	花生仁（生）	100	6.9	574	2400	24.8	44.3	21.7	5.5	0	2.3	3	30	0
072006	葵花子（生）	50	2.4	609	2548	23.9	49.9	19.1	6.1	0	4.7	3	30	0
072009	莲子（干）	100	9.5	350	1463	17.2	2.0	67.2	3.0	0	4.1	—	—	0
072011	南瓜子（炒）[白瓜子]	68	4.1	582	2436	36.0	46.1	7.9	4.1	0	5.9	—	—	0
072013	西瓜子（炒）	43	4.3	582	2434	32.7	44.8	14.2	4.5	0	4.0	—	—	0
072016	芝麻（白）	100	5.3	536	2244	18.4	39.6	31.5	9.8	0	5.2	—	—	0
八、畜肉类及制品														
081110	猪肉（瘦）	100	71.0	143	600	20.3	6.2	1.5	0.0	81	1.0	44	0	44
081209	猪肾（fat 8g）[猪腰子]	92	75.0	137	572	16.0	8.1	0.0	0.0	392	0.9	46	0	46
081305	腊肉（生，fat 49g）	100	31.1	498	2056	11.8	48.8	2.9	0.0	123	5.4	96	0	96
081315	福建式肉松	100	3.6	493	2064	25.1	26.0	39.7	0.0	111	5.6	Tr	—	Tr
081407	广东香肠	100	33.5	433	1795	18.0	37.3	6.4	0.0	94	4.8	Tr	—	Tr
081409	火腿肠	100	57.4	212	888	14.0	10.4	15.6	0.0	57	2.6	5	—	5
081413	香肠	100	19.2	508	2106	24.1	40.7	11.2	0.0	82	4.8	Tr	—	Tr
081421	金华火腿	100	48.7	318	1337	16.4	28.0	0.1	0.0	98	6.8	20	—	20
082108x	牛肉（代表值，瘦，fat 3g）	100	73.7	113	479	21.3	2.5	1.3	0.0	60	1.1	4	0	4
082109	牛蹄筋（生）	100	62.0	151	642	34.1	0.5	2.6	0.0	—	0.8	Tr	0	Tr
082301	酱牛肉	100	50.7	246	1029	31.4	11.9	3.2	0.0	76	2.8	11	0	11

硫胺素/mg	核黄素/mg	烟酸/mg	维生素C/mg	维生素E/mg	α-E/mg	(β+γ)-E/mg	α-E/mg	钙/mg	磷/mg	钾/mg	钠/mg	镁/mg	铁/mg	锌/mg	硒/mg	铜/mg	锰/mg	备注
0.72	0.13	17.90	2.0	18.09	9.73	7.87	0.49	39	324	587	3.6	178	2.1	2.50	3.94	0.95	1.25	
0.36	0.20	4.80	Tr	34.53	31.47	2.93	0.13	72	238	562	5.5	264	5.7	6.03	1.21	2.51	1.95	甘肃
0.16	0.08	4.2	5.0	2.71	0.93	1.78	Tr	97	550	846	5.1	242	3.6	2.78	3.36	1.33	8.23	
0.08	0.16	3.3	—	27.28	1.10	9.75	16.43	37		672	15.8	376	6.5	7.12	27.03	1.44	3.85	
0.04	0.08	3.4	Tr	1.23	1.23	Tr	Tr	28	765	612	187.7	448	8.2	6.76	23.44	1.82	1.82	
0.36	0.26	3.8	—	38.28	Tr	37.22	1.06	620	513	266	32.2	202	14.1	4.21	4.06	1.41	1.17	
0.54	0.10	5.30	Tr	0.34	0.29	0.05	Tr	6	189	305	57.5	25	3.0	2.99	9.50	0.11	0.03	
0.29	0.69	6.00	7.0	0.33	0.19	0.11	0.03	2	232	194	124.8	16	4.6	1.98	156.77	0.47	0.11	青海
—	—	—	Tr	6.23	—	—	—	22	249	416	763.9	35	7.5	3.49	23.52	0.08	0.05	甘肃
0.03	0.19	2.70	—	0.78	0.63	0.15	Tr	3	151	264	1419.9	3	7.7	2.89	13.37	0.64	0.33	上海
0.42	0.07	5.70	—	—	—	—	—	5	173	356	1477.9	24	2.8	2.62	7.02	0.07	0.04	
0.26	0.43	2.30	—	0.71	0.71	Tr	Tr	9	187	217	771.2	22	4.5	3.22	9.20	0.36	0.14	
0.48	0.11	4.40	—	1.05	—	—	—	14	198	453	2309.2	52	5.8	7.61	8.77	0.31	0.36	
0.51	0.18	4.80	—	0.18	0.18	Tr	Tr	9	125	389	233.4	23	2.1	2.26	13.00	0.10	0.05	浙江
0.04	0.13	4.92	Tr	0.83	0.63	0.10	0.10	5	182	212	64.1	22	2.3	5.09	3.47	0.06	0.03	
0.07	0.13	0.70	Tr	—	—	—	—	5	150	23	153.6	10	3.2	0.81	1.70	Tr	Tr	北京
0.05	0.22	4.40	—	1.25	0.99	0.19	0.07	20	178	148	869.2	27	4.0	7.12	4.35	0.14	0.25	

续表

编码	食物名称	食部/%	水分/g	能量/kcal	能量/kJ	蛋白质/g	脂肪/g	碳水化合物/g	膳食纤维/g	胆固醇/mg	灰分/g	维生素A/μgRE	胡萝卜素/μg	视黄醇/μg
082303	牛肉干	100	9.3	550	2288	45.6	40.0	1.9	0.0	120	3.2	—	—	—
083101x	羊肉（代表值，fat 7g）	100	72.5	139	581	18.5	6.5	1.6	0.0	82	1.0	8	0	8
083303	羊肉串（电烤）	100	52.8	234	980	26.4	11.6	6.0	0.0	93	3.2	42	—	42
084301	驴肉（酱）	100	61.4	160	677	33.7	2.8	0.0	0.0	116	2.1	Tr	—	Tr
089004	兔肉	100	76.2	102	432	19.7	2.2	0.9	0.0	59	1.0	26	0	26

九、禽肉类

编码	食物名称	食部/%	水分/g	能量/kcal	能量/kJ	蛋白质/g	脂肪/g	碳水化合物/g	膳食纤维/g	胆固醇/mg	灰分/g	维生素A/μgRE	胡萝卜素/μg	视黄醇/μg
091101	鸡	66	69	167	699	19.3	9.4	1.3	—	106	1	48	—	48
091112	鸡胸脯肉	100	71.7	118	499	24.6	1.9	0.6	0.0	65	1.2	3	0	3
091113	鸡腿	74	71.7	146	610	20.2	7.2	0.0	0.0	99	0.9	22	0	22
091114	鸡翅	69	63.3	202	842	19.0	11.5	5.5	0.0	81	0.7	28	0	28
091303	炸鸡块［肯德基］	70	49.4	279	1164	20.3	17.3	10.5	0.0	198	2.5	23	—	23
091309	烤鸡	72	55.4	265	1103	28.1	16.9	0.0	0.0	26	4.6	165	—	165
092101x	鸭（代表值）	68	63.9	240	996	15.5	19.7	0.2	0.0	94	0.7	52	0	52
092301	北京烤鸭	80	38.2	436	1805	16.6	38.4	6.0	0.0	—	0.8	36	—	36
092306	盐水鸭（熟）	81	51.7	313	1296	16.6	26.1	2.8	0.0	81	2.8	35	—	35
093101	鹅	63	61.4	251	1041	17.9	19.9	0.0	0.0	74	0.8	42	0	42
094101	火鸡腿肉	100	77.8	91	384	20.0	1.2	0.0	0.0	58	1.0	Tr	0	Tr
099001	鸽	42	66.6	201	835	16.5	14.2	1.7	0.0	99	1.0	53	0	53

硫胺素/mg	核黄素/mg	烟酸/mg	维生素C/mg	维生素E/mg	α-E/mg	(β+γ)-E/mg	α-E/mg	钙/mg	磷/mg	钾/mg	钠/mg	镁/mg	铁/mg	锌/mg	硒/mg	铜/mg	锰/mg	备注
0.06	0.26	15.20	—	—	—	—	—	43	464	510	412.4	107	15.6	7.26	9.80	0.29	0.19	内蒙古
0.07	0.16	4.41	Tr	0.48	0.48	Tr	Tr	16	161	300	89.9	23	3.9	3.52	5.95	0.13	0.06	
0.03	0.32	5.80	—	1.80	1.18	0.62	Tr	52	230	430	796.3	54	6.7	4.94	6.73	0.16	0.30	北京
0.02	0.11	1.40	—	—	—	—	—	8	197	185	228.6	9	4.2	4.63	3.40	0.19	0.01	北京
0.11	0.10	5.80	Tr	0.42	0.16	0.05	0.21	12	165.0	284.0	45.1	15.0	2.0	1.30	10.93	0.12	0.04	
0.05	0.09	5.6	—	0.67	0.57	0.05	0.05	9	156	251	63.3	19	1.4	1.09	11.75	0.07	0.03	
0.07	0.06	11.96	Tr	0.41	0.41	Tr	Tr	1	170	333	44.8	28	1.0	0.26	11.75	0.01	0.01	
0.06	0.10	3.25	Tr	Tr	Tr	Tr	Tr	0	271	221	73.6	21	1.8	1.11	9.70	0.01	0.01	
Tr	0.05	4.36	Tr	0.44	0.27	0.17	Tr	8	94	205	50.8	17	0.9	0.42	8.72	Tr	0.01	
0.03	0.17	16.70	—	6.44	0.80	3.68	1.96	109	530	232	755.0	28	2.2	1.66	11.20	0.11	0.12	北京
0.03	0.16	—	—	0.35	0.23	0.12	Tr	36	135	207	560.0	11	2.0	1.58	19.28	0.05	0.11	北京
0.08	0.22	4.20	Tr	0.27	0.17	0.10	Tr	6	122	191	69.0	14	2.2	1.33	12.25	0.21	0.06	
0.04	0.32	4.50	—	0.97	0.09	0.82	0.06	35	175	247	83.0	13	2.4	1.25	10.32	0.12	Tr	
0.07	0.21	2.50	—	0.42	0.22	0.14	0.06	10	112	218	1557.5	14	0.7	2.04	15.37	0.32	0.05	上海
0.07	0.23	4.90	Tr	0.22	0.22	Tr	Tr	4	144	232	58.8	18	3.8	1.36	17.68	0.43	0.04	
0.07	0.06	8.30	Tr	0.07	Tr	Tr	0.07	12	470	708	168.4	49	5.2	9.26	15.50	0.45	0.04	山东
0.06	0.20	6.90	Tr	0.99	0.70	0.25	Tr	30	136	334	63.6	27	3.8	0.82	11.08	0.24	0.05	

续表

编码	食物名称	食部/%	水分/g	能量/kcal	能量/kJ	蛋白质/g	脂肪/g	碳水化合物/g	膳食纤维/g	胆固醇/mg	灰分/g	维生素A/μgRE	胡萝卜素/μg	视黄醇/μg
十、乳类及制品														
101101x	纯牛乳（代表值，全脂）	100	87.6	65	271	3.3	3.6	4.9	0.0	17	0.7	54	—	54
101301	人乳	100	87.6	65	274	1.3	3.4	7.4	0.0	11	0.3	11	—	11
102103	全脂乳粉	100	2.3	478	2005	20.1	21.2	51.7	—	110	4.7	141	—	141
103001	酸乳	100	85.5	70	295	3.2	1.9	10.0	—	15	0.7	19	—	19
103004	酸乳（低脂）	100	85.8	64	269	2.7	1.9	9.0	—	12	0.6	32	—	32
104001	乳酪［干酪］	100	43.5	328	1366	25.7	23.5	3.5	—	11	3.8	152	—	152
十一、蛋类及制品														
111102	鸡蛋（白皮）	87	75.8	138	574	12.7	9.0	1.5	0.0	585	1.0	310	—	310
112101	鸭蛋	87	70.3	180	748	12.6	13.0	3.1	0.0	565	1.0	261	—	261
112201	松花蛋（鸭蛋）［皮蛋］	90	68.4	171	714	14.2	10.7	4.5	0.0	608	2.2	215	—	215
112202	鸭蛋（咸鸭蛋，生）	88	61.3	190	793	12.7	12.7	6.3	0.0	647	7.0	134	—	134
114101	鹌鹑蛋	86	73.0	160	664	12.8	11.1	2.1	0.0	515	1.0	337	—	337
十二、鱼虾蟹类														
121107	黄鳝［鳝鱼］	67	78.0	89	378	18.0	1.4	1.2	0.0	126	1.4	50	0	50
121111	鲤鱼［鲤拐子］	54	76.7	109	459	17.6	4.1	0.5	0.0	84	1.1	25	0	25
124113	鲜贝	100	80.3	77	328	15.7	0.5	2.5	0.0	116	1.0	Tr	—	Tr
124202	蛤蜊（花蛤蜊）	46	87.2	45	191	7.7	0.6	2.2	0.0	63	2.3	23	—	23
129003	海参（水浸）	100	93.5	25	106	6.0	0.1	0.0	0.0	50	0.5	11	—	11

硫胺素/mg	核黄素/mg	烟酸/mg	维生素C/mg	维生素E/mg	α-E/mg	(β+γ)-E/mg	α-E/mg	钙/mg	磷/mg	钾/mg	钠/mg	镁/mg	铁/mg	锌/mg	硒/mg	铜/mg	锰/mg	备注
0.03	0.12	0.11	Tr	0.13	0.09	0.03	0.01	107	90	180	63.7	11	0.3	0.28	1.34	0.01	0.01	
0.01	0.05	0.20	5.0	—	—	—	—	30	13	—	—	32	0.1	0.28	—	0.03	—	北京
0.11	0.73	0.90	4.0	0.48	0.48	—	—	676	469	449	260.1	79	1.2	3.14	11.80	0.09	0.09	
0.03	0.14	0.10	1.0	0.13	0.08	—	—	140	90	135	32.5	11	0.2	0.54	1.19	0.01	0.02	
0.02	0.13	0.10	1.0	0.13	0.13	—	—	81	59	130	13.0	10	—	0.68	0.74	0.01	0.01	上海
0.06	0.91	0.60	—	0.60	0.60	—	—	799	326	75	584.6	57	2.4	6.97	1.50	0.13	0.16	
0.09	0.31	0.20	Tr	1.23	0.90	0.33	Tr	48	176	98	94.7	14	2.0	1.00	16.55	0.06	0.03	
0.17	0.35	0.20	Tr	4.98	4.02	0.96	Tr	62	226	135	106.0	13	2.9	1.67	15.68	0.11	0.04	河北
0.06	0.18	0.10	Tr	3.05	2.80	0.25	Tr	63	165	152	542.7	13	3.3	1.48	25.24	0.12	0.06	
0.16	0.33	0.10	Tr	6.25	5.68	0.57	Tr	118	231	184	2706.1	30	3.6	1.74	24.04	0.14	0.10	江苏
0.11	0.49	0.10	Tr	3.08	1.67	1.23	0.18	47	180	138	106.6	11	3.2	1.61	25.48	0.09	0.04	
0.06	0.98	3.70	Tr	1.34	1.34	—	—	42	206	263	70.2	18	2.5	1.97	34.56	0.05	2.22	
0.03	0.09	2.70	Tr	1.27	0.35	0.44	0.48	50	204	334	53.7	33	1.0	2.08	15.38	0.06	0.05	
Tr	0.21	2.50	Tr	1.46	1.46	Tr	Tr	28	166	226	120.0	31	0.7	2.08	57.35	Tr	0.33	
Tr	0.13	1.90	Tr	0.51	0.51	Tr	Tr	59	126	235	309.0	82	6.1	1.19	77.10	0.20	0.39	福建
Tr	0.03	0.03	Tr	—	—	—	—	240	10	41	80.9	31	0.6	0.27	5.79	Tr	0.04	

续表

编码	食物名称	食部/%	水分/g	能量/kcal	能量/kJ	蛋白质/g	脂肪/g	碳水化合物/g	膳食纤维/g	胆固醇/mg	灰分/g	维生素A/μgRE	胡萝卜素/μg	视黄醇/μg
129004	海蜇皮	100	76.5	33	139	3.7	0.3	3.8	0.0	8	15.7	—	—	—
129005	海蜇头	100	69.0	74	314	6.0	0.3	11.8	0.0	10	12.9	14	—	14
129006	墨鱼（鲜，曼氏无针乌贼）	69	79.2	83	350	15.2	0.9	3.4	0.0	226	1.3	Tr	—	Tr
129010	鱿鱼（水浸）	98	81.4	75	319	17.0	0.8	0.0	0.0	—	0.8	16	—	16
十三、婴幼儿食品														
131001	母乳化乳粉	100	2.9	510	2134	41.5	27.1	51.9	—	—	3.6	303	—	303
133005	乳儿糕	100	10.3	365	1527	11.7	2.7	74.1	0.6	—	1.2	—	—	—
133007	婴儿营养粉（婴宝5410配方）	100	6	426	1782	17	12.8	60.8	—	—	3.4	540	—	540
十四、小吃甜品														
141005	春卷	100	23.5	463	1937	6.1	33.7	34.8	1	—	1.9	...	—	...
141007	粉皮	100	84.3	61	255	0.2	0.3	15	0.6	—	0.2	—	—	—
141013	凉粉	100	90.5	37	155	0.2	0.3	8.9	0.6	—	0.1	—	—	—
141018	美味香酥卷	100	10.7	368	1540	7.5	3.6	76.7	0.4	—	1.5	18	—	18
141022	年糕	100	60.9	154	644	3.3	0.6	34.7	0.8	—	0.5	...	—	...
142106	奶油蛋糕	100	21.9	378	1582	7.2	13.9	56.5	0.6	161	0.5	175	370	113
142202	月饼（豆沙）	100	11.7	405	1695	8.2	13.6	65.6	3.1	—	0.9	7	40	0
142302	蛋黄酥	100	6.3	386	1615	11.7	3.9	76.9	0.8	—	1.2	33	200	...
142324	起酥	100	12.9	499	2008	8.7	31.7	45.1	0.3	—	1.6	55	330	...

硫胺素/mg	核黄素/mg	烟酸/mg	维生素C/mg	维生素E/mg	α-E/mg	(β+γ)-E/mg	α-E/mg	钙/mg	磷/mg	钾/mg	钠/mg	镁/mg	铁/mg	锌/mg	硒/mg	铜/mg	锰/mg	备注
0.03	0.05	0.20	Tr	2.13	0.25	1.81	0.07	150	30	160	325.0	124	4.8	0.55	15.54	0.12	0.44	
0.07	0.04	0.30	Tr	2.82	2.17	0.65	Tr	120	22	331	467.7	114	5.1	0.42	16.60	0.21	1.76	
0.02	0.04	1.80	Tr	1.49	1.49	Tr	Tr	15	165	400	165.5	39	1.0	1.34	37.52	0.69	0.10	
Tr	0.03	—	Tr	0.94	0.94	Tr	Tr	43	60	16	134.7	61	0.5	1.36	13.65	0.20	0.06	
0.35	1.16	0.5	5	0.18	0.15	…	0.03	251	354	643	168.7	69	8.3	1.82	71.1	0.03	0.11	
0.27	0.07	2	1	—	—	—	—	143	272	232	122.6	66	3.4	1.5	3.2	0.18	0.97	
0.6	0.9	4	20	3.8	—	—	—	668	490	696	95	97	5.9	1.08	—	0.36	1.4	
0.01	0.01	3	—	3.89	0.71	1.86	1.32	10	94	89	485.8	36	1.9	0.83	6.4	0.07	0.33	北京
0.03	0.01	…	—	—	—	—	—	5	2	15	3.9	2	0.5	0.27	0.5	0.38	0.03	
0.02	0.01	0.2	—	—	—	—	—	9	1	5	2.8	3	1.3	0.24	0.73	0.06	0.01	
0.12	0.52	1.6	—	4.54	2.06	2.35	0.13	—	112	152	185.8	56	2.4	—	18.5	0.44	0.6	北京
0.03	—	1.9	—	1.15	…	0.32	0.83	31	52	81	56.4	43	1.6	1.36	2.3	1.14	0.38	北京
0.13	0.11	1.4	—	3.31	1.49	1.68	0.14	38	90	67	80.7	19	2.3	1.88	8.06	0.17	1.19	
0.05	0.05	1.9	—	8.06	2.57	4.64	0.85	64	95	211	22.4	43	3.1	0.64	7.1	0.21	0.47	
0.15	0.04	4.2	—	1.08	0.57	0.51	…	47	181	105	100	38	3	1.46	11.7	0.53	0.64	
0.07	0.05	1.8	—	5.73	1.26	4.28	0.19	—	68	73	493.9	24	2.5	0.46	6.63	0.08	0.31	北京

续表

编码	食物名称	食部/%	水分/g	能量/kcal	能量/kJ	蛋白质/g	脂肪/g	碳水化合物/g	膳食纤维/g	胆固醇/mg	灰分/g	维生素A/μgRE	胡萝卜素/μg	视黄醇/μg
142327	桃酥	100	5.4	481	2013	7.1	21.8	65.1	1.1	—	0.6	—	—	—
十五、速食食品														
152103	燕麦片	100	9.2	367	1536	15	6.7	66.9	5.3	—	2.2	—	—	—
152201	方便面	100	3.6	472	1975	9.5	21.1	61.6	0.7	—	4.2	—	—	—
152301	面包	100	27.4	312	1305	8.3	5.1	58.6	0.5	—	0.6	—	—	—
152402	维生素C饼干	100	5.5	572	2393	10.8	39.7	43.2	0.3	—	0.8	—	—	—
152412	曲奇饼干	100	1.9	546	2284	6.5	31.6	59.1	0.2	—	0.9	—	—	—
152413	苏打饼干	100	5.7	408	1707	8.4	7.7	76.2	—	—	2	…	—	…
153003	马铃薯片（油炸）	100	4.1	612	2561	4	48.4	41.9	1.9	—	1.6	8	50	—
十六、饮料类														
162003	鲜橘汁（纸盒）	100	92.5	30	126	0.1	…	7.4	—	—	…	3	20	—
162004	橘子汁	100	70.1	119	498	…	0.1	29.6	—	—	0.2	2	10	—
165002	杏仁露	100	89.7	46	192	0.9	1.1	8.1	—	52	0.2	—	—	—
165103	红茶	100	7.3	294	1230	26.7	1.1	59.2	14.8	—	5.7	645	3870	—
166104	花茶	100	7.4	281	1176	27.1	1.2	58.1	17.7	—	6.2	885	5310	—
166106	绿茶	100	7.5	296	1238	34.2	2.3	50.3	15.6	—	5.7	967	5800	—
167004	可可粉	100	7.5	320	1339	20.9	8.4	54.5	14.3	—	8.7	22	—	22
168001	冰棍	100	88.3	47	197	0.8	0.2	10.5	—	—	0.2	…	—	…
168003	冰淇淋	100	74.44	127	531	2.4	5.3	17.3	—	—	0.6	48	—	48

硫胺素/mg	核黄素/mg	烟酸/mg	维生素C/mg	维生素E/mg	α-E/mg	(β+γ)-E/mg	α-E/mg	钙/mg	磷/mg	钾/mg	钠/mg	镁/mg	铁/mg	锌/mg	硒/mg	铜/mg	锰/mg	备注
0.02	0.05	2.3	—	14.14	7.73	5.96	0.45	48	87	90	33.9	59	3.1	0.69	15.74	0.27	0.84	
0.3	0.13	1.2	—	3.07	2.54	…	0.53	186	291	214	3.7	177	7	2.59	4.31	0.45	3.36	
0.12	0.06	0.9	—	2.28	2.01	0.27	…	25	80	134	1144	38	4.1	1.06	10.49	0.29	0.79	
0.03	0.06	1.7	—	1.66	0.38	0.36	0.92	49	107	88	230.4	31	2	0.75	3.15	0.27	0.37	
0.08	0.04	1.6	5	4.27	1.79	1.91	0.57	…	95	99	113.5	54	1.9	0.73	22.7	0.23	0.71	北京
0.06	0.06	1.3	—	6.04	3.26	2.36	0.42	45	64	67	174.6	19	1.9	0.31	12.8	0.12	0.29	北京
0.03	0.01	0.4	—	1.01	0.63	0.38	…	…	69	82	312.2	20	1.6	0.35	39.33	0.18	—	武汉
0.09	0.05	6.4	…	5.22	4.9	0.35	…	11	88	620	60.9	34	1.2	1.42	0.4	0.28	0.18	
0.04	—	—	…	—	—	—	—	7	…	3	4.2	1	0.1	0.01	…	…	…	北京
—	…	…	2	—	—	—	—	4	…	6	18.6	2	0.1	0.03	…	…	…	北京
Tr	0.02	—	1	—	—	—	—	4	1	1	9.2	—	—	0.02	0.17	—	—	河北
…	0.17	6.2	8	5.47	2.8	2.67	…	378	390	1934	13.6	183	28.1	3.97	56	2.56	49.8	
0.06	0.17	…	26	12.73	10.59	2.14	…	454	338	1643	8	192	17.8	3.98	8.35	2.08	16.95	
0.02	0.35	8	19	9.57	5.41	3.91	0.25	325	191	1661	28.2	196	14.4	4.34	3.18	1.74	32.6	
0.05	0.16	1.4	—	6.33	3.72	2.61	…	74	623	360	23	5	1	1.12	3.98	1.45	0.15	上海
0.01	0.01	0.2	—	0.11	…	…	0.11	31	13	…	20.4	…	0.9	…	0.25	0.02	0.1	
0.01	0.03	0.2	—	0.24	0.24	…	…	126	67	125	54.2	12	0.5	0.37	1.73	0.02	0.05	

续表

编码	食物名称	食部/%	水分/g	能量/kcal	能量/kJ	蛋白质/g	脂肪/g	碳水化合物/g	膳食纤维/g	胆固醇/mg	灰分/g	维生素A/μgRE	胡萝卜素/μg	视黄醇/μg
十七、含酒精饮料														
171101	啤酒	5.3	32	134	0.4	0.2	0.15	0.04	1.1	13	12	47	11.4	6
171201	葡萄酒	12.9	72	301	0.1	0.1	0.02	0.03	—	21	3	33	1.6	5
171202	白葡萄酒	11.9	66	275	0.1	0.1	0.01	0.04	—	18	2	35	1.6	3
171203	红葡萄酒	13.2	74	310	0.1	0.1	0.04	0.01	—	20	4	27	1.7	8
171301	黄酒	10	66	266	1.6	0.3	0.02	0.05	0.5	41	21	26	5.2	15
172104	二锅头（58%vol）	58	351	1473	—	0.2	0.05	—	—	1	—	—	0.5	1
十八、糖蜜饯类														
181002	绵白糖	100	0.9	396	1657	0.1	…	98.9	—	—	0.1	—	—	—
181004	红糖	100	1.9	389	1628	0.7	…	96.9	—	—	0.8	—	—	—
181006	蜂蜜	100	22	321	1343	0.4	1.9	75.6	—	—	0.1	—	—	—
182002	胶姆糖	100	7.7	368	1540	0.1	—	91.9	—	—	0.3	—	—	—
182007	巧克力	100	1	586	2452	4.3	40.1	53.4	1.5	—	1.2	—	—	—
183008	杏脯	100	15.3	329	1377	0.8	0.6	82	1.8	—	1.3	157	940	—
183009	金糕	100	55	177	714	0.2	0.3	44	0.6	—	0.5	3	20	—
十九、油脂类														
191001	牛油（板油）	100	6.2	835	3435	Tr	92.0	1.8	0.0	153	—	54	—	54
191004	羊油（板油）	100	4.0	824	3392	Tr	88.0	8.0	0.0	110	—	33	—	33
191006	猪油（板油）	100	4.0	827	3404	Tr	88.7	7.2	0.0	110	0.1	89	—	89

硫胺素/mg	核黄素/mg	烟酸/mg	维生素C/mg	维生素E/mg	α-E/mg	(β+γ)-E/mg	α-E/mg	钙/mg	磷/mg	钾/mg	钠/mg	镁/mg	铁/mg	锌/mg	硒/mg	铜/mg	锰/mg	备注
0.4	0.3	0.64	0.03	0.01														
0.6	0.08	0.12	0.05	0.04														
2	0.02	0.06	0.06	0.01														
0.2	0.08	0.11	0.02	0.04														
0.6	0.52	0.66	0.07	0.27														
0.1	0.04	—	0.02	—														北京
Tr	—	0.2	—	—	—	—	—	6	3	2	2	2	0.2	0.07	0.38	0.02	0.08	
0.01	—	0.3	—	—	—	—	—	157	11	240	18.3	54	2.2	0.35	4.2	0.15	0.27	
…	0.05	0.1	3	—	—	—	—	4	3	28	0.3	2	1	0.37	0.15	0.03	0.07	
0.04	0.07	0.5	—	—	—	—	—	22	5	4	—	7	…	0.09	—	0.02	—	武汉
0.06	0.08	1.4	—	1.62	…	1.14	0.48	111	114	254	111.8	56	1.7	1.02	1.2	0.23	0.61	
0.02	0.09	0.6	6	0.61	0.61	…	…	68	22	266	213.3	12	4.8	0.56	1.69	0.26	0.13	
0.18	0.07	0.1	4	0.42	0.29	0.05	0.08	49	9	93	34.3	7	1.8	0.1	0.3	0.07	0.04	北京
—	—	—	—	—	—	—	—	9	9	3	9.4	1	3.0	0.79		0.01	Tr	北京
—	—	—	—	1.08	1.08	Tr	Tr	Tr	18	12	13.2	1	1.0	Tr		0.06	Tr	北京
—	—	—	—	21.83	0.63	15.00	6.20	Tr	10	14	138.5	1	2.1	0.80		0.05	0.63	

续表

编码	食物名称	食部/%	水分/g	能量/kcal	能量/kJ	蛋白质/g	脂肪/g	碳水化合物/g	膳食纤维/g	胆固醇/mg	灰分/g	维生素A/μgRE	胡萝卜素/μg	视黄醇/μg
192001	菜籽油［清油］	100	0.1	899*	3761*	Tr	99.9	0	—	—	Tr	—	—	—
192004	豆油	100	0.1	899*	3761*	Tr	99.9	0	—	—	Tr	—	—	—
192007	花生油	100	0.1	899*	3761*	Tr	99.9	0	—	—	0.1	—	—	—
192013	棉籽油	100	0.1	899*	3761*	Tr	99.8	0.1	—	—	Tr	—	—	—
192014	色拉油	100	0.2	898*	3757*	Tr	99.8	0	—	64	Tr	—	—	—
192017	芝麻油［香油］	100	0.1	898*	3757*	Tr	99.7	0.2	—	—	Tr	—	—	—
二十、调味品类														
201001	酱油	100	67.3	63	264	5.6	0.1	10.1	0.2	—	16.9	—	—	—
202001	醋	100	90.6	31	130	2.1	0.3	4.9	…	—	2.1	—	—	—
203102	豆瓣酱（辣油）	100	47.9	184	770	7.9	5.9	27	2.2	—	11.3	—	—	—
203107	辣椒酱（辣椒糊）	100	71.2	31	130	0.8	2.8	3.2	2.6	—	22	132	790	—
203111	甜面酱	100	53.9	136	569	5.5	0.6	28.5	1.4	—	11.5	5	30	—
203114	芝麻酱	100	0.3	618	2586	19.2	52.7	22.7	5.9	—	5.1	17	100	—
203201	草莓酱	100	32.5	269	1125	0.8	0.2	66.3	0.2	—	0.2	—	—	—
203202	番茄酱	100	75.8	81	339	4.9	0.2	16.9	2.1	—	2.2	—	—	—
204001	腐乳（白酱豆腐）	—	100	68.3	133	556	10.9	8.2	4.8	0.9	—	7.8	22	130
204003	腐乳（红酱豆腐）	100	61.2	151	632	12	8.1	8.2	0.6	—	10.5	15	90	—
205001	八宝菜	100	72.3	72	301	4.6	1.4	13.4	3.2	—	8.3	—	—	—

硫胺素/mg	核黄素/mg	烟酸/mg	维生素C/mg	维生素E/mg	α-E/mg	(β+γ)-E/mg	α-E/mg	钙/mg	磷/mg	钾/mg	钠/mg	镁/mg	铁/mg	锌/mg	硒/mg	铜/mg	锰/mg	备注
Tr	Tr	Tr	—	60.89	10.81	38.21	11.87	9	9	2	7.0	3	3.7	0.54	—	0.18	0.11	
Tr	Tr	Tr	—	93.08	Tr	57.55	35.53	13	7	3	4.9	3	2.0	1.09	—	0.16	0.43	
Tr	Tr	Tr	—	42.06	17.45	19.31	5.30	12	15	1	3.5	2	2.9	0.48	—	0.15	0.33	
Tr	Tr	Tr	—	86.45	19.31	67.14	Tr	17	16	1	4.5	1	2	0.74	—	0.08	Tr	
Tr	Tr	Tr	—	24.01	9.25	12.40	2.36	18	1	3	5.1	1	1.7	0.23	—	0.05	0.01	
Tr	Tr	Tr	—	68.53	1.77	64.65	2.11	9	4	Tr	1.1	3	2.2	0.17	—	0.05	0.76	
0.05	0.13	1.7	—	—	—	—	—	66	204	337	5757	156	8.6	1.17	1.39	0.06	1.11	
0.03	0.05	1.4	—	—	—	—	—	17	96	351	262.1	13	6	1.25	2.43	0.04	2.97	
0.04	0.26	1.3	—	18.2	7.31	8.85	2.04	66	104	549	2201.5	84	9.9	1.43	⋯	0.28	0.74	杭州
0.01	0.09	1.1	—	2.87	2.18	0.27	0.42	117	30	222	8027.6	91	3.8	0.26	0.52	0.12	0.3	
0.03	0.14	2	—	2.16	2.03	0.13	⋯	29	76	189	2097.2	26	3.6	1.38	5.81	0.12	0.73	
0.16	0.22	5.8	—	35.09	9.57	23.21	2.31	1170	626	342	38.5	238	50.3	4.01	4.86	0.97	1.64	
0.15	0.1	0.2	1	0.49	0.49	⋯	⋯	44	8	52	8.7	4	2.1	0.5	1.1	0.09	0.13	北京
0.03	0.03	5.6	⋯	4.45	4.2	0.25	⋯	28	117	989	37.1	37	1.1	0.7	0.4	0.33	0.28	北京
0.03	0.04	1	—	8.4	0.06	5.47	2.87	61	74	84	2460	75	3.8	0.69	1.51	0.16	0.69	北京
0.02	0.21	0.5	—	7.24	0.72	3.68	2.84	87	171	81	3091	78	11.5	1.67	6.73	0.2	1.16	
0.17	0.03	0.2	⋯	1.11	—	—	—	100	77	109	2843.2	38	4.8	0.53	2.2	0.18	0.5	北京

续表

编码	食物名称	食部/%	水分/g	能量/kcal	能量/kJ	蛋白质/g	脂肪/g	碳水化合物/g	膳食纤维/g	胆固醇/mg	灰分/g	维生素A/μgRE	胡萝卜素/μg	视黄醇/μg
205008	酱大头菜	100	74.8	36	151	2.4	0.3	8.4	2.4	—	14.1	—	—	—
205029	榨菜	100	75	29	121	2.2	0.3	6.5	2.1	—	16	82	490	—
207102	精盐	100	0.1	0	0	…	…	0	…	—	99.9	—	—	—
二十一、药食两用食物及其他														
211015	菊花（怀菊花）	100	19.2	242	1013	6	3.3	63	15.9	—	8.5	—	—	—
211023	桃仁	100	7.8	429	1795	0.1	37.6	51.4	28.9	—	3.1	—	—	—
211033	枸杞子	98	16.7	258	1079	13.9	1.5	64.1	16.9	—	3.8	1625	9750	—
219001	甲鱼（鳖）	70	75	118	494	17.8	4.3	2.1	—	101	0.8	139	—	139
219002	田鸡（青蛙）	37	79.4	93	389	20.5	1.2	0	—	40	1	7	—	7
219008	蛇	36	78.4	85	356	15.1	0.5	5	—	1	18	—	18	

硫胺素/mg	核黄素/mg	烟酸/mg	维生素C/mg	维生素E/mg	α-E/mg	(β+γ)-E/mg	α-E/mg	钙/mg	磷/mg	钾/mg	钠/mg	镁/mg	铁/mg	锌/mg	硒/mg	铜/mg	锰/mg	备注
0.03	0.08	0.8	5	0.16	0.15	0.01	…	77	41	268	4623.7	57	6.7	0.78	1.4	0.14	0.57	
0.03	0.06	0.5	2	—	—	—	—	155	41	363	4252.6	54	3.9	0.63	1.93	0.14	0.35	
—	—	—	—	—	—	—	—	22	—	14	3931111	2	1	0.24	1	0.14	0.29	
0.09	0.51	9.2	1	1.61	1.07	0.54	…	234	88	132	20.5	256	78	2.42	11.08	0.77	3.47	
—	—	—	—	—	—	—	—	—	—	—	—	—	—	—	—	—	—	河北
0.35	0.46	4	48	1.86	1.37	…	0.49	60	209	434	252.1	96	5.4	1.48	13.25	0.98	0.87	
0.07	0.14	3.3	—	1.88	1.88	…	…	70	114	196	96.9	15	2.8	2.31	15.19	0.12	0.05	
0.26	0.28	9	—	0.55	0.55	…	…	127	200	280	11.8	20	1.5	1.15	16.1	0.05	0.04	
0.06	0.15	5.4	—	0.49	—	—	—	29	82	248	90.8	25	3	3.21	13.1	0.12	0.04	

参考文献

[1] 中国营养学会. 中国居民膳食营养素参考摄入量（2023）[M]. 北京：人民卫生出版社，2023.

[2] 中国营养学会. 中国居民膳食指南（2022）[M]. 北京：人民卫生出版社，2022.

[3] 杨月欣. 中国食物成分表（标准版）[M]. 6版. 北京：北京大学医学出版社，2019.

[4] 杨君. 食品营养[M]. 北京：中国轻工业出版社，2020.

[5] 王莉. 食品营养学[M]. 北京：化学工业出版社，2023.

[6] 国家卫生健康委疾病预防控制局. 中国居民营养与慢性病状况报告（2020年）[M]. 北京：人民卫生出版社，2022.

[7] 张泽生. 食品营养学[M]. 3版. 北京：中国轻工业出版社，2020.

[8] 浮吟梅. 食品营养与健康[M]. 北京：中国轻工业出版社，2021.

[9] 杨月欣. 中国功能食品原料基本成分数据表[M]. 北京：中国轻工业出版社，2013.

[10] 国家卫生健康委员会. 成年肥胖食养指南（2024）[M]. 国家卫生健康委办公厅，2024.

[11] 国务院办公厅. 国民营养计划（2017—2030年）[J]. 营养学报，2017（39）：4.

[12] 中国高血压防治指南修订委员会. 中国高血压防治指南（2023年）[M]. 北京：人民卫生出版社，2023.

[13]《中国糖尿病防治指南》编写组. 中国糖尿病防治指南[M]. 北京：人民卫生出版社，2023.

[14] 韦莉萍. 公共营养师[M]. 广州：华南理工大学出版社，2015.

[15] 白卫滨. 食品营养学[M]. 北京：中国轻工业出版社，2023.

[16] 吴朝霞. 食品营养学[M]. 北京：中国轻工业出版社，2023.

[17] 邓泽元. 食品营养学[M]. 4版. 北京：中国农业出版社，2016.

[18] 国务院办公厅. 中国食物与营养发展纲要（2014—2020年）[M]. 北京：人民出版社，2014.

[19] 刘旭霞，周燕. 我国转基因食品标识立法的冲突与协调[J]. 华中农业大学学报（社会科学版），2019（3）：149-157.

[20] 孙远明. 食品营养学[M]. 北京：中国农业大学出版社，2010.

[21] 农业农村部食物与营养发展研究所. 2022年中国食物与营养发展报告[M]. 北京：中国农业科学技术出版社，2023.